SÉRIE MANUAL DO MÉDICO-RESIDENTE

CIRURGIA TORÁCICA

SÉRIE MANUAL DO MÉDICO-RESIDENTE

Coordenadores da Série
José Otávio Costa Auler Junior
Luis Yu

- » *Acupuntura e Medicina Tradicional Chinesa*
- » *Alergia e Imunologia*
- » *Anestesiologia*
- » *Cardiologia*
- » *Cirurgia da Mão*
- » *Cirurgia de Cabeça e Pescoço*
- » *Cirurgia do Aparelho Digestivo*
- » *Cirurgia Plástica*
- » *Cirurgia Torácica*
- » *Cuidados Paliativos*
- » *Dermatologia*
- » *Endocrinologia e Metabologia*
- » *Endoscopia*
- » *Genética Médica*
- » *Geriatria*
- » *Imunologia Clínica e Alergia*
- » *Infectologia*
- » *Mastologia*
- » *Medicina de Família e Comunidade*
- » *Medicina do Trabalho*
- » *Medicina Esportiva*
- » *Medicina Física e Reabilitação*
- » *Nefrologia*
- » *Neurologia*
- » *Neurologia Infantil*
- » *Oftalmologia*
- » *Ortopedia e Traumatologia*
- » *Otorrinolaringologia*
- » *Pediatria*
- » *Pneumologia*
- » *Radiologia e Diagnóstico por Imagem*
- » *Radioterapia*
- » *Reumatologia*
- » *Transplante*
- » *Urologia*

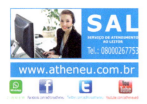

Série Manual do Médico-Residente do Hospital das Clínicas
da Faculdade de Medicina da Universidade de São Paulo

SMMR

Coordenadores da Série
JOSÉ OTÁVIO COSTA AULER JUNIOR
LUIS YU

**VOLUME
CIRURGIA TORÁCICA**

Editores do Volume
PAULO MANUEL PÊGO-FERNANDES
PEDRO HENRIQUE XAVIER NABUCO DE ARAUJO

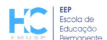
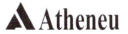

EDITORA ATHENEU

São Paulo   Rua Avanhandava, 126 – 8º andar
Tel.: (11)2858-8750
E-mail: atheneu@atheneu.com.br

Rio de Janeiro   Rua Bambina, 74
Tel.: (21)3094-1295
E-mail: atheneu@atheneu.com.br

CAPA: Equipe Atheneu
PRODUÇÃO EDITORIAL: Rosane Guedes

CIP-BRASIL. CATALOGAÇÃO NA PUBLICAÇÃO
SINDICATO NACIONAL DOS EDITORES DE LIVROS, RJ

C526

Cirurgia torácica / editores do volume Paulo Manuel Pêgo-Fernandes, Pedro Henrique Xavier Nabuco de Araujo ; coordenadores da série José Otávio Costa Auler Junior, Luis Yu. - 1. ed. - Rio de Janeiro : Atheneu, 2021.
    440 p. : il. ; 18 cm. (Manual do médico-residente do Hospital das Clínicas da Faculdade de Medicina da Universidade de São Paulo)

    Inclui bibliografia e índice
    ISBN 978-65-5586-174-7

1. Tórax - Cirurgia. I. Pêgo-Fernandes, Paulo Manuel. II. Araujo, Pedro Henrique Xavier Nabuco de. III. Auler Junior, José Otávio Costa. IV. Yu, Luis. V. Série.

21-69740   CDD: 617.54059
                 CDU: 617.541-089

Meri Gleice Rodrigues de Souza - Bibliotecária - CRB-7/6439
08/03/2021   08/03/2021

PÊGO-FERNANDES, P. M.; ARAUJO, P. H. X. N.
Série Manual do Médico-Residente do Hospital das Clínicas da Faculdade de Medicina da Universidade de São Paulo – Volume Cirurgia Torácica.

© *Direitos reservados à EDITORA ATHENEU – Rio de Janeiro, São Paulo, 2021.*

Coordenadores da Série

José Otávio Costa Auler Junior
Professor Titular da Disciplina de Anestesiologia da Faculdade de Medicina da Universidade de São Paulo (FMUSP).
Diretor da FMUSP (2014-2018).

Luis Yu
Professor-Associado de Nefrologia da Faculdade de Medicina da Universidade de São Paulo (FMUSP). Ex-Coordenador-Geral da Comissão de Residência Médica (COREME) da FMUSP.

Editores do Volume

Paulo Manuel Pêgo-Fernandes
Professor Titular de Cirurgia Torácica da Faculdade de Medicina da Universidade de São Paulo (FMUSP).
Presidente da Associação Brasileira de Transplante de Órgãos (ABTO).

Pedro Henrique Xavier Nabuco de Araujo
Professor Colaborador da Disciplina de Cirurgia Torácica da Faculdade de Medicina da Universidade de São Paulo (FMUSP).

Colaboradores

Alberto Jorge Monteiro Dela Vega
Cirurgião Torácico. Médico Assistente do Instituto do Câncer
do Estado de São Paulo (ICESP).

Alessandro Wasum Mariani
Professor Colaborador da Disciplina de Cirurgia Torácica da Faculdade de
Medicina da Universidade de São Paulo (FMUSP). Doutor em Ciências pela
FMUSP. Médico Assistente do Serviço de Cirurgia Torácica do Instituto do
Coração do Hospital das Clínicas (InCor/HCFMUSP).

Angelo Fernandez
Disciplina de Cirurgia Torácica do Instituto do Coração do Hospital
das Clínicas da Faculdade de Medicina da Universidade
de São Paulo (InCor/HCFMUSP).

Benoit J. Bibas
Médico Assistente da Disciplina de Cirurgia Torácica do Hospital
das Clínicas da Faculdade de Medicina da Universidade de São Paulo
(HCFMUSP) – Instituto do Câncer do Estado de São Paulo (ICESP). Membro
Titular da Sociedade Brasileira de Cirurgia Torácica (SBCT).

Carlos Eduardo Vita Abreu
Médico do Centro de Oncologia-Radioterapia do Hospital
Sírio-Libanês (HSL).

Carlos Toufen Junior
Doutor em Pneumologia pela Faculdade de Medicina da Universidade
de São Paulo (FMUSP). Médico Assistente da Divisão de Pneumologia do
Instituto do Câncer do Estado de São Paulo (ICESP).

Claudia Marquez Simões
Supervisora do Serviço de Anestesia do Instituto do Câncer do Estado de São Paulo – Hospital das Clínicas da Faculdade de Medicina da Universidade de São Paulo (ICESP/HCFMUSP). Responsável pelo Programa de Residência Médica em Anestesiologia dos Serviços Médicos de Anestesia do Hospital Sírio-Libanês (HSL). Coordenadora da Comissão de Residência Médica do HSL.

Diego Corsetti Mondadori
Cirurgião Torácico pelo Hospital das Clínicas da Faculdade de Medicina da Universidade de São Paulo (HC-FMUSP). *Fellowship* no Programa de Transplante Pulmonar do Instituto do Coração (InCor/HCFMUSP).

Fábio Biscegli Jatene
Cirurgião Cardíaco e Torácico. Professor Titular da Disciplina de Cirurgia Cardíaca da Faculdade de Medicina da Universidade de São Paulo (FMUSP).

Fernando Henrique Pereira da Silva
Fellow em Transplante Pulmonar Cirúrgico do Instituto do Coração do Hospital das Clínicas da Faculdade de Medicina da Universidade de São Paulo (InCor/HCFMUSP).

Fernando Moacyr Fragoso Didier Neto
Pneumologista Associado ao Grupo de Função Pulmonar da Divisão de Pneumologia do Instituto do Coração do Hospital das Clínicas da Universidade de São Paulo (InCor/HCFMUSP). Médico da Equipe de Teste Cardiopulmonar de Exercício do Hospital do Coração (HCor).

Filippe Moura Gouvêa
Médico Preceptor da Disciplina de Cirurgia Torácica do Instituto do Coração do Hospital das Clínicas da Faculdade de Medicina da Universidade de São Paulo (InCor/HCFMUSP).

Flavia Gabrielli
Médica Assistente do Serviço de Radioterapia do Instituto do Câncer do Estado de São Paulo do Instituto do Câncer do Estado de São Paulo – Hospital das Clínicas da Faculdade de Medicina da Universidade de São Paulo (ICESP/HCFMUSP) e do Grupo Oncologia D'Or.

Gilberto de Castro Junior
Médico Assistente Doutor do Serviço de Oncologia Clínica do Instituto do Câncer do Estado de São Paulo (ICESP). Livre-Docente e Orientador da Pós-Graduação da Disciplina de Oncologia da Faculdade de Medicina da Universidade de São Paulo (FMUSP). Médico do Centro de Oncologia do Hospital Sírio-Libanês (HSL).

Gustavo Faibischew Prado
Doutor em Pneumologia pela Faculdade de Medicina da Universidade de São Paulo (FMUSP). Médico Assistente da Divisão de Pneumologia do Instituto do Câncer do Estado de São Paulo (ICESP). Professor Colaborador do Departamento de Cardiopneumologia da FMUSP.

Hélio Minamoto
Médico Assistente Doutor e Professor Colaborador da Disciplina de Cirurgia Torácica. Instituto do Coração do Hospital das Clínicas da Faculdade de Medicina da Universidade de São Paulo (InCor/HCFMUSP).

Isaac de Faria Soares Rodrigues
Graduado em Medicina pela Faculdade de Medicina de São José do Rio Preto (FAMERP). Residência de Cirurgia Geral na FAMERP/Hospital de Base FAMERP. Membro Aspirante do Colégio Brasileiro de Cirurgiões (CBC). Residência de Cirurgia Torácica da FAMERP/Hospital de Base. *Fellow* em Cirurgia de Traqueia e Vias Aéreas do Instituto do Coração do Hospital das Clínicas da Faculdade de Medicina da Universidade de São Paulo (InCor/HCFMUSP).

João Paulo Cassiano de Macêdo
Formado em Medicina pela Universidade de Alfenas (Unifenas). Residência de Cirurgia Geral no Hospital Heliópolis. Residência de Cirurgia Torácica no HCFMUSP. *Fellow* em Parede Torácica.

José Ribas Milanez de Campos
Professor Livre-Docente da Disciplina de Cirurgia Torácica do Instituto do Coração do Hospital das Clínicas da Faculdade de Medicina da Universidade de São Paulo (InCor/HCFMUSP). Médico Especialista da Retaguarda de Cirurgia Torácica do Hospital Israelita Albert Einstein (HIAE).

Juliana Mol Trindade
Fellow em Cirurgia de Traqueia e Endoscopia Respiratória Terapêutica. Disciplina de Cirurgia Torácica. Instituto do Coração do Hospital das Clínicas da Faculdade de Medicina da Universidade de São Paulo (InCor/HCFMUSP).

Letícia Leone Lauricella
Médica Assistente da Disciplina de Cirurgia Torácica da Faculdade de Medicina da Universidade de São Paulo (FMUSP). Médica Assistente do Instituto do Câncer do Estado de São Paulo (ICESP). Doutorado em Cirurgia Torácica pela FMUSP. Preceptora da Disciplina de Cirurgia Torácica pela FMUSP. Residência em Cirurgia Torácica pela FMUSP. Residência em Cirurgia-Geral pela Universidade Estadual de Campinas (Unicamp). Graduação em Medicina pela Unicamp.

Luís Gustavo Abdalla
Médico Assistente da Disciplina de Cirurgia Torácica do Grupo Transpulmonar do Instituto do Coração do Hospital das Clínicas da Faculdade de Medicina da Universidade de São Paulo (InCor/HC-FMUSP). Assistente de Cirurgia Torácica do Grupo Tx Pulmonar do Hospital Israelita Albert Einstein (HIAE) e do Grupo Transpulmonar do Instituto do Coração do Hospital das Clínicas da Faculdade de Medicina da Universidade de São Paulo (InCor/HCFMUSP).

Marcos Naoyuki Samano
Professor Doutor do Departamento de Cardiopneumologia da Faculdade de Medicina da Universidade de São Paulo (FMUSP). Coordenador do Grupo de Transplante Pulmonar do Instituto do Coração do Hospital das Clínicas (InCor/HCFMUSP). Médico Assistente do Serviço de Cirurgia Torácica do InCor/HCFMUSP.

Mariana Schettini Soares
Fellow em Transplante Pulmonar Cirúrgico do Instituto do Coração do Hospital das Clínicas da Faculdade de Medicina da Universidade de São Paulo (InCor/HCFMUSP).

Miguel Lia Tedde
Assistente Doutor da Divisão de Cirurgia Torácica do Instituto do Coração do Hospital das Clínicas da Faculdade de Medicina da Universidade de São Paulo (InCor/HCFMUSP).

Miquelline da Silva Almeida
Complementação Especializada (*Fellowship*) em Cirurgia Torácica Oncológica no Hospital das Clínicas da Faculdade de Medicina da Universidade de São Paulo (HC-FMUSP). Residência Médica em Cirurgia Torácica no HCFMUSP. Residência Médica em Cirurgia-Geral na Universidade Estadual de Campinas (Unicamp). Graduação em Medicina na Unicamp.

Orival de Freitas Filho
Assistente da Disciplina de Cirurgia Torácica do Instituto do Coração do Hospital das Clínicas da Faculdade de Medicina da Universidade de São Paulo (InCor/HCFMUSP). Assistente do Grupo de Tromboembolismo Crônico do InCor/HCFMUSP.

Paulo Francisco Guerreiro Cardoso
Cirurgião Torácico. Médico Assistente Doutor e Professor Colaborador da Disciplina de Cirurgia Torácica do Departamento de Cardiopneumologia do Instituto do Coração do Hospital das Clínicas da Faculdade de Medicina da Universidade de São Paulo (InCor/HCFMUSP).

Rafael Caparica Bitton
Graduação em Medicina na Universidade Federal do Rio de Janeiro (UFRJ). Residência de Clínica Médica no Hospital do Servidor Público Estadual de São Paulo (IAMSPE). Residência em Oncologia Clínica no Instituto do Câncer do Estado de São Paulo (ICESP). Oncologista Clínico no ICESP e no Hospital Santa Catarina (São Paulo).

Ricardo Mingarini Terra
Cirurgião Torácico e Professor-Associado da Disciplina de Cirurgia Torácica da Faculdade de Medicina da Universidade de São Paulo (FMUSP).

Thamara Kazantzis
Cirurgiã Torácica.

Agradecimentos

Este Manual somente foi possível graças aos esforços de diversos colegas. Sem a dedicação e o comprometimento desses pares, esta obra seria inviável.

Agradecemos à maioria dos médicos da Disciplina de Cirurgia Torácica da Faculdade de Medicina da Universidade de São Paulo (FMUSP), que aceitaram ser autores de diversos capítulos e conseguiram converter seus inestimáveis anos de experiência médica e pesquisa clínica em palavras.

Também foram fundamentais alguns de nossos preceptores e *fellows*. Por possuírem a vivência recente da residência médica, permitiram uma obra mais prática e direta, como era o nosso desejo.

A participação dos médicos de outras especialidades deixaram a obra muita mais rica e completa. Anestesiologistas, pneumologistas, oncologistas e radioterapeutas fazem parte do nosso convívio diário. A cirurgia torácica jamais existiria sem o apoio e a reciprocidade de vocês.

A *Série Manual do Médico-Residente* nasceu de uma parceria entre a Faculdade de Medicina da Universidade de São Paulo (USP) e a Editora Atheneu, dessa maneira, devemos um agradecimento especial à editora e aos coordenadores José Otávio Costa Auler Junior e Luis Yu.

Por fim, um mais que justo agradecimento aos nossos pacientes. Este Manual é uma singela retribuição à disposição e à confiança que depositam em nós diariamente.

Pedro Henrique Xavier Nabuco de Araujo
Paulo Manuel Pêgo-Fernandes
Editores do Volume

Apresentação da Série

A *Série Manual do Médico-Residente do Hospital das Clínicas da Faculdade de Medicina da Universidade de São Paulo* (HCFMUSP), em parceria com a conceituada editora médica Atheneu, foi criada como uma das celebrações ao centenário da Faculdade de Medicina. Trata-se de uma justa homenagem à instituição e ao hospital, onde a residência médica foi criada em 1944. Desde então, a residência médica do HCFMUSP vem se ampliando e aprimorando, tornando-se um dos maiores e melhores programas de residência médica do país. Atualmente, os programas de residência médica dessa instituição abrangem quase todas as especialidades médicas e áreas de atuação, totalizando mais de 1.600 médicos-residentes em treinamento.

A despeito da grandeza dos programas de residência médica, há uma preocupação permanente da instituição com a qualidade do ensino, da pesquisa e da assistência prestada por nossos residentes. O HCFMUSP, o maior complexo hospitalar da América Latina, oferece um centro médico-hospitalar amplo, bem estruturado e moderno, com todos os recursos diagnósticos e terapêuticos para o treinamento adequado dos residentes. Além disso, os residentes contam permanentemente com médicos preceptores exclusivos, médicos assistentes e docentes altamente capacitados para o ensino da prática médica.

Esta Série visa à difusão dos conhecimentos gerados na prática médica cotidiana e na assistência médica qualificada, praticada pelos professores e assistentes nas diversas áreas do HCFMUSP.

O *Manual do Residente em Cirurgia Torácica*, editado pelo Professores Paulo Manuel Pêgo-Fernandes e Pedro Henrique Xavier Nabuco de Araujo, transmite a longa e pioneira experiência do Serviço de Cirurgia Torácica do HCFMUSP. A disciplina transita por várias especialidades e em vários institutos especializados, como o Instituto do Câncer do Estado de São Paulo (ICESP) e Instituto do Coração (InCor). O Manual foi elaborado por diversos assistentes de diferentes disciplinas, abrangendo todas as áreas de atuação da Cirurgia Torácica. Assim, foram abordados de modo prático e conciso diversos temas, desde avaliação pré-operatória, passando pela analgesia e anestesia em cirurgia torácica, oncologia e radioterapia torácicas. E, ainda, descrevem-se as principais afecções pulmonares, pleurais, mediastinais, das vias aéreas, da parede torácica e do diafragma, e as suas abordagens diagnóstica e cirúrgica.

Os capítulos foram elaborados de modo claro e conciso para propiciar uma leitura didática e informativa aos interessados, principalmente os residentes.

Os manuais desta Série têm recebido uma enorme aceitação pelos médicos residentes e a classe médica em geral, e certamente este Manual será mais um grande sucesso editorial.

José Otávio Costa Auler Jr.
Luis Yu
Coordenadores da Série

Prefácio

A *Série Manual do Médico-Residente*, produzida pela Atheneu, veio ocupar um espaço no qual os conhecimentos gerados e as melhores evidências da literatura científica são apresentadas. É compartilhado o que está sendo discutido no ambiente do Hospital das Clínicas da Faculdade de Medicina da Universidade de São Paulo, nas diferentes áreas do conhecimento, entre seus residentes, assistentes e professores.

Este volume, em particular, traz a rica experiência da Divisão de Cirurgia Torácica do Instituto do Coração.

A cirurgia pulmonar sofreu uma série de mudanças ao longo das últimas décadas, e todas as inovações e o estado atual estão apresentados divididos em sete partes com 34 capítulos. Seus autores abordam desde aspectos gerais da cirurgia torácica, assim como aspectos mais avançados sobre o tratamento dos cânceres, a circulação extracorpórea e o transplante de pulmão. Um ponto importante é que os autores têm, além do conhecimento teórico do assunto, grande experiência prática. Isso propiciou que os textos desenvolvidos nos capítulos abordem os temas de modo a trazer uma base de conhecimento que justifica a indicação das condutas apresentadas de maneira prática e objetiva.

Foi uma grande honra para mim receber esse convite para escrever este prefácio pois, tenho certeza, que este livro será de grande utilidade, não somente para o residentes interessados em cirurgia do tórax, mas também será fundamental para cirurgiões gerais, cirurgiões cardiovasculares e clínicos, principalmente os oncologistas e pneumologistas.

Esta obra transcende o ambiente do Hospital das Clínicas, e deverá servir de referência para médicos de outros serviços e programas de residência que necessitem de uma especialização/atualização em cirurgia pulmonar.

Finalizo parabenizando os editores Paulo Manuel Pêgo-Fernandes e Pedro Henrique Xavier Nabuco de Araujo, pelo excelente material produzido.

Carlos Roberto Ribeiro de Carvalho
Professor Titular de Pneumologia
da Faculdade de Medicina da Universidade de São Paulo

Apresentação do Volume

Antes de apresentar a obra, achamos importante apresentarmos a nossa Disciplina. Afinal, este volume busca transformar em palavras os anos de história e as experiências acumuladas pela Cirurgia Torácica da Faculdade de Medicina Universidade de São Paulo (FMUSP). O nosso embrião surgiu em 1934, ainda na Santa Casa de Misericórdia de São Paulo. Foi lá, em sua Enfermaria de Cirurgia de Homens, então chefiada pelo Professor Alípio Corrêa Netto, que dois de seus assistentes, o Dr. Euryclides de Jesus Zerbini e o Dr. Eduardo Etzel, tornavam-se os primeiros cirurgiões a se dedicarem ao tratamento cirúrgico das doenças torácicas e pulmonares. Em 1939, as Enfermarias dos Departamentos de Clínica Médica e de Cirurgia já haviam sido transferidas para o Hospital das Clínicas, quando o Professor Zerbini foi nomeado Primeiro Assistente da Primeira Clínica Cirúrgica do Departamento de Cirurgia. Em 1954, o Serviço de Cirurgia Torácica e Pulmonar deu a fundamentação didático-científica para a criação de uma nova disciplina do Departamento de Cirurgia, denominada Disciplina de Cirurgia Torácica, para cuja chefia foi nomeado o Dr. Zerbini. Vivia-se, por assim dizer, o auge da cirurgia pulmonar, enquanto a cirurgia cardíaca era ainda muito mais uma possibilidade do que de fato um exercício médico. Contudo, com o crescimento da cirurgia cardíaca, o professor Alípio Corrêa Netto transformou o Serviço de Cirurgia Torácica em Serviço de Cirurgia Cardiotorácica. O Serviço de Cirurgia Pulmonar, ligado a essa disciplina, chefiado pelo professor Rubens Monteiro de Arruda, que contou com o auxílio do Dr. Nagib Curi, tanto na condução do serviço quanto no ensino da especialidade, passou a prestar atendimento aos pacientes portadores de afecções torácicas gerais, em enfermaria e ambulatório, em todo o complexo do Hospital das Clínicas.

Na década de 1980, a Cirurgia Torácica vinha trilhando, mesmo que de maneira ainda lenta, mas sempre progressiva, caminhos de relevância e prestígio que, de certa maneira, havia perdido décadas antes. Sua importância vinha em um processo de recuperação graças aos novos métodos diagnósticos empurrados pela tomografia computadorizada, pelo desenvolvimento de novas técnicas cirúrgicas e na consolidação do conceito de cirurgias "minimamente invasivas". A demanda por essas operações iniciou um processo de crescimento que se estende até os dias atuais.

A relevância nacional e internacional da Cirurgia Torácica do Hospital das Clínicas da Faculdade de Medicina da Universidade de São Paulo (HC-FMUSP) pode ser mais uma vez avalizada quando se observa a lista de procedimentos cirúrgicos que foram introduzidos, modificados, aperfeiçoados ou difundidos pelo Serviço. Alguns exemplos: a utilização do cateter de *pigtail* para drenagem pleural, o emprego de próteses em afecções traqueais complexas, a traqueostomia percutânea, a videotoracoscopia, a simpatectomia por videotoracoscopia para o tratamento da hiperidrose, a tromboendarterectomia em portadores de embolia pulmonar crônica, o tratamento videotoracoscópico para deformidades de parede torácica, os transplantes pulmonares bilaterais...

Um importante crescimento da produção científica da Disciplina surgiria como uma decorrência natural do aprimoramento das equipes. Houve um aumento expressivo de artigos publicados, teses de doutorado orientadas e defendidas, bem como a participação do grupo de cirurgiões da Disciplina nas apresentações de trabalhos científicos nos principais congressos nacionais e internacionais. Tal crescimento fez com que o Serviço assumisse a liderança no contexto nacional e, sem dúvida, contribuiu para a captação de recursos junto às agências de fomento à pesquisa, permitindo, em um círculo virtuoso, o desenvolvimento de projetos mais sofisticados. Em função desse incremento de atividades, em 2006, foi criada a Disciplina de Cirurgia Torácica do Departamento de Cardiopneumologia, sendo o professor Fábio Biscegli Jatene, indicado em concurso, seu primeiro professor titular. Em 2013, o professor Paulo Manuel Pêgo-Fernandes assume esse mesmo cargo, sendo o segundo professor titular da nossa Disciplina.

Hoje, a Divisão de Cirurgia Torácica da FMUSP está presente em todo o complexo do Hospital das Clínicas, especialmente nos Instituto do Coração (InCor), Instituto Central (ICHC) e no Instituto do Câncer (ICESP). Com relação à Faculdade de Medicina da Universidade de São Paulo, a Disciplina dispõe de um Professor Titular e dois Professores Doutores, um Professor Livre-Docente, além de Professores Colaboradores. Dispomos, anualmente, de seis vagas para residentes e uma para estagiário de língua estrangeira, além de um médico preceptor e *fellows* em cirurgia torácica oncológica, transplante pulmonar, cirurgia de traqueia e cirurgia de parede torácica. Atualmente, a Disciplina realiza perto de 10.000 consultas ambulatoriais e cerca de 2.000

operações anualmente, além um número próximo a 800 interconsultas de pacientes internados em outras clínicas.

Buscamos respeitar, neste volume, toda essa história e experiência de mais de 80 anos. De modo didático e direto, resumimos os temas mais rotineiros da Cirurgia Torácica. Idealizamos esta obra para servir como uma fonte para consulta rápida no dia a dia agitado dos nossos residentes. Tentamos resumir nossas rotinas assistenciais em textos concisos, fluxogramas, figuras e tabelas.

A primeira parte do Manual foca na interdisciplinaridade. Lá estão os capítulos sobre avaliação pré-operatória, princípios em anestesia e analgesia em cirurgia torácica, noções de oncologia e radioterapia torácicas. A segunda parte resume as afecções pulmonares potencialmente cirúrgicas, passando pela investigação de nódulos pulmonares, pelo tratamento cirúrgico do câncer primário do pulmão e daqueles metastáticos para o mesmo, além das doenças infecciosas e congênitas. O foco da terceira parte são as afecções pleurais, desde a investigação do derrame pleural a situações mais específicas, mas muito prevalentes no cotidiano do residente. A via aérea, em especial a traqueia, é o tema da quarta parte do volume. Na sequência, abordamos o mediastino, o pericárdio e a hiperidrose localizada. A parede torácica e o diafragma constituem os assuntos da sexta parte da obra. As pneumopatias avançadas, com destaque para o transplante e a tromboendarterectomia pulmonar, encerram nosso Manual.

Esta é a primeira edição de um Manual para residentes. Mas o livro não se encerra aqui, é uma obra em constante evolução, tentando sempre acompanhar os avanços da medicina na nossa especialidade. Esperamos que sirva de ponto de partida para a busca por um conhecimento mais amplo e completo, mas também que ajude em momentos em que a resposta precise vir de maneira rápida e direta para o melhor atendimento ao paciente.

Os Editores

Sumário

Parte 1: Aspectos gerais

1. **Avaliação pré-operatória do paciente candidato à ressecção pulmonar de tumores torácicos, 3**
   Gustavo Faibischew Prado
   Carlos Toufen Junior
   Fernando Moacyr Fragoso Didier Neto

2. **Princípios da anestesia e analgesia pós-operatória para cirurgia torácica, 19**
   Claudia Marquez Simões

3. **Noções de oncologia torácica, 31**
   Rafael Caparica Bitton
   Gilberto de Castro Junior

4. **Noções de radioterapia torácica, 47**
   Flavia Gabrielli
   Carlos Eduardo Vita Abreu

Parte 2: Pulmão

5. **Investigação do nódulo pulmonar, 61**
   Thamara Kazantzis
   Ricardo Mingarini Terra

6. **Aspectos gerais da neoplasia pulmonar, 73**
   Pedro Henrique Xavier Nabuco de Araujo

7. **Tratamento cirúrgico da neoplasia pulmonar, 83**
   Pedro Henrique Xavier Nabuco de Araujo

8. **Cirurgia de metastasectomia pulmonar, 93**
   Pedro Henrique Xavier Nabuco de Araujo

9. **Doenças infecciosas pulmonares, 103**
   Alessandro Wasum Mariani

10. **Doenças congênitas pulmonares, 117**
    Diego Corsetti Mondadori
    Hélio Minamoto
    Luís Gustavo Abdalla

11. **Tratamento da hemoptise maciça, 131**
    Benoit J. Bibas

Parte 3: Pleura

12. **Pneumotórax, 141**
    Filippe Moura Gouvêa
    Orival de Freitas Filho

13. **Investigação do derrame pleural, 153**
    Filippe Moura Gouvêa
    Ricardo Mingarini Terra

14. **Derrame pleural maligno, 163**
    Miquelline da Silva Almeida
    Letícia Leone Lauricella

15. **Empiema e fístula broncopleural, 177**
    Miquelline da Silva Almeida
    Alessandro Wasum Mariani

16. **Quilotórax, 189**
    Letícia Leone Lauricella
    Paulo Manuel Pêgo-Fernandes

❯❯ Parte 4: Traqueia e vias aéreas

17. Traqueostomia, 201
Juliana Mol Trindade
Hélio Minamoto
Benoit J. Bibas

18. Estenose de traqueia e malácia, 213
Juliana Mol Trindade
Hélio Minamoto

19. Fístula traqueoesofágica, 227
Paulo Francisco Guerreiro Cardoso
Hélio Minamoto
Benoit J. Bibas

20. Afecções congênitas de traqueia e brônquios, 235
Hélio Minamoto
Isaac de Faria Soares Rodrigues
Paulo Francisco Guerreiro Cardoso

21. Tratamento cirúrgico e endobrônquico das neoplasias, 245
Benoit J. Bibas

❯❯ Parte 5: Mediastino

22. Neoplasias e cistos do mediastino, 261
Letícia Leone Lauricella
Alberto Jorge Monteiro Dela Vega

23. Cirurgia do timo, 273
Miquelline da Silva Almeida
Paulo Manuel Pêgo-Fernandes

24. Tratamento cirúrgico da mediastinite aguda, 283
Mariana Schettini Soares
Luís Gustavo Abdalla

25. Derrame pericárdico, 297
Pedro Henrique Xavier Nabuco de Araujo
Paulo Manuel Pêgo-Fernandes

26. Hiperidrose e simpatectomia para o tratamento da hiperidrose primária, 309
José Ribas Milanez de Campos
Miguel Lia Tedde

>> Parte 6: Parede torácica

27. Deformidades congênitas da parede torácica, 327
José Ribas Milanez de Campos
Miguel Lia Tedde

28. Infecções da parede torácica, 347
João Paulo Cassiano de Macêdo
Orival de Freitas Filho

29. Neoplasias primárias, 357
Alberto Jorge Monteiro Dela Vega
João Paulo Cassiano de Macêdo

30. Diafragma – hérnias e eventração, 367
Angelo Fernandez
João Paulo Cassiano de Macêdo

>> Parte 7: Pneumopatias avançadas e transplante pulmonar

31. Pneumopatias avançadas e indicações para transplante pulmonar, 383
Mariana Schettini Soares
Marcos Naoyuki Samano

32. Aspectos técnicos do transplante pulmonar, 393

Diego Corsetti Mondadori
Marcos Naoyuki Samano
Paulo Manuel Pêgo-Fernandes

33. ECMO, 403
Fernando Henrique Pereira da Silva
Marcos Naoyuki Samano

34. Tratamento cirúrgico do tromboembolismo pulmonar crônico, 417
Orival de Freitas Filho
Paulo Manuel Pêgo-Fernandes
Fábio Biscegli Jatene

Parte 1

Aspectos gerais

Capítulo 1

Avaliação pré-operatória do paciente candidato à ressecção pulmonar de tumores torácicos

Gustavo Faibischew Prado
Carlos Toufen Junior
Fernando Moacyr Fragoso Didier Neto

Entendendo as repercussões fisiológicas das ressecções pulmonares

Diversas variáveis já foram investigadas como desfechos das ressecções pulmonares; de maneira geral, podemos separá-las em variáveis de desfecho clínico (mortalidade, sobrevida, qualidade de vida, ocorrência de complicações como infecções, atelectasia, insuficiência respiratória, arritmias, disfunções hemodinâmicas etc.) e variáveis fisiológicas (variáveis espirométricas, capacidade de difusão, consumo máximo de oxigênio no esforço, entre outras), em última instância, avaliadas para se predizer a ocorrência de complicações clínicas maiores.

As repercussões funcionais das ressecções pulmonares tendem a apresentar uma proporcionalidade com a extensão do território ressecado, mas podem também sofrer influência de outros fatores, como dor pós-operatória, disfunção muscular e acoplamento da perfusão e ventilação pulmonar.

Algumas publicações[1-3] apontam para redução do VEF1 para cerca de 84% a 91% dos valores pré-operatórios para lobectomias e para cerca de 65% nas pneumonectomias. A difusão do monóxido de carbono (DLCO) também apresenta um decremento para 89% a 96% dos valores pré-operatórios após lobectomias e 72% a 80% após pneumonectomias. O consumo máximo de oxigênio no pico do esforço (VO_2 pico) variou de 87% a 100% dos valores pré-operatórios após lobectomia e de 71% a 89% após pneumonectomia.

Os pacientes com doença pulmonar obstrutiva crônica (DPOC), a despeito da maior vulnerabilidade aos impactos de uma ressecção pulmonar por neoplasia, normalmente experimentam menores declínios no VEF1 após lobectomia (0% a 8%) do que aqueles sem DPOC. Os declínios na DLCO e VO_2 pico nessa subpopulação são mais variáveis, apresentando-se entre 3% e 20%.[4-5]

Pacientes submetidos a lobectomias apresentam um período razoavelmente longo de recuperação funcional, que normalmente se estabiliza aproximadamente seis meses após a cirurgia. Nos pacientes que se submetem a pneumectomias, a recuperação é geralmente limitada ao fim de três meses.

A perda da função pulmonar pode também variar significativamente com a localização da ressecção e heterogeneidade regional do acometimento pulmonar por algumas doenças. Por exemplo, ressecções de áreas enfisematosas dos lobos superiores normalmente implicam menos perda de função – e, eventualmente, até ganho espirométrico – além de potencialmente melhorar a mecânica pulmonar e diafragmática e, em alguns casos, corrigir desacoplamentos de ventilação e perfusão, ocasionando até melhora de sintomas e reversão da hipoxemia.[6-7]

Uma cuidadosa avaliação da condição respiratória deve, portanto, atender não apenas à necessidade de se viabilizar a indicação cirúrgica de um paciente com CPCNP precoce, mas também pesar os potenciais riscos de complicações clínicas graves, disfunção e incapacidade crônica.

Pacientes com câncer de pulmão estão muito frequentemente predispostos a doenças cardiovasculares (23%), dada a faixa etária e a alta prevalência de tabagismo nessa população. A prevalência de doença arterial coronariana subjacente é de cerca de 11% a 17%. O risco de complicações cardiocirculatórias maiores no período pós-operatório, incluindo síndromes coronarianas agudas, edema agudo de pulmão, fibrilação ventricular, bloqueio atrioventricular completo e morte súbita de origem cardíaca relacionada às ressecções pulmonares de pacientes oncológicos é descrito entre 2% e 3%.[8] Sendo assim, uma avaliação de risco cardiovascular pré-operatória deve ser realizada de forma sistemática. Diretrizes diversas têm recomendado o uso de escores de risco cardíaco, como ferramentas de triagem para selecionar os pacientes que necessitem de testes complementares ou avaliações especializadas antes de prosseguirem ao seu procedimento cirúrgico.

Pacientes considerados de alto risco (pela presença de fatores preditores, como diabetes, disfunção renal, alterações eletrocardiográficas sugestivas de isquemia, entre outros), ou com sintomas cardiovasculares (síncopes, palpitações, dor torácica típica) recentes e não investigados, ou com relevante limitação da tolerância ao exercício (incapacidade de subir dois lances de escadas, por exemplo) devem ser encaminhados para uma avaliação mais aprofundada, frequentemente respaldada por testes não invasivos, como recomendado pelas diretrizes da American Heart Association, da European Society of Cardiology e da American College of Cardiology.[9-10]

Por outro lado, as intervenções cardíacas mais invasivas (angioplastias percutâneas ou revascularizações cirúrgicas) devem ser reservadas apenas aos pacientes que delas necessitariam, independentemente da perspectiva da cirurgia oncológica, visto que quando indicadas especificamente para o período pré-operatório têm benefício limitado, não reduzindo a mortalidade nem a incidência de eventos cardiovasculares maiores.[11-12]

A seguir, delinearemos a rotina de avaliação de risco cardiovascular e respiratório de pacientes candidatos a ressecções pulmonares no ICESP.

Rotina de avaliação do risco cardiovascular e respiratório no ICESP

Por motivos de uniformização de condutas e elaboração de protocolos para assistência e pesquisa, todos os pacientes candidatos a ressecções pulmonares são submetidos rotineiramente a exames laboratoriais (hemograma, coagulograma, dosagem de sódio, potássio, ureia e creatinina), radiografia de tórax, eletrocardiograma e espirometria completa, com medida de volumes e difusão.

A avaliação de risco cardiovascular é realizada segundo o algoritmo de Lee[13] (Figura 1.1), dada sua extensa validação para predição de risco cardiovascular em cirurgias não cardíacas, além da facilidade de aplicação. Pacientes considerados de risco baixo a intermediário, sem sintomas que sugiram doença coronariana não previamente estratificada, seguem adiante na avaliação do risco de complicações respiratórias.

Figura 1.1. Fluxograma de avaliação de risco cardiovascular para candidatos a ressecções pulmonares maiores (pneumonectomias e lobectomias)

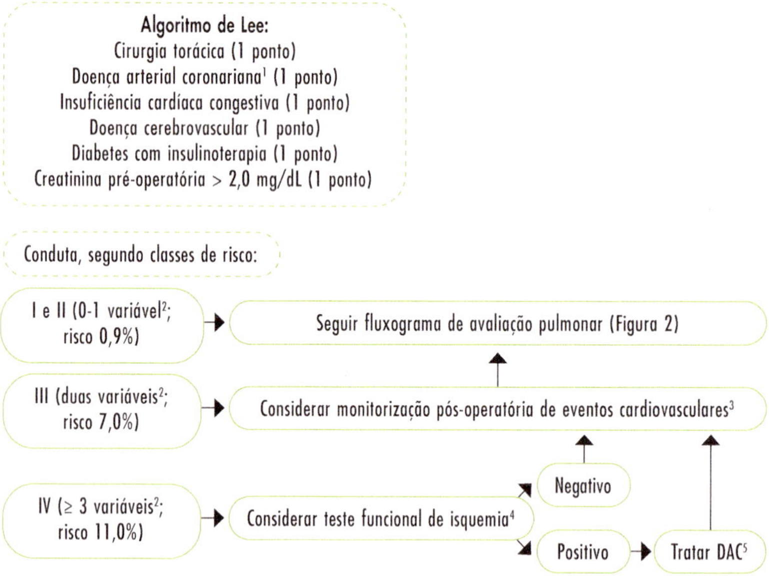

Algoritmo de Lee:
Cirurgia torácica (1 ponto)
Doença arterial coronariana[1] (1 ponto)
Insuficiência cardíaca congestiva (1 ponto)
Doença cerebrovascular (1 ponto)
Diabetes com insulinoterapia (1 ponto)
Creatinina pré-operatória > 2,0 mg/dL (1 ponto)

Conduta, segundo classes de risco:

I e II (0-1 variável[2]; risco 0,9%) → Seguir fluxograma de avaliação pulmonar (Figura 2)

III (duas variáveis[2]; risco 7,0%) → Considerar monitorização pós-operatória de eventos cardiovasculares[3]

IV (≥ 3 variáveis[2]; risco 11,0%) → Considerar teste funcional de isquemia[4] → Negativo / Positivo → Tratar DAC[5]

1: Ondas Q, sintomas de isquemia, teste positivo, uso de nitrato; 2: Observação: na presença de angina estável CF ≥ II não avaliada por teste funcional ou síndrome coronariana aguda recente não estratificada/tratada, considerar teste funcional de isquemia mesmo na ausência de outras variáveis de risco; 3: Pós-operatório em unidade de terapia intensiva, marcadores de necrose miocárdica e eletrocardiograma seriados por três dias; 4: Ecocardiograma com estresse farmacológico ou cintilografia de perfusão miocárdica com estresse farmacológico. Considerar cineangiocoronariografia em pacientes com alta probabilidade pré-teste; 5: Manejo farmacológico, angioplastia percutânea ou revascularização cirúrgica conforme indicação do especialista.

Em situações específicas (pacientes com ao menos duas variáveis preditoras de risco), a monitorização pós-operatória em ambiente de terapia intensiva e a coleta seriada de marcadores de necrose miocárdica (além da realização de eletrocardiogramas seriados) podem ser úteis no diagnóstico precoce de eventos coronarianos perioperatórios silenciosos, muito embora não haja evidência de que essa estratégia de vigilância reduza a mortalidade. Pacientes de alto risco (aqueles com ao menos três pontos pelos critérios de Lee) devem ser avaliados individualmente quanto à necessidade de estratificação coronariana não invasiva, seja com ecocardiograma com estresse farmacológico ou cintilografia de perfusão miocárdica com estresse farmacológico. Como alternativas, o teste ergométrico ou o teste cardiopulmonar de exercício (TCPE) podem ser realizados, tendo este já mostrado valor semelhante a avaliação por medicina nuclear.[14]

A avaliação do risco de complicações respiratórias é guiada principalmente pela espirometria e pela medida de difusão do monóxido de carbono. Pacientes de alto risco para morbidade e mortalidade pós-operatória devem ter sua avaliação aprofundada com um estudo fisiológico mais completo e detalhado, o teste cardiopulmonar de exercício (TCPE ou ergoespirometria).

Não há uma variável definitiva, tampouco um valor de corte específico, que indique de forma inequívoca a elegibilidade do paciente ao tratamento cirúrgico ou que prediga seguramente sua evolução pós-operatória. O que a extensa faixa de variação de valores de corte exploradas nos estudos sugere é que provavelmente haja, nesta população frequentemente já acometida de doença pulmonar subjacente, um *continuum* crescente de risco à medida que se avaliam pacientes com função pulmonar mais reduzida. As variáveis mais fortemente relacionadas às taxas de complicação e óbito por causas respiratórias são o volume expiratório forçado em um segundo (VEF1) e a capacidade de difusão do monóxide e carbono (DLCO). Importante ressaltar que a medida da difusão, não tão disponível quanto uma espirometria simples, guarda baixa correlação com o VEF1; nesses casos de discordância entre a gravidade da doença obstrutiva e a magnitude da redução da capacidade de difusão, uma avaliação incompleta pode subestimar riscos.[15]

Dada a ampla demonstração de baixos índices de complicações em pacientes com função pulmonar preservada ou pouco alterada (acima de 80% dos valores preditos para a DLCO, e VEF1 superior a 2 L para pneumonectomia, ou superior a 1,5 L para lobectomia), esses pacientes são considerados como de baixo risco (mortalidade pós-operatória inferior a 5%),[16] prescindindo de avaliações ulteriores.[17]

Pacientes que não atinjam esses valores devem ser avaliados por meio do cálculo dos valores preditos pré-operatórios (do VEF1 e da DLCO), que podem ser estimados, ou por meio da técnica de contagem de segmentos,[18] quando do planejamento de ressecções lobares, ou com a realização de cintilografia de perfusão pulmonar, para o caso de pneumonectomias. Pacientes com pneumopatias de acometimento muito heterogêneo (ou que apresentem sobreposição de fibrose e enfisema) podem ter o cálculo dos valores preditos pós-operatórios mais bem estimado por meio de estudos de cintilografia pulmonar por emissão de fóton único combinada à tomografia computadorizada de tórax (SPECT-TC).[19]

Para a estimativa dos valores preditos pós-operatórios do VEF1 e DLCO, recomenda-se calcular a fração remanescente de segmentos pulmonares sobre o número de segmentos pulmonares pérvios (desconsiderando, portanto, eventuais segmentos atelectasiados ou preenchidos) pré-operatórios (considerando-se 19 como o número total de segmentos pulmonares, sendo três no lobo superior direito, dois no lobo médio, cinco no lobo inferior direito, cinco no lobo superior esquerdo e quatro no lobo inferior esquerdo), conforme a expressão abaixo:

$$PPO = Preop \times Fração\ remanescente$$

em que:
- » PPO: valor predito pós-operatório (DLCO ou VEF1), expresso em porcentagem do valor predito;
- » Preop: valor pré-operatório da variável (DLCO ou VEF1), expresso em porcentagem do valor predito;
- » Fração remanescente: número de segmentos após a ressecção planejada/número de segmentos pérvios no pré-operatório.

Muito embora alguns estudos tenham evidenciado aumento de risco de complicações perioperatórias em pacientes com valores previstos pós-operatórios (PPO) inferiores a 60%, consideramos o valor de corte de 40% para a estratificação entre moderado e elevado risco cirúrgico, uma vez que esses pacientes com risco intermediário de complicações ainda apresentam baixa mortalidade (sobretudo se submetidos a ressecções sublobares) ainda aceitável para a proposta de tratamento cirúrgico radical. Pacientes com VEF1 e DLCO PPO inferiores a 40% são rotineiramente avaliados por meio do TCPE, conforme o fluxograma da Figura 1.2.

Uma tendência recente de diretrizes internacionais de avaliação de risco cirúrgico em ressecções pulmonares é a reincorporação de testes de baixa tecnologia no estudo do desempenho cardiopulmonar do paciente no esforço. Dentre esses testes de baixa complexidade, des-

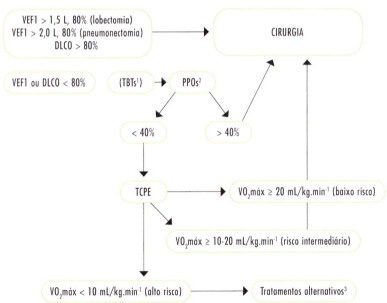

Figura 1.2. Fluxograma de avaliação pré-operatória dos candidatos a ressecções pulmonares maiores (pneumonectomias e lobectomias) sem contraindicação cardiovascular

1: É opcional a realização de "testes de baixa complexidade" (distância percorrida superior a 400 metros no shuttle walk test ou 22 metros no teste de escada predizem baixo risco de complicações e possibilitam liberar o paciente para a cirurgia sem exames adicionais); 2: Preditos pós-operatórios da DLCO e VEF1 pós-broncodilatador, considerando-se o pior valor entre os dois; 3: Ressecções sublobares ou radiocirurgia estereotáxica.

tacam-se o teste de escada[20] e o *shuttle walk test*,[21] um teste de esforço incremental máximo em que o paciente percorre repetidamente um trajeto de 10 metros em velocidades crescentes ditadas por um sinal sonoro. Pacientes que sobem um total de 22 metros no teste de escada ou percorrem um total de 400 m no *shuttle walk test* podem ser considerados aptos à realização de lobectomias pulmonares; os que não atingirem esses valores seguiriam a rotina habitual de cálculo dos preditos pós-operatórios. Entretanto, tais abordagens podem deixar lacuna quanto à certeza de um esforço máximo, condição imprescindível para a adequada estratificação.

Embora esses testes tenham alto valor preditivo positivo (para a determinação de baixo risco cirúrgico), eles ainda apresentam certos obstáculos de implementação, como a necessidade de espaço específico para sua realização, além de certo treinamento e padronização das equipes técnicas para reduzir as limitações de consistência e reprodutibilidade intrínsecas dos métodos (dada a grande heterogeneidade de padronização entre os estudos), razões porque ainda não foram amplamente incorporados nas rotinas assistenciais de serviços terciários.

O TCPE fornece importantes informações acerca do desempenho cardiocirculatório, respiratório, metabólico e, sobretudo, do acoplamento das funções destes sistemas na situação de estresse do exercício físico em esteira ou cicloergômetro. Assim, o teste permite a confirmação de um esforço máximo e uma fidedigna medida da capacidade física. Fornece também a avaliação do risco cardíaco isquêmico, identificação do mecanismo de limitação ao esforço e avaliação de limiares ventilatórios para reabilitação pré e pós-operatória. A variável mais estudada para efeito de predição do risco de complicações e óbito pós-operatório em ressecções pulmonares é o consumo de oxigênio no pico do esforço (VO_2 pico). Pequenas séries cirúrgicas com pacientes limítrofes demonstraram mortalidade demasiadamente elevada em ressecções pulmonares de pacientes com VO_2 pico inferior a 10 mL/kg.min^{-1}, assumindo-se, portanto, esse valor de corte com uma faixa proibitiva abaixo da qual os riscos superam em muito os benefícios.[22,23] Nesses casos, alternativas terapêuticas devem ser consideradas, como ressecções sublobares ou terapias ablativas (sobretudo a radiocirurgia estereotáxica). A análise de grandes bancos de dados com dados atuais e elevado número de pacientes indica que a capacidade de predição do VO_2 pico pode variar conforme a técnica cirúrgica, especialmente nos pacientes de maior risco.

Assim, pacientes considerados como apresentando VO_2 pico baixo (< 15 mL/kg/min) apresentam morbidade e mortalidade 5 vezes e 2 vezes menor, respectivamente, quando realizam cirurgia videoassistida em comparação com pacientes que realizam toracotomia aberta.[24] Pacientes com VO_2 máximo superior a 20 mL/kg.min^{-1} apresentam baixo risco de complicações, podendo ser liberados para o procedimento proposto sem necessidade de estratificação adicional. Pacientes com valores de VO_2 pico entre 10 e 20 mL/kg.min^{-1}, e sobretudo aqueles abaixo de 15 mL/kg.min^{-1}, devem ter, pelo risco já não negligenciável de complicações pós-operatórias, uma avaliação mais extensa e individualizada.

Outra variável do TCPE com crescente impacto no risco de morbimortalidade perioperatória é a inclinação da curva de produção de CO_2 de acordo com a ventilação-minuto (VE/VCO$_2$ *slope*). Essa variável mede a eficiência ventilatória, intimamente relacionada à gravidade do distúrbio ventilação-perfusão (V/Q). Em um estudo com 225 pacientes, aqueles com VE/VCO$_2$ *slope* > 35 tiveram três vezes mais complicações respiratórias, com mortalidade de 7,2% contra 0,6% no grupo com valor < 35. As complicações respiratórias não foram associadas a VO_2 maior ou menor que 15 mL/kg.min^{-1} e nem à presença de DPOC.[25] Todavia, os pacientes com doença heterogênea que possuem tumores ressecáveis em meio a lobo bastante acometido por bolha, fibrose ou bronquiectasias também podem se beneficiar com a ressecção dessa área lobar. Nesses casos que haverá provável aumento da eficiência ventilatória, a avaliação deve ser realizada individualmente.

Cessação do tabagismo no período perioperatório

Embora diversos fatores de risco ocupacionais e ambientais já tenham sido reconhecidos como relevantes na epidemiologia dos carcinomas pulmonares, o tabagismo continua sendo o principal fator de risco no mundo, com uma fração atribuível de cerca de 80%.[26]

A redução dos riscos de mortalidade e complicações pós-operatórias diversas no fumante tem especial destaque no cenário de cuidados perioperatórios, dados os significativos impactos do tabagismo sobre a cicatrização pós-operatória, taxas de infecção, complicações respiratórias, cardiocirculatórias, entre outras. O antecedente de tabagismo está associado a permanências mais longas em unidades de terapia intensiva (UTI) no pós-operatório e internações mais prolongadas;[27-29] a despeito disso, pouco se aborda o tabagismo ao longo do preparo pré-operatório do paciente, o que se deve em parte ao desconhecimento, pelos médicos, do intervalo de tempo ideal de abstinência tabágica.

Os impactos negativos do tabagismo sobre os desfechos cirúrgicos são multifatoriais, mas devem-se principalmente aos efeitos diretos do monóxido de carbono (CO) e da nicotina, e do aumento do estresse oxidativo e inflamatório. O CO e a nicotina aumentam a frequência cardíaca, a pressão arterial e a demanda tecidual de oxigênio, além de diminuir sua capacidade de transporte. A nicotina, por seu efeito vasoconstritor, aumenta os riscos de isquemia tecidual no leito cirúrgico e outros territórios, como o coronariano.[30]

O efeito irritante e pró-inflamatório de inúmeros componentes da fumaça do cigarro sobre as vias aéreas também aumenta a suscetibilidade dos pacientes fumantes a infecções respiratórias, complicações locais de cicatrização em cirurgias pulmonares e períodos mais prolongados sob ventilação mecânica.[31]

O cigarro também está associado à necessidade de maiores doses de anestésicos e bloqueadores neuromusculares,[32] ao aumento da incidência de eventos tromboembólicos e à lentificação dos processos reparatórios.[33]

Reconhecer o momento de uma avaliação de riscos cirúrgicos para abordar a questão do tabagismo e iniciar o tratamento o mais precocemente possível pode se traduzir em significativas reduções de complicações clínicas e cirúrgicas, além de diminuir custos ao sistema de saúde.

Por muito tempo, houve controvérsia com relação ao período ideal de abstinência tabágica antes de uma cirurgia, o que se deveu em parte à grande heterogeneidade metodológica dos estudos que avaliaram os diferentes momentos de cessação do tabagismo, à dificuldade de se controlar variáveis de confusão nas amostras de pacientes, à grande variação no tempo de seguimento pós-operatório e a multiplicidade de desfechos estudados.

Uma revisão dos estudos prospectivos sobre os impactos da cessação do tabagismo no período pré-operatório sobre a ocorrência de complicações pós-operatórias (respiratórias, infecciosas, mortalidade geral e tempo de internação) publicada por Cropley e Theadom,[34] em 2006, concluiu que, embora haja grande limitação metodológica dos estudos avaliados, há benefícios diversos da cessação do tabagismo antes de internações cirúrgicas, e que esse benefício é tanto maior quanto maior for o período de abstinência. Ressalta-se, ainda, que não há um período ideal para se recomendar a abstinência tabágica pré-operatória em termos de redução de complicações cirúrgicas e redução de riscos no médio e longo prazo, não se devendo adiar a cessação do tabagismo pela suposição pouco sustentável de aumento de riscos caso ocorra a menos de dois meses da cirurgia.

Estudo de coorte retrospectiva avaliando dados de 7.990 cirurgias de ressecção pulmonar por neoplasia, publicado em 2009, concluiu que os riscos de mortalidade hospitalar e complicações respiratórias pós-ressecções pulmonares foram maiores nos fumantes e claramente reduzidos pela cessação do tabagismo no período pré-operatório. Não se pôde identificar o intervalo ideal entre a cessação do tabagismo e a cirurgia, o que reforçou a recomendação de aconselhamento (e tratamento) para abstinência tabágica independentemente da proximidade da cirurgia. Isso corrobora os resultados apresentados no estudo publicado, em 2001, por Nakagawa e colaboradores,[35] em que se observa nítida e crescente redução de risco de complicações pós-operatórias a partir de quatro semanas de abstinência tabágica pré-operatória.

Assim como nas situações gerais, o tratamento da dependência à nicotina em pacientes candidatos à cirurgia e mesmo pacientes internados baseia-se nas intervenções cognitivo-comportamentais (abordagem breve, aconselhamento individual, fornecimento de materiais informativos e terapia de grupo), sistematizadas ou não, e no suporte farmacológico. Um aspecto útil na estratégia de aconselhamento do paciente para a cessação do tabagismo é a informação da relação entre a sua condição de saúde (ou da morbidade que motivou a internação) com o tabagismo, reforçando o nexo de causalidade muitas vezes desconhecido pelo paciente e, sempre que possível, abordando os potenciais benefícios da cessação do tabagismo, o que muitas vezes é subestimado pelo paciente que frequentemente julga a condição de uma doença instalada como invulnerável à intervenção. Informações direcionadas a subsidiar uma instrumentalização cognitiva para as eventuais transições de comportamento necessárias à cessação do tabagismo podem ser gerais (como informar os diversos efeitos deletérios do tabagismo sobre a saúde, bem como os benefícios diversos em cessar o tabagismo) ou particulares, como aquelas pertinentes ao diagnóstico de base ou evento agudo experimentado pelo paciente ao momento da internação. Nesse aspecto, torna-se importante alertar os pacientes oncológicos de que fumantes atuais têm risco aumentado para uma segunda neoplasia primária e apresentam pior prognóstico mesmo em estágios precoces (em que se espera um prognóstico favorável para o tratamento cirúrgico); que os pacientes tabagistas experimentam mais frequentemente eventos adversos no curso do tratamento oncológico (mais complicações pós-operatórias, mais toxicidade à quimioterapia e à radioterapia). Em contrapartida, pacientes que cessam o tabagismo relatam redução da fadiga e dispneia, aumento do nível de atividade e melhora do sono e humor. Ademais, cessar o tabagismo diminui o risco de complicações pós-operatórias independentemente do lapso temporal entre a cessação e o procedimento.[36] Para pacientes cirúrgicos, podemos ressaltar que os fumantes têm maior risco de complicações pós-operatórias infecciosas, cardiovasculares e respiratórias, além de maiores taxas de mortalidade geral, e maiores períodos de internação (geral e em unidades de terapia intensiva).

Dada a peculiaridade de se objetivar nos pacientes candidatos à cirurgia a cessação do tabagismo e o controle dos sintomas de abstinência nicotínica no menor intervalo de tempo possível, recorre-se mais frequentemente à terapia de reposição de nicotina (TRN), embora o emprego de outros fármacos como a bupropiona e a vareniclina seja também comprovadamente efetivo.

Nos pacientes já internados, a TRN isolada ou combinada (adesivo de liberação transdérmica associado à pastilha ou goma de mascar) é o esquema farmacoterápico mais testado e com o mais robusto corpo de evidências em seu favor. Neste cenário específico, uma revisão sistemática não demonstrou evidência de benefício da adição da bupropiona (RR 1,04, IC95% 0,75-1,45) ou vareniclina (RR 1,29; IC95% 0,95-1,76) ao aconselhamento intensivo. Com relação à bupropiona, alguns estudos, como o ensaio clínico aleatorizado e controlado por placebo conduzido por Eisenberg e colaboradores,[37] em 2013, falharam em demonstrar superioridade da bupropiona sobre o placebo em pacientes hospitalizados. No mesmo ano, um estudo publicado por Smith e colaboradores[38] avaliou, por meio de um protocolo aleatorizado e sem placebo, a adição da vareniclina ao aconselhamento e evidenciou uma significativa superioridade da intervenção farmacológica comparada ao grupo-controle (RR 1,45; IC95% 1,03-2,03; p = 0,03).

Em suma, há um consistente corpo de evidências fundamentando o tratamento de cessação do tabagismo em candidatos a procedimentos cirúrgicos. Essa intervenção é extremamente efetiva e pouco custosa. Em linhas gerais, as estratégias terapêuticas pouco diferem das rotinas sugeridas em consensos para populações gerais, havendo, contudo, certa predileção pela terapia de reposição de nicotina.

Conclusão e mensagem final

O desafio de se reduzir a mortalidade por câncer de pulmão pode ser vencido por meio de uma tríade de prevenção (redução do tabagismo e da exposição a carcinógenos ambientais e ocupacionais), diagnóstico precoce (investigação rápida em casos suspeitos e rastreamento em grupos de alto risco) e abordagem terapêutica agressiva (tentando-se oferecer as maiores possibilidades de cura por meio do tratamento cirúrgico para pacientes com doença precoce).

Dada a alta prevalência de tabagismo entre portadores de câncer de pulmão, frequentemente lidamos com pacientes com doenças cardiovasculares e respiratórias. A adequada avaliação dos riscos impostos por essas comorbidades é imprescindível para que não se diluam os benefícios de um tratamento com intenção curativa em meio a complicações clínicas diversas. Essa avaliação deve ser focada, principalmente, em flagrar pacientes que se beneficiam de alguma intervenção diagnóstica ou terapêutica que reduza os riscos de complicações graves sem, por outro lado, atrasar o tratamento da neoplasia a ponto de impactar negativamente sobre o prognóstico oncológico do paciente.

Referências bibliográficas

1. Nezu K, Kushibe K, Tojo T, Takahama M, Kitamura S. Recovery and limitation of exercise capacity after lung resection for lung cancer. Chest. 1998; 113(6):1511-6.
2. Bolliger CT, Jordan P, Solèr M, Stulz P, Tamm M. Wyser Ch, et al. Pulmonary function and exercise capacity after lung resection. Eur Respir J. 1996; 9(3):415-21.
3. Brunelli A, Xiumé F, Refai M, Salati M, marasco R, Sciarra V, et al. Evaluation of expiratory volume, diffusion capacity, and exercise tolerance following major lung resection: a prospective follow-up analysis. Chest. 2007; 131(1):141-7.
4. Bobbio A, Chetta A, Carbognani P, Internullo E, Verduri A, Sansebastiano G, et al. Changes in pulmonary function test and cardiopulmonary exercise capacity in COPD patients after lobar pulmonary resection. Eur J Cardiothorac Surg. 2005; 28(5):754-8.

5. Smulders SA, Smeenk FW, Janssen-Heijnen ML, Postmus PE. Actual and predicted postoperative changes in lung function after pneumonectomy: a retrospective analysis. Chest. 2004; 125(5):1735-41.

6. Ueda K, Murakami J, Sano F, Hayashi M, Kobayashi T, Kunihiro Y, Hamano K. Assessment of volume reduction effect after lung lobectomy for cancer. J Surg Res. 2015; 197(1):176-82.

7. Carretta A, Zannini P, Puglisi A, Chiesa G, Vanzulli A, Bianchi A, Fumagalli A, Bianco S. Improvement of pulmonary function after lobectomy for non-small cell lung cancer in emphysematous patients. Eur J Cardiothorac Surg. 1999; 15(5):602-7.

8. Brunelli A, Varela G, Salati M, Jimenez MF, Pompili C, Novoa N, et al. Recalibration of the revised cardiac risk index in lung resection candidates. Ann Thorac Surg. 2010; 90(1):199-203.

9. Fleisher LA, Beckman JA, Brown KA, Calkins H, Chaikof E, Fleischmann KE, et al. ACC/AHA 2007 guidelines on perioperative cardiovascular evaluation and care for noncardiac surgery: a report of the American College of Cardiology/American Heart Association Task Force on Practice Guidelines (Writing Committee to Revise the 2002 Guidelines on Perioperative Cardiovascular Evaluation for Noncardiac Surgery): developed in collaboration with the American Society of Echocardiography, American Society of Nuclear Cardiology, Heart Rhythm Society, Society of Cardiovascular Anesthesiologists, Society for Cardiovascular Angiography and Interventions, Society for Vascular Medicine and Biology, and Society for Vascular Surgery. Circulation. 2007; 116(17):e418-99.

10. Task Force for Preoperative Cardiac Risk Assessment and Perioperative Cardiac Management in Non-cardiac Surgery; European Society of Cardiology (ESC), Poldermans D, Bax JJ, Boersma E, De Hert S, Eeckhout E, Fowkes G, et al. Guidelines for pre-operative cardiac risk assessment and perioperative cardiac management in non-cardiac surgery. Eur Heart J. 2009; 30(22):2769-812.

11. McFalls EO, Ward HB, Moritz TE, Goldman S, Krupski WC, Littooy F, et al. Coronary-artery revascularization before elective major vascular surgery. N Engl J Med. 2004; 351(27):2795-804.

12. Poldermans D, Schouten O, Vidakovic R, Bax JJ, Thomson IR, Hoeks SE, et al. A clinical randomized trial to evaluate the safety of a noninvasive approach in high-risk patients undergoing major vascular surgery: the DECREASE-V Pilot Study. J Am Coll Cardiol. 2007; 49(17):1763-9

13. Gualandro DM, Yu PC, Calderaro D, Marques AC, Pinho C, Caramelli B, et al. II Guidelines for perioperative evaluation of the Brazilian Society of Cardiology. Arq Bras Cardiol. 2011; 96(3 Suppl 1):1-68.

14. Pinkstaff S, Peberdy MA, Kontos MC, Fabiato A, Finucane S, Arena R. Usefulness of decrease in oxygen uptake effi- ciency slope to identify myocardial perfusion defects in men undergoing myocardial ischemic evaluation. Am J Cardiol. 2010; 106(11):1534-9.

15. Brunelli A, Refai MA, Salati M, Sabbatini A, Morgan-Hughes NJ, Rocco G. Carbon monoxide lung diffusion capacity improves risk stratification in patients without airflow limitation: evidence for systematic measurement before lung resection. Eur J Cardiothorac Surg. 2006; 29(4):567-70.

16. Sawabata N, Nagayasu T, Kadota Y, Goto T, Horio H, Mori T, Yamashita S, Iwasaki A. Risk assessment of lung resection for lung cancer according to pulmonary function: republication of systematic review and proposals by guideline committee of the Japanese association for chest surgery 2014. Gen Thorac Cardiovasc Surg. 2015; 63(1):14-21. doi: 10.1007/s11748-014-0475-x. Epub 2014 Sep 27.

17. Mazzone PJ, Arroliga AC. Lung cancer: Preoperative pulmonary evaluation of the lung resection candidate. Am J Med. 2005; 118(6):578-83.

18. Juhl B, Frost N. A comparison between measured and calculated changes in the lung function after operation for pulmonary cancer. Acta Anaesthesiol Scand Suppl. 1975; 57:39-45.

19. Salati M, Brunelli A. Preoperative assessment of patients for lung cancer surgery. Curr Opin Pulm Med. 2012; 18(4):289-94.

20. Brunelli A, Pompili C, Berardi R, Mazzanti P, Onofri A, Salati M, Cascinu S, Sabbatini A. Performance at preoperative stair-climbing test is associated with prognosis after pulmonary resection in stage I non-small cell lung cancer. Ann Thorac Surg. 2012; 93(6):1796-800.

21. Singh SJ, Morgan MD, Scott S, Walters D, Hardman AE. Development of a shuttle walking test of disability in patients with chronic airways obstruction. Thorax. 1992; 47(12):1019-24.

22. Richter Larsen K, Svendsen UG, Milman N, Brenøe J, Petersen BN. Exercise testing in the preoperative evaluation of patients with bronchogenic carcinoma. Eur Respir J. 1997; 10(7):1559-65.

23. Brutsche MH, Spiliopoulos A, Bolliger CT, Licker M, Frey JG, Tschopp JM. Exercise capacity and extent of resection as predictors of surgical risk in lung cancer. Eur Respir J. 2000; 15(5):828-32.

24. Begum SS, Papagiannopoulos K, Falcoz PE, Decaluwe H, Salati M, Brunelli A. Outcome after video-assisted thoracoscopic surgery and open pulmonary lobectomy in patients with low VO_2 max: a case-matched analysis from the ESTS database. Eur J Cardiothorac Surg. 2016; 49(4):1054-8.

25. Brunelli A , Belardinelli R , Pompili C , Xiumé F , Refai M , Salati M et al. . Minute ventilation-to-carbon dioxide output (VE/VCO_2) slope is the strongest predictor of respiratory complications and death after pulmonary resection . Ann Thorac Surg. 2012; 93:1802-6.

26. Alberg AJ, Brock MV, Ford JG, Samet JM, Spivack SD. Epidemiology of lung cancer: Diagnosis and management of lung cancer. 3 ed. American College of Chest Physicians evidence-based clinical practice guidelines. Chest. 2013; 143(5)(Suppl):e1S-e29S.

27. Moores LK. Smoking and postoperative pulmonary complications. An evidence-based review of the recent literature. Clin Chest Med. 2000; 21:139-46.
28. Møller AM, Maaløe R, Pedersen T. Postoperative intensive care admittance: The role of tobacco smoking. Acta Anaesthesiol Scand. 2001; 45(3):345-8.
29. Delgado-Rodriguez M, Medina-Cuadros M, Martinez-Gallegro G, Gómez-Ortega A, Mariscal-Ortiz M, Palma-Pérez S, et al. A prospective study of tobacco smoking as a predictor of complications in general surgery. Infect Control Hosp Epidemiol. 2003; 24(1):37-43.
30. Rejali M, Rejali AR, Zhang L, et al. Effects of nicotine on the cardiovascular system. Vasc Dis Prev. 2005; 2(2):135-44.
31. Ngaage DL, Martins E, Orkell E, et al. The impact of the duration of mechanical ventilation on the respiratory outcome in smokers undergoing cardiac surgery. Cardiovasc Surg. 2002; 10(4):345-50.
32. Teiria H, Rautoma P, Yli-Hankala A. Effect of smoking on dose requirements for vecuronium. Br J Anaesth. 1996; 76(1):154-5.
33. Sherwin MA, Gastwirth CM. Detrimental effects of cigarette smoking on lower extremity wound healing. J Foot Surg. 1990; 29(1):84-7.
34. Theadom A, Cropley M. Effects of preoperative smoking cessation on the incidence and risk of intraoperative and postoperative complications in adult smokers: a systematic review. Tobacco Control. 2006; 15(5):352-8.
35. Nakagawa M, Tanaka H, Tsukuma H, Kishi Y. Relationship Between the Duration of the Preoperative Smoke-Free Period and the Incidence of Postoperative Pulmonary Complications After Pulmonary Surgery. Chest. 2001; 120(3):705-10.
36. Mazza R, Lina M, Boffi R, Invernizzi G, De Marco C, Pierotti M. Taking care of smoker cancer patients: a review and some recommendations. Ann Oncol. 2010; 21(7):1404-9.
37. Eisenberg MJ, Grandi SM, Gervais A, O'Loughlin J, Paradis G, Rinfret S, et al. Bupropion for smoking cessation in patients hospitalized with acute myocardial infarction: a randomized, placebo-controlled trial. J Am Coll Cardiol. 2013; 61(5):524-32.
38. Smith BJ, Carson KV, Brinn MP, Labiszewski NA, Peters MJ, Fitridge R, et al. Smoking Termination Opportunity for inPatients (STOP): superiority of a course of varenicline tartrate plus counselling over counselling alone for smoking cessation: a 12-month randomised controlled trial for inpatients. Thorax. 2013; 68(5):485-6.

Capítulo 2

Princípios da anestesia e analgesia pós-operatória para cirurgia torácica

Claudia Marquez Simões

A anestesia torácica oferece uma série de desafios ao anestesiologista, que deve dominar conceitos de anatomia e fisiologia, além de habilidades técnicas específicas referentes ao manuseio da via aérea, seletivação da intubação traqueal e, ainda, anestesia regional e sistêmica para adequado controle da dor pós-operatória.

Considerações anatômicas relevantes

Vias aéreas

A traqueia no adulto tem aproximadamente 15 cm de comprimento, estendo-se desde a cartilagem cricoide em C6 até sua divisão na altura de T5. A traqueia possui formato em C na sua região anterior devido a presença de 16-20 cartilagens que são unidas, posteriormente, por tecido fibroelástico. Após a divisão na carina principal, os brônquios principais são circulares, cartilaginosos. O brônquio principal direito é mais largo e mais curto que o esquerdo, tendo seu ângulo com relação a carina menos agudo, o que favorece a entrada de qualquer substância no brônquio direito. O pulmão direito possui 3 lobos e 10 segmentos broncopulmonares, e 2 lobos e 8 segmentos à esquerda.

Parede torácica

Os nervos intercostais são importantes na inervação da pele e músculos. A incisão cirúrgica e o uso de afastadores intercostais podem causar danos aos nervos intercostais levando ao surgimento de dor aguda, e o uso da anestesia regional pode bloquear este estímulo, reduzindo a morbidade no período pós-operatório. Há controvérsias quanto ao uso da anestesia regional para prevenção da dor crônica nesses casos, mas é essencial o controle agudo da dor; e nesse papel, a anestesia regional demonstra-se essencial.

Os nervos vago e frênico estão associados a estímulos de dor originários da pleura mediastinal e diafragmática, e o plexo braquial está associado à dor no ombro no período pós-operatório. Esses nervos não podem ser bloqueados por anestesia regional na região torácica; portanto, a analgesia multimodal sempre deve ser considerada juntamente com o uso de técnicas regionais de analgesia.

Considerações fisiológicas relevantes
Decúbito lateral/tórax fechado

A perfusão do pulmão dependente é maior que no pulmão não dependente por efeitos gravitacionais, afetando a distribuição da ventilação com pressão positiva e resultando num aumento da relação V/Q e do efeito *shunt*.[1]

Decúbito lateral/tórax aberto

A complacência do pulmão não dependente aumenta por não ter mais a restrição da parede torácica. Geralmente, a perfusão não sofre grandes alterações, no entanto, se esse aumento na complacência for muito grande no pulmão não dependente com queda subsequente na pressão da via aérea, a perfusão para o pulmão não dependente pode ser aumentada.

Essa mesma alteração da complacência leva a um aumento da ventilação direcionada a esse pulmão, que pode levar a uma piora da relação V/Q. O pulmão dependente será mal ventilado e bem perfundido, causando o efeito *shunt*, que ainda será exacerbado pela compressão do pulmão pelo mediastino e pelo conteúdo do diafragma/abdome. Portanto, um adequado posicionamento, evitando aumento da pressão intra-abdominal, é essencial nesses casos.[1]

Ventilação monopulmonar

Durante a ventilação monopulmonar, o pulmão não dependente mantém algum grau de perfusão levando à formação de um *shunt* que leva a uma redução da PaO_2. A $PaCO_2$ é mantida constante na maior parte das vezes de maneira compensatória pela ventilação do pulmão dependente. Os principais fatores que influenciam o fluxo sanguíneo no pulmão não dependente são os efeitos gravitacionais, manipulação cirúrgica (p. ex., clampeamento da artéria pulmonar), presença de doenças intersticiais pulmonares e a vasoconstrição pulmonar hipóxica.

Já no pulmão dependente, o fluxo sanguíneo sofre também a influência gravitacional, de doenças intersticiais, da própria ventilação e da vasoconstrição pulmonar hipóxica. Se na ventilação for reduzido o volume corrente e isso resultar em colapso alveolar, haverá um aumento do *shunt*. A hiperventilação no pulmão dependente pode inibir a vasoconstrição pulmonar hipóxica. Outro ponto em que devemos nos manter atentos é evitar pressões excessivas nas vias aéreas, pois elas irão resultar em aumento da resistência vascular pulmonar do pulmão ventilado, aumentando ainda mais o fluxo sanguíneo para o pulmão não dependente.[2]

Vasoconstrição pulmonar hipóxica

A vasoconstrição pulmonar hipóxica (VPH) é um reflexo que visa preservar a oxigenação, redirecionando o fluxo sanguíneo das áreas pouco ventiladas para as mais ventiladas. Esse fenômeno ocorre tipicamente em áreas de atelectasia ou baixa relação V/Q. A VPH pode ser inibida por agentes vasodilatadores como nitroprussiato ou nitroglicerina, bloqueadores de canais de cálcio e β2 agonistas. Sofre alterações nos casos onde há aumento ou redução das pressões da artéria pulmonar, é inibida pela hipocapnia e estimulada durante a hipercapnia.[3]

Baixos níveis de PvO_2 causam VPH em alvéolos com adequado conteúdo de oxigênio, desviando o fluxo destes alvéolos. Por isso, uma redução no débito cardíaco em pacientes com ventilação monopulmonar leva à hipoxemia grave.

Técnica anestésica

O objetivo da técnica anestésica na cirurgia torácica deve envolver a garantia de uma adequada analgesia no período perioperatório e o uso de agentes de curta duração, que promovam broncodilatação e rápido despertar, com a recuperação dos reflexos de vias aéreas o mais breve possível. Os agentes inalatórios inibem a VPH *in vitro*; no entanto, o efeito clínico é bem sutil e pode ser inclusive sobreposto por outros efeitos benéficos dos agentes inalatórios.

Ventilação monopulmonar

A maior parte dos procedimentos torácicos pode ser realizada com intubação simples e ventilação não seletiva; no entanto, algumas situações podem ser citadas como mandatórias para a intubação e ventilação monopulmonar:

1. Evitar contaminação cruzada do pulmão contrário com pus, sangue ou outras secreções.
2. Controlar a ventilação em situações de grandes perdas de ar, como fístula broncopleural, trauma traqueobrônquico ou manipulação e ressecção da via aérea.
3. Lavagem broncopulmonar.

Outras indicações não absolutas englobam aneurismas de aorta torácica, esofagectomias e outras cirurgias torácicas, incluindo as ressecções pulmonares como lobectomia e pneumonectomia, principalmente quando pela abordagem videotoracoscópica.

Técnicas para seletivação pulmonar
Tubo de duplo lúmen

Os tubos de duplo lúmen são estruturalmente dois tubos distintos moldados como um único, sendo que uma das extremidades distais tem abertura traqueal e a outra, mais distal, uma abertura brônquica. Ao escolher qual via ventilar, é então possível a ventilação monopulmonar. Deve-se ter muito cuidado ao utilizar tubo seletivo à direita para não obstruir a saída do lobo superior e, assim, reduzir ainda mais a área ventilada. A maior parte dos procedimentos para evitar tal complicação utiliza tubos seletivos à esquerda, permitindo inclusive a realização de procedimentos cirúrgicos à esquerda, desde que com adequado manuseio da sonda seletiva à esquerda, com tração quando necessário.

As principais complicações associadas aos tubos de duplo lúmen são laringite traumática e lesões da árvore traqueobrônquica.[4]

Bloqueador endobrônquico

Uma alternativa ao uso dos tubos de duplo lúmen são os bloqueadores endobrônquicos. Eles podem ser utilizados em todos os tipos de pacientes, desde pediátricos até adultos, e possuem algumas características que podem conferir vantagens e algumas limitações. Entre as vantagens, podemos citar a possibilidade de adequado posicionamento sob visão direta com fibroscopia, não ter a necessidade de manipular novamente a via aérea caso o paciente precise permanecer intubado e a possibilidade de aspiração e aplicação de CPAP pela sua extremidade distal. Entre as desvantagens, devemos lembrar que o orifício que permite o esvaziamento do pulmão é pequeno quando comparado ao tubo de duplo lúmen e sua via permite aspiração, mas é de pequeno calibre, dificultando a aspiração.[5]

Reposição volêmica

A reposição volêmica em anestesia torácica é um verdadeiro desafio. A associação de sobrecarga volêmica e edema pulmonar após ressecção pulmonar é bem documentada pela literatura; no entanto, a grande dificuldade que existe na cirurgia torácica é conseguir uma adequada avaliação da volemia, ou seguindo os conceitos mais atuais, avaliação da responsividade volêmica. Muitos fatores geram essa dificuldade na cirurgia torácica, desde a própria abertura da cavidade torácica até a utilização frequente da peridural torácica associada à anestesia geral. O que encontramos de evidências na literatura é que, para cirurgias torácicas de maior porte e com ressecções extensas, uma estratégia de reposição volêmica mais restritiva é associada a um melhor desfecho. A estratégia liberal fica mais restrita a cirurgias de menor porte em pacientes de baixo risco. A grande dificuldade no intraoperatório de cirurgias torácicas é identificar a causa de uma eventual hipotensão ou outro sinal que possa ser secundário à hipovolemia. Se o paciente evolui com hipotensão e é tratado com a infusão de volume, ele pode ou não ser responsivo, mas com a abertura da caixa torácica esta avaliação dinâmica da volemia fica comprometida, e mesmo com essa dificuldade de avaliação isso é muito importante, pois se tratarmos hipovolemia com o uso de vasopressores iremos agravar ainda mais a hipoperfusão tecidual. Por outro lado, se sempre pensarmos em déficit volêmico podemos, muitas vezes, estar tratando casos de vasoplegia com fluidos e levando à formação de edema pulmonar e tecidual sistêmico no pós-operatório, que sabidamente aumenta a morbimortalidade. Portanto, a reposição volêmica em cirurgias torácicas deve ser guiada por múltiplos parâmetros clínicos e laboratoriais que refletem perfusão, também para tentar conduzir a correta identificação das causas a serem corrigidas. De maneira geral, a recomendação que encontramos na literatura é utilizar uma reposição com cristaloides de 1 a 3 mL/kg/h, evitando assim a hipervolemia. Perdas sanguíneas pontuais podem ser repostas com outras alíquotas de cristaloides ou coloides, e o *status* volêmico deve ser reavaliado periodicamente.[6]

Posicionamento

O posicionamento do paciente na anestesia torácica é outro ponto para grande atenção no intraoperatório. Grande parte dos procedimentos irá necessitar do decúbito lateral, que merece destaque para alguns cuidados específicos:

» Evitar o uso de coxins na cabeça que mantenham a orelha dentro de uma cavidade fechada (p. ex., polímeros circulares fechados, onde a orelha fica "encaixada" na parte interna): este cuidado é importante principalmente se houver o uso do óxido nitroso, que é um gás que possui alta permeabilidade e poderá aumentar a pressão intratimpânica, bem como causar pressão negativa após a suspensão de seu uso. Essa alteração de pressões pode levar a efeitos clínicos indesejáveis, como ruptura de membrana timpânica, desarticulação da cadeia ossicular, hemotímpano, barotrauma, deslocamento de prótese de estapedotomia e entrada de fluido seroso na orelha média durante a fase de pressão negativa.

» Manter o alinhamento da coluna cervical: o coxim da cabeça deve, muitas vezes, ser mais alto, para que a cabeça do paciente e o tórax permaneçam alinhados, evitando assim qualquer tração cervical.

» Evitar a compressão ocular do lado do pulmão dependente: o aumento da pressão intraocular pode levar a déficit visual pós-operatório.

- » Utilizar um coxim subaxilar para manter o plexo braquial sem compressão pelo próprio peso do corpo do paciente.
- » Fixar o paciente com cintas para que não exista rotação da coluna durante o procedimento.
- » Proteger os joelhos e o calcâneo de pressão, evitando, assim, a formação de lesões na região de contato.

Analgesia pós-operatória

As toracotomias são cirurgias dolorosas e que precisam da manutenção de drenos torácicos no período pós-operatório, levando à dor intensa que pode limitar algumas ações dos pacientes, como a mobilização e inspirações profundas, aumentando assim a probabilidade de complicações pulmonares.

Atualmente, existem diversas opções para analgesia pós-operatória, com vantagens e desvantagens. De maneira geral, sempre que possível, até mesmo para seguir a tendência atual de aceleração da recuperação pós-operatória, podemos lançar mão da anestesia regional com uso de anestésicos locais para alívio da dor. Nas cirurgias abertas, a anestesia do neuroeixo, principalmente a peridural, tem bons resultados nos desfechos pós-operatórios.[7] No entanto, com o advento da cirurgia toracoscópica, as últimas evidências não têm demonstrado superioridade desta técnica comparada a outras alternativas para analgesia.[8,9] Outro ponto importante que tem sido um diferencial no manejo da dor pós-operatória é o advento dos bloqueios da parede torácica, que não possuem os efeitos de bloqueio simpático causados pela peridural, promovendo excelente analgesia e ainda permitindo a redução do consumo de opioides, outra tendência atual. Vamos comentar brevemente, a seguir, as possíveis alternativas para analgesia pós-operatória.

Opioides sistêmicos

Os opioides, ainda hoje, são a principal opção para anagesia pós-operatória e podem ser utilizados de maneira intermitente, com intervalos regulares ou ainda sob demanda, como, por exemplo, com o uso de dispositivos para analgesia controlada pelo paciente. Há uma tendência atual de reduzir o consumo de opioides por diversos motivos, desde a redução de seus efeitos colaterais até uma preocupação na redução do abuso destas substâncias por pacientes e médicos.[10] É importante lembrar que o estímulo álgico da cirurgia torácica é complexo, e componentes nociceptivos e neuropáticos podem estar envolvidos, estando a terapia analgésica multimodal muito bem indicada nesses casos.[11]

Anti-inflamatórios não esteroidais

Os anti-inflamatórios não esteroidais podem reduzir o consumo de outros agentes analgésicos no perioperatório, tendo um efeito poupador de opioides. Deve-se tomar cuidado em avaliar bem o estado volêmico do paciente antes da sua administração, evitando o aumento do risco de complicações renais. Outro ponto que merece destaque é a recomendação para uso por curto período de tempo no pós-operatório, buscando reduzir outras potenciais complicações cardiovasculares e gastrointestinais.

Analgesia epidural

A analgesia epidural é amplamente utilizada na cirurgia torácica, pois o bloqueio no neuroeixo permite tanto o uso de anestésicos locais como opioides, seja em dose única ou ainda com administração contínua através de cateter. Deve-se tomar cuidado com os efeitos simpatolíticos dos anestésicos locais que podem causar hipotensão acentuada, seja nos períodos intra ou pós-operatório. Com o advento da cirurgia toracoscópica, novas técnicas de anestesia regional têm ganhado espaço, uma vez que alguns estudos não têm demonstrado a superioridade do uso da epidural quando comparada a outros bloqueios nesse tipo de cirurgia.[9]

Bloqueios da parede torácica

Atualmente, alguns bloqueios têm ganhado espaço para a analgesia pós-operatória nas cirurgias torácicas, como o bloqueio paravertebral e o bloqueio do plano do músculo eretor da espinha.

O bloqueio do plano do músculo eretor da espinha é um bloqueio sensorial que atinge múltiplos dermátomos e é de fácil execução, guiado pelo uso da ultrassonografia. O anestésico local é depositado abaixo da fáscia do músculo eretor da espinha, após a identificação do músculo trapézio e do romboide maior.[12] Esse bloqueio também permite a passagem de um cateter multiperfurado para infusão contínua do anestésico para analgesia pós-operatória (Figuras 2.1 e 2.2).

Figura 2.1. Sonoanatomia para identificação do plano eretor da espinha, com identificação da costela e pleura, para garantir a segurança da realização do bloqueio

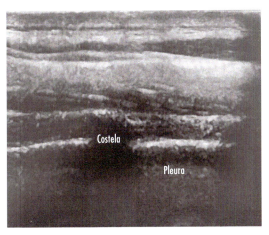

Figura 2.2. Sonoanatomia mostrando, abaixo do tecido subcutâneo, os músculos trapézio, romboide e eretor da espinha

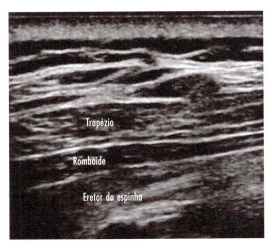

Já o bloqueio paravertebral, é utilizado há mais tempo; no entanto, é classificado como uma técnica avançada de anestesia regional, demandando treino e experiência para sua realização com segurança. O ultrassom pode ser usado para identificar o espaço paravertebral e monitorar a dispersão do anestésico local. Se a área sensitiva a ser bloqueada for de até quatro dermátomos, basta a realização de uma única punção na região mediana que se necessita a analgesia. A interferência das estruturas ósseas estritamente relacionadas e a proximidade das estruturas neuraxiais altamente vulneráveis tornam a execução deste bloqueio necessariamente cautelosa. O bloqueio paravertebral é unilateral e permite também o bloqueio simpático, devendo ser utilizado de maneira cautelosa no intraoperatório para evitar hipotensão acentuada.

O bloqueio é realizado com a inserção da agulha perpendicular à pele, no plano sagital na altura escolhida. Pode ser utilizado um *probe* linear, posicionado lateralmente a aproximadamente 5 cm do processo transverso. Deve-se identificar as costelas, a membrana intercostal posterior e a pleura.

O *probe* deve ser deslocado medialmente identificando a transição da costela para o processo transverso. É mais fácil identificar a pleura nesse ponto e pode-se medir a sua distância da pele. A agulha é inserida fora de plano direcionada ao espaço paravertebral e, ao injetar o anestésico local, é observada a expansão do espaço entre a pleura e o ligamento costotransverso. Pode acontecer uma punção pleural inadvertida e até mesmo o bloqueio interpleural. Raramente, mesmo com a punção, há a formação de pneumotórax hipertensivo; portanto, geralmente o tratamento desta complicação é conservador. Pode ocorrer a dispersão do anestésico causando bloqueio bilateral em até 10% dos casos. Outras complicações que podem acontecer são hipotensão, punção vascular inadvertida e ainda a síndrome de Horner ipsilateral.[13]

Conclusão

Os cuidados perioperatórios da anestesia para cirurgia torácica são inúmeros e desafiadores; portanto, é essencial que a equipe anestésico-cirúrgica seja bem integrada e atue em equipe para a conquista dos melhores resultados, levando em consideração todos os pontos expostos neste capítulo.

Referências bibliográficas

1. Dunn PF. Physiology of the lateral decubitus position and one-lung ventilation. Int Anesthesiol Clin. 2000; 38:25-53.
2. Karzai W, Schwarzkopf K. Hypoxemia during one-lung ventilation: Prediction, prevention, and treatment. Anesthesiology. 2009; 110:1402-11.
3. Nagendran J, Stewart K, Hoskinson M, Archer SL. An anesthesiologist's guide to hypoxic pulmonary vasoconstriction: Implications for managing single-lung anesthesia and atelectasis. Curr Opin Anaesthesiol. 2006; 19:34-43.
4. Krafta J. One Lung Anaesthesia, ASA Volume 31. 2003;105-16.
5. Campos JH. An update on bronchial blockers during lung separation techniques in adults. Anesth Analg. 2003; 1266-74. doi:10.1213/01.ANE.0000085301.87286.59
6. Senturk M, Orhan Sungur M, Sungur Z. Fluid management in thoracic anesthesia. Minerva Anestesiol. 2017; 652-9. doi:10.23736/S0375-9393.17.11760-8
7. Pöpping DM, Elia N, Marret E, Remy C, Tramèr MR. Protective effects of epidural analgesia on pulmonary complications after abdominal and thoracic surgery: a meta-analysis. Arch Surg. 2008; 143:990-9; discussion 1000.
8. Yie JC, Yang JT, Wu CY, Sun WZ, Cheng YJ. Patient-controlled analgesia (PCA) following video-assisted thoracoscopic lobectomy: Comparison of epidural PCA and intravenous PCA. Acta Anaesthesiol Taiwanica. 2012; 50:92-5.
9. Kamiyoshihara M, Nagashima T, Ibe T, Atsumi J, Shimizu K, Takeyoshi I. Is epidural analgesia necessary after video-assisted thoracoscopic lobectomy? Asian Cardiovasc Thorac Ann. 2010; 18:464-8.
10. Meyer R, Patel AM, Rattana SK, Quock TP, Mody SH. Prescription Opioid Abuse: A Literature Review of the Clinical and Economic Burden in the United States. Popul Health Manag. 2014; 17:372-87.
11. Elmore B, Nguyen V, Blank R, Yount K, Lau C. Pain Management Following Thoracic Surgery. Thorac Surg Clin. 2015; 25:393-409.
12. Forero M, Adhikary SD, Lopez H, Tsui C, Chin KJ. The erector spinae plane block a novel analgesic technique in thoracic neuropathic pain. Reg Anesth Pain Med. 2016; 41:621-7.
13. Tighe SQM, Greene MD, Rajadurai N. Paravertebral block. Contin Educ Anaesth Crit Care Pain. 2010; 10:133-7.

Capítulo 3

Noções de oncologia torácica

Rafael Caparica Bitton
Gilberto de Castro Junior

Introdução

O câncer de pulmão não pequenas células (CPNPC) está aumentando em incidência em todo o mundo, representando um problema de saúde global. No Brasil, são estimados cerca de 28.000 novos casos ao ano, e 25.000 mortes anuais são atribuídas a essa doença, sendo o CPNPC a neoplasia com maior número de óbitos relacionados ao câncer anual, à frente de tumores mais prevalentes (p. ex., mama e próstata).[1]

Neste capítulo, abordaremos as principais modalidades de tratamento do CPNPC: adjuvante, neoadjuvante e paliativo, discutindo as evidências que embasam as escolhas terapêuticas e os principais esquemas de tratamento utilizados em cada situação específica.

Terapia adjuvante

Entende-se por adjuvante qualquer terapia realizada após a cirurgia, com intenção curativa, nos pacientes diagnosticados com CPNPC. Cerca de 40% a 50% dos pacientes portadores de CPNPC estádio IB,

55% a 70% dos estádios II, e 80% dos estádios IIIA considerados ressecáveis irão apresentar recidivas, apesar de terem sido submetidos a cirurgias com intuito curativo.[2] Isso significa que, apesar de todos os esforços para se obter uma ressecção cirúrgica com margens livres, na maioria das vezes já existe presença de doença metastática microscópica, que posteriormente será responsável pela recidiva do CPNPC. O intuito da terapia adjuvante é eliminar possíveis focos de doença micrometastática remanescentes após a cirurgia, reduzir as chances de recidiva e aumentar a sobrevida global desses pacientes.

Indicação

O tratamento adjuvante em CPNPC está indicado nos pacientes que possuem maior risco de recidiva: estádios II e IIIA (pacientes com acometimento linfonodal ou tumores maiores que 5 cm). Em tumores maiores que 4 cm, pode ser considerada a quimioterapia adjuvante em casos selecionados, com a ressalva de não ser o tratamento padrão nessa situação.[3]

Regimes de tratamento adjuvante

O tratamento consiste em quimioterapia, baseada em combinações de cisplatina, por 3 a 4 ciclos (intervalo de 21 dias entre os ciclos). Os esquemas de combinação mais utilizados são cisplatina + vinorelbina e cisplatina + pemetrexede (somente para histologias não escamosas).[3,4] O uso da quimioterapia adjuvante promove ganho absoluto da ordem de 5,4% em sobrevida global.[3] Por tratar-se de um benefício de pequena magnitude, deve-se levar em conta no momento de indicar o tratamento as comorbidades e *performance* do paciente, avaliando se o risco de complicações não supera o potencial benefício do tratamento. As principais toxicidades que podem ocorrer com o tratamento adjuvante são: náuseas, vômitos, mielossupressão, alterações do hábito intestinal, mucosite, neuropatia periférica, nefrotoxicidade.[3]

Terapia neoadjuvante

Definição

Entende-se por tratamento neoadjuvante todo aquele administrado antes de alguma modalidade terapêutica locorregional com intuito curativo; no caso do CPNPC, a cirurgia. As potenciais vantagens do tratamento neoadjuvante com relação ao adjuvante incluem: possibilidade de avaliar a sensibilidade tumoral ao tratamento *in vivo*; a chance de obter resposta e redução do volume tumoral, facilitando a ressecção cirúrgica; e o início precoce do tratamento visando erradicar a doença micrometastática.

Indicação

O benefício do tratamento neoadjuvante em termos de sobrevida é semelhante ao adjuvante, e os regimes de tratamento empregados são os mesmos.[5] Entretanto, o tratamento neoadjuvante não é comumente indicado na prática, sendo reservado para casos selecionados, pelas seguintes razões:

1. As taxas de resposta (considera-se resposta a redução de mais de 30% do diâmetro das lesões tumorais mensuráveis) observadas com a quimioterapia em CPNPC, em torno de 30% a 40%, fazem com que a maioria dos pacientes não se beneficie do tratamento, podendo inclusive haver progressão de doença e perda da possibilidade de ressecção cirúrgica com intenção curativa.[5]
2. A terapia neoadjuvante é indicada com base no estadiamento clínico, que não é tão preciso quanto o cirúrgico.
3. O tratamento neoadjuvante pode induzir fibrose e reação inflamatória peritumoral, o que dificulta a ressecção cirúrgica do CPNPC. Por isso, a modalidade de tratamento padrão recomendada é a cirurgia seguida de tratamento adjuvante para a maior parte dos casos.[2]

Tratamento sistêmico do carcinoma de pulmão não pequenas células metastático

Definição

Denomina-se doença metastática a presença de células tumorais em locais não contíguos ao tumor primário. O diagnóstico de CPNPC metastático pode ocorrer concomitante ao diagnóstico do tumor primário, ou no momento da recidiva. Os sítios mais comuns de metástases do CPNPC são ossos, fígado, adrenais, linfonodos, pleura e pulmão.[2]

Objetivos do tratamento

O tratamento da doença metastática tem intuito não curativo, porém é eficaz em prolongar a sobrevida, diminuir sintomas e melhorar a qualidade de vida dos pacientes.[6]

Indicações

O tratamento está indicado para todos os pacientes com escala de *performance status* (PS) conforme o Eastern Cooperative Oncology Group (ECOG) 0, 1 e 2 (Tabela 3.1).[7] Em algumas situações, pode ser considerado iniciar terapia para pacientes com ECOG-PS 3, especialmente

Tabela 3.1. Escala de avaliação de *performance status* desenvolvida pelo Eastern Cooperative Oncology Group (ECOG)[7]

ECOG *performance status*	Definição
0	Paciente totalmente assintomático, realiza todas suas atividades cotidianas sem auxílio
1	Apresenta sintomas relacionados à doença, porém deambula e realiza atividades cotidianas sem auxílio
2	Apresenta sintomas relacionados à doença, permanece acamado menos de 50% do tempo; capaz de autocuidado, não consegue realizar atividades cotidianas sem auxílio
3	Apresenta sintomas relacionados à doença, permanece acamado mais de 50% do tempo; necessita de ajuda para autocuidado e não consegue realizar atividades cotidianas sem auxílio
4	Acamado todo o tempo; totalmente dependente para autocuidado

no caso de pacientes onde se espera alta taxa de resposta ao tratamento, como ocorre em pacientes com CPNPC histologia não escamosa portadores de mutações ativadoras de *EGFR* ou fusões envolvendo o gene *ALK*.[8] Quando existe pouco volume de doença metastática, como, por exemplo, nódulos pulmonares subcentimétricos ou lesões adrenais somente, pode-se considerar conduta conservadora, reservando o início do tratamento para quando houver sintomas relacionados ao CPNPCP. Entretanto, por tratar-se de doença que geralmente cursa com rápida progressão, essa é uma conduta de exceção.

Tratamento sistêmico

O CPNPC compreende vários tipos histológicos, sendo os mais comuns adenocarcinoma (50%), carcinoma escamoso ou epidermoide (35% a 40%) e carcinoma de grandes células (3% a 5%). Em cerca de 30% dos CPNPC não escamosos (adenocarcinoma e grandes células), são encontradas alterações no DNA tumoral (mutações e rearranjos genômicos) que conferem sensibilidade a determinados medicamentos direcionados para essas alterações: são as chamadas mutações ativadoras ou guiadoras. Para a escolha da terapia, levamos em conta o subtipo do CPNPC: escamoso e não escamoso, e a presença ou não de mutações ativadoras.[9] Denominamos a primeira medicação utilizada no momento do início do tratamento como primeira linha; a medicação utilizada após falha da primeira linha é denominada segunda linha de tratamento, e assim sucessivamente.

A seguir, abordaremos as principais modalidades de tratamento do CPNPC em seus diversos momentos, de acordo com as diferentes histologias, e com a presença ou não de mutações ativadoras ou guiadoras.

Quimioterapia

No CPNPC de histologia não escamosa sem mutações guiadoras e na histologia escamosa, uma das principais modalidades de tratamento sistêmico é a quimioterapia. Denominamos quimioterapia de primeira linha aquela instituída no momento do diagnóstico de doença metastática, ou seja, a primeira linha terapêutica. O tratamento com combinação de drogas é mais eficaz que a monoterapia, e as combinações de escolha são baseadas em cisplatina ou carboplatina, associados a outro agente, como paclitaxel, gemcitabina, vinorelbina ou docetaxel. As taxas de resposta ao tratamento são em torno de 30 a 40%.[10]

Em estudos observacionais, a sobrevida mediana de pacientes portadores de CPNPC metastático sem tratamento gira em torno de 4 a 5 meses.[6] A quimioterapia promove incremento em sobrevida global, e os pacientes tratados alcançam sobrevida mediana da ordem de 10 a 11 meses.[6] Não há diferença de eficácia entre cisplatina ou carboplatina como droga base do esquema.[11] Todas as combinações são possibilidades adequadas para a primeira linha, sendo a escolha baseada no perfil de toxicidades esperado para cada droga, na experiência de cada serviço e nos custos envolvidos. O pemetrexede é uma droga que atua sobre metabolismo celular do ácido fólico e, em estudos clínicos randomizados de fase 3, demonstrou eficácia superior a outros esquemas para o subtipo não escamoso de CPNPC, com baixa incidência de toxicidades graves, sendo a droga de escolha na maioria dos casos para se associar a platina nessa situação.[16] As principais toxicidades associadas ao tratamento são: hematológica (citopenias), alopécia, náuseas e vômitos, neuropatia periférica, astenia, nefrotoxicidade, diarreia e mucosite.[10,11]

Duração do tratamento

O tratamento é administrado por 4 a 6 ciclos, com intervalos de 21 dias entre cada ciclo. Não existe benefício em realizar mais de 4 ciclos de quimioterapia; entretanto, em situações de resposta e tolerância adequada ao tratamento considera-se estender até o sexto ciclo.[12] Após 2 a 3 ciclos, são realizados exames de reestadiamento, para avaliar a resposta ao tratamento quimioterápico. Após 4 a 6 ciclos, inicia-se o tratamento de manutenção no subtipo não escamoso (suspensa a platina, sendo mantido somente o pemetrexede)[15] ou o seguimento clínico, com exames de imagem a cada 2 a 3 meses. Em caso de toxicidades limitantes ou progressão de doença durante o tratamento, o mesmo é interrompido e considera-se troca para terapia de segunda linha.

Antiangiogênicos

O bevacizumabe é um anticorpo monoclonal direcionado ao fator de crescimento de endotélio vascular, isoforma A (VEGF-A). O VEGF está envolvido na angiogênese (formação de novos vasos sanguíneos a partir de vasos preexistentes), etapa essencial na progressão tumoral. Para o CPNPC subtipo não escamoso, existe benefício (aumento de 10,3 para 12,3 meses de sobrevida global e aumento de 15% para 35% da taxa de resposta em ensaio clínico de fase 3 *versus* braço controle com quimioterapia) em associar bevacizumabe ao esquema de quimioterapia, com carboplatina e paclitaxel, sendo esta uma opção disponível para uso em primeira linha. No subtipo escamoso, não é recomendado uso de bevacizumabe, devido ao risco elevado de toxicidades, como sangramento e hemoptise, observado em estudos de fases 1 e 2.[13]

Terapia de manutenção

Para o CPNPC subtipo não escamoso, a terapia de manutenção após 4 a 6 ciclos de quimioterapia (naqueles pacientes que não apresentaram progressão durante o tratamento) aumenta o tempo para progressão e promove ganho de sobrevida global. As duas drogas disponíveis para tratamento de manutenção são pemetrexede e bevacizumabe. Em geral, utilizam-se esquemas que envolvem essas drogas desde o princípio (carboplatina + paclitaxel + bevacizumabe ou cisplatina + pemetrexede), e após 4 a 6 ciclos, se não houver progressão de doença, procede-se a administração mantida a cada 3 semanas de bevacizumabe ou pemetrexede, respectivamente, até que haja progressão de doença. O pemetrexede também pode ser utilizado como esquema de manutenção mesmo em situações onde essa droga não fez parte da quimioterapia inicial.[13-15]

Terapias de alvo molecular

Mutações ativadoras em CPNPC

A identificação de mutações ativadoras em amostras de adenocarcinoma de pulmão tem revelado que esses tumores histologicamente semelhantes são heterogêneos do ponto de vista molecular, permitindo o uso de terapias direcionadas a alvos moleculares que devem ser identificados em cada paciente, caracterizando a chamada terapia individualizada. Cabe aqui, comentarmos que para tal caracterização molecular há a necessidade de amostras de tecido neoplásico representativas e com adequada fixação e armazenamento.

A pesquisa de mutações ativadoras no sangue periférico por meio do isolamento de DNA tumoral circulante se apresenta como alternativa aos métodos convencionais de biópsia tecidual, já estando aprovada para a mutação do EGFR e em estudo para outras mutações, sendo uma estratégia bastante promissora, no sentido de evitar a biópsia tecidual.

A biópsia líquida apresenta elevado valor preditivo positivo e especificidade, sendo um teste positivo suficiente para diagnóstico e início de tratamento, podendo se prescindir da biópsia tecidual.[17] Entretanto, a sensibilidade da biópsia líquida gira em torno de 70%, e quando o teste é negativo, está indicada a biópsia tecidual para prosseguir a pesquisa de mutação. Além disso, a biópsia tecidual permite diagnóstico histológico do tumor, sendo indicada para esta finalidade para firmar o diagnóstico inicial de CPNPC e definir o subtipo histológico.[17]

Mutação de EGFR

O fator de crescimento epitelial (EGF) é uma proteína que promove estímulo à proliferação celular nos tecidos epiteliais, por meio da ligação ao seu receptor, EGFR, ativando vias de sinalização intracelular. Em 10-20% dos casos de CPNPC subtipo não escamoso, existe uma mutação no receptor EGFR que o deixa constitucionalmente ativo, independente da ligação de EGF.[18] Essas são denominadas mutações ativadoras de EGFR, que promovem constante estímulo à proliferação tumoral. Todos os casos de CPNPC não escamoso, após o diagnóstico, devem ser submetidos a pesquisa de mutações ativadoras do EGFR.

O bloqueio da via do EGFR por meio de drogas-alvo da classe dos inibidores de tirosina quinase (ITQ), quando utilizado em primeira linha comparado à quimioterapia, promove aumento das taxas e resposta (60% a 70% *versus* 30% a 40%) e aumento de sobrevida livre de progressão.[19-25] Em pacientes cujos tumores possuem a mutação ativadora em EGFR, é recomendado iniciar o tratamento com terapias de alvo molecular. Nos casos em que o resultado do teste se encontra disponível somente após o início do tratamento com quimioterapia, recomenda-se manter a quimioterapia caso não esteja ocorrendo progressão de doença, e iniciar o ITQ após 4 a 6 ciclos como terapia de manutenção.[26]

Os ITQ disponíveis são gefitinibe, erlotinibe, afatinibe. Aparentemente, não existe superioridade de uma droga sobre a outra, apesar de nunca terem sido comparadas em estudos randomizados de fase 3, sendo qualquer uma delas adequada para tratamento de primeira linha ou manutenção (Tabela 3.2).[19-25] Os principais efeitos adversos dos ITQ são *rash* acneiforme, diarreia, mucosite e pneumonite, sendo de modo geral terapias menos tóxicas que a quimioterapia.[19-25]

Tabela 3.2. Estudos comparando quimioterapia versus ITQ em primeira linha

Estudo	Comparação	SLP* (meses)	SLP-RR**	Sobrevida global (meses)	Sobrevida global – RR
IPASS (subgrupo EGFR mutado)[24]	Gefitinibe × carboplatina + paclitaxel	9,5 × 5,3	0,48 (0,26-0,64)	21,6 × 21,9	1,0 (0,76-1,33)
EURTAC[25]	Erlotinibe × quimioterapia	9,7 × 5,2	0,37 (0,25-0,54)	19,3 × 19,5	1,04 (0,65-1,68)
OPTIMAL[26]	Erlotinibe × carboplatina + gemcitabina	13,1 × 4,6	0,16 (0,1-0,26)	22,7 × 28,9	1,04 (0,69-1,58)
WJTOG3405[27]	Gefitinibe × cisplatina + docetaxel	9,2 × 6,3	0,49 (0,34-0,71)	36 × 39	1,19 (0,77-1,83)
FIRST SIGNAL (subgrupo EGFR mutado)[28]	Gefitinibe × cisplatina + gemcitabina	8 × 6,3	0,54 (0,27-1,1)	27,2 × 25,6	1,04 (0,5-2,2)
LUX-LUNG 3[29]	Afatinibe × cisplatina + pemetrexede	11,1 × 6,9	0,58 (0,43-0,78)	28,2 × 28,2	1,0 (0,7-1,3)

*Sobrevida livre de progressão.
**Risco relativo.

Rearranjo do gene ALK

O gene da quinase do linfoma anaplásico (*ALK*) transcreve uma proteína que é importante na vida embrionária, porém não apresenta função conhecida na vida adulta até o momento, sendo um gene que permanece silente, não transcrito na vida adulta. Em cerca de 3% a 4% dos casos de CPNPC não escamoso, ocorre um rearranjo cromossômico, com um translocação de DNA, sendo inserida uma sequência promotora (região de DNA que sinaliza a transcrição de determinado gene que se encontra adjacente a ela) antes do gene do *ALK*. Esse fenômeno faz com que o gene *ALK*, que deveria estar silencioso, passe a ser transcrito (pelo estímulo da sequência promotora que foi inserida antes dele) gerando níveis elevados da proteína quinase ALK, que promove estímulo para proliferação celular e mitose, sendo essa uma mutação que guia a proliferação do CPNPC quando presente, ou uma mutação "ativadora".[18] O bloqueio dessa via por meio de terapia-alvo promove aumento das taxas de resposta e de sobrevida livre de progressão quando comparado à quimioterapia em CPNPC não escamoso.[27] A terapia de alvo molecular aprovada no Brasil para essa finalidade é o crizotinibe. Outras moléculas que têm o *ALK* como alvo (ceritinibe, alectinibe, brigatinibe) demonstraram resultados superiores ao crizotinibe em ensaios clínicos recentes; porém, ainda não estão aprovadas para uso no Brasil.[28-30]

Outras mutações ativadoras

No CPNPC, diversas mutações ativadoras além de *EGFR* e *ALK* são descritas, como *KRAS* (30%), translocação *ROS1* (1%), amplificação de *MET* (1%).[18] Em todos os casos, as mutações fazem com que vias de sinalização intracelular permaneçam constantemente ativas, promovendo um constante estímulo à proliferação tumoral. Para algumas dessas mutações, terapias de alvo molecular estão em desenvolvimento (amplificação *MET*, *ROS1*), com resultados promissores em estudos clínicos.[31,32]

Imunoterapia

A imunoterapia tem o intuito de ativar o sistema imunológico do hospedeiro para que este possa reconhecer as células tumorais como componentes nocivos ao organismo, e então desencadear uma resposta imunológica contra o tumor. Nivolumabe e pembrolizumabe são anticorpos sintéticos contra o receptor PD1, que está presente nos linfócitos

T citotóxicos, cuja ativação pelos seus ligantes (PDL1 e PDL2) promove um estímulo negativo sobre o linfócito, inibindo a resposta imunológica. As células do CPNPC são capazes de produzir e expressar PDL1, que então se liga ao receptor PD1 no linfócito, inibindo o desenvolvimento de uma resposta imune eficaz contra a neoplasia, num fenômeno conhecido como "evasão imune" (Figura 3.1).

A imunoterapia, ao bloquear o receptor PD1, impede a ligação do PDL1, prevenindo o estímulo inibitório sobre o linfócito, que fica apto a reconhecer a célula tumoral como anormal e então desenvolver uma resposta imune. Em ensaios clínicos randomizados, em pacientes CPNPC que haviam falhado a primeira linha de tratamento com platinas, nivolumabe e pembrolizumabe foram superiores aos esquemas de quimioterapia de segunda linha disponíveis até então, promovendo ganho de

Figura 3.1. Interação entre linfócito T citotóxico, célula apresentadora de antígeno e célula tumoral via receptor PD1 e seu ligantes PDL1

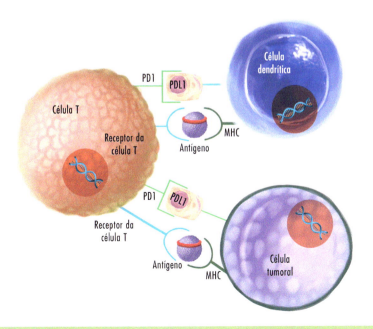

sobrevida global e taxas de resposta da ordem de 20% a 30%.[33-35] É válido salientar que, dentre os pacientes que respondem ao tratamento, a mediana de duração de resposta é longa, podendo ultrapassar 12 meses.[33-35] Com base nesses dados, nivolumabe ou pembrolizumabe são as terapias de segunda linha padrão para CPNPC, subtipo escamoso e não escamoso, após falha da terapia baseada em platina.

A imunoterapia também é uma opção de tratamento de primeira linha, em pacientes que apresentam expressão de PDL1 no tecido tumoral ≥ 50%: por imuno-histoquímica, é utilizado um anticorpo que marca a presença de PDL1 nas células tumorais, e então é estimado o percentual de células tumorais que expressam o PDL1. Quando esse número é igual ou maior que 50%, os pacientes são candidatos a tratamento em primeira linha com pembrolizumabe. Em estudo randomizado de fase 3, quando comparado a quimioterapia neste grupo de pacientes com expressão de PDL1 ≥ 50%, houve ganho de sobrevida global em favor do pembrolizumabe, sendo essa a opção de tratamento padrão para esta população.[36] Vale salientar que, nas populações estudadas até o momento, somente cerca de 30% dos pacientes apresentam expressão de PDL1 de 50% ou mais. É fundamental a realização de biópsia com adequada quantidade de tecido no momento do diagnóstico para que seja viável a realização da pesquisa de mutações-alvo e da expressão de PDL1.

Tratamento de terceira linha

Os medicamentos aprovados para tratamento de segunda linha são docetaxel, pemetrexede e erlotinibe. A duração do tratamento depende da resposta observada e das toxicidades apresentadas. As taxas de resposta são da ordem de 7% a 15%, com ganho comprovado em sobrevida global de alguns meses em comparação ao placebo.[37,38] Para pacientes que não apresentam mutações ativadoras de EGFR, os inibidores de tirosina quinase não demonstram benefício em segunda linha de tratamento quando comparados à quimioterapia com docetaxel.[39,40]

Linhas subsequentes de tratamento

Após a terceira linha de tratamento, não há terapias aprovadas com ganho de sobrevida global, e a conduta padrão é a instituição de cuidados paliativos exclusivos. Algumas drogas possuem atividade nesse cenário, como gemcitabina e vinorelbina, e podem ser consideradas em situações de exceção, como pacientes com *performance* ECOG 0 e 1 que tenham apresentado boa resposta às linhas de tratamento anteriores.[41,42]

Conclusões

As diversas modalidades terapêuticas disponíveis para o tratamento do CPNPC metastático são eficazes em promover aumento de sobrevida e, principalmente, alívio de sintomas e melhora da qualidade de vida dos pacientes. Avanços recentes, como as terapias de alvo molecular e a imunoterapia, foram muito importantes para a melhora dos desfechos obtidos com o tratamento. Novas opções eficazes se fazem necessárias e são esperadas para os próximos anos. Entretanto, o CPNPCP metastático ainda segue como uma doença incurável, sendo fundamental priorizar e direcionar o tratamento para a qualidade de vida e conforto do paciente, com ênfase em intervenções e terapias que promovam alívio sintomático e melhora da qualidade de vida dos pacientes.

Referências bibliográficas

1. Instituto Nacional de Câncer José Alencar Gomes da Silva (INCA). Disponível em http://www2.inca.gov.br.

2. The IASLC Lung Cancer Staging Project: validation of the proposals for revision of the T, N, and M descriptors and consequent stage groupings in the forth coming (seventh) edition of the TNM classification of malignant tumors, 2007.

3. Pignon JP, Tribodet H, Scagliotti GV, et al. Lung adjuvant cisplatin evaluation: a pooled analysis by the LACE Collaborative Group. J Clin Oncol 2008; 26:3552.

4. Simon GR, et al. Pemetrexed use in the adjuvant setting for completely resectable non-small cell lung cancer. Clin Lung Cancer. 2004; 14(6):601-8.

5. NSCLC Meta-analysis Collaborative Group. Preoperative chemotherapy for non-small-cell lung cancer: a systematic review and meta-analysis of individual participant data. Lancet. 2014; 383:1561.

6. NSCLC Meta-Analyses Collaborative Group. Chemotherapy in addition to supportive care improves survival in advanced non-small-cell lung cancer: a systematic review and meta-analysis of individual patient data from 16 randomized controlled trials. J Clin Oncol. 2008; 26:4617.

7. Oken M, Creech R, Tormey D, et al. Toxicity and response criteria of the Eastern Cooperative Oncology Group. Am J Clin Oncol. 1982; 5:649-55.

8. Langer CJ. The "Lazarus Response" in Treatment-Naïve, Poor Performance Status Patients With Non–Small-Cell Lung Cancer and Epidermal Growth Factor Receptor Mutation. J Clin Oncol. 2009; 27:1350.

9. Travis WD, Brambilla E, Muller-Hermlink HK, Harris CC. Pathology and genetics of tumours of the lung, pleura, thymus and heart. In: World Health Organization classification of tumours. Lyon: IARC Press; 2004.

10. Delbaldo C, Michiels S, Syz N, et al. Benefits of adding a drug to a single-agent or a 2-agent chemotherapy regimen in advanced non-small-cell lung cancer: a meta-analysis. JAMA. 2004; 292:470.

11. Schiller JH, et al. Comparison of Four Chemotherapy Regimens for Advanced Non-Small-Cell Lung Cancer. N Engl J Med. 2002; 346:92-98.

12. Rossi A, Chiodini P, Sun JM, et al. Six versus fewer planned cycles of first-line platinum-based chemotherapy for non-small-cell lung cancer: a systematic review and meta-analysis of individual patient data. Lancet Oncol; 2014.

13. Sandler A, et al. Paclitaxel-carboplatin alone or with bevacizumab for non-small-cell lung cancer. N Engl J Med. 2006; 355:2542-50.

14. Paz-Ares L, et al. Maintenance therapy with pemetrexed plus best supportive care versus placebo plus best supportive care after induction therapy with pemetrexed plus cisplatin for advanced non-squamous non-small-cell lung cancer (PARAMOUNT): a double-blind, phase 3, randomised controlled trial. Lancet Oncol. 2012 Mar; 13(3):247-55.

15. Ciuleanu T, et al. Maintenance pemetrexed plus best supportive care versus placebo plus best supportive care for non-small-cell lung cancer: a randomised, double-blind, phase 3 study. Lancet. 2009; 374:9699.

16. Scagliotti GV, et al. Phase III Study comparing cisplatin plus gemcitabine with cisplatin plus pemetrexed in chemotherapy-naive patients with advanced-stage non-small-cell lung cancer. J Clin Oncol. 2008; 26(21):3543-51.

17. Taniguchi K, Uchida J, Nishino K, et al. Quantitative detection of EGFR mutations in circulating tumor DNA derived from lung adenocarcinomas. Cancer Res. 2011; 17(24):7808-15.

18. Barlesi F, et al. Biomarkers (BM) France: Results of routine EGFR, HER2, KRAS, BRAF, PI3KCA mutations detection and EML4-ALK gene fusion assessment on the first 10,000 non-small cell lung cancer (NSCLC) patients (pts). J Clin Oncol. 2013; 31(suppl; abstr 8000).

19. Shepherd FA, et al. Erlotinib in previously treated non-small-cell lung cancer. N Engl J Med. 2005; 353:123-32.

20. Mok TS, et al. Gefitinib or carboplatin-paclitaxel in pulmonary adenocarcinoma. N Engl J Med. 2009; 361:947-57.
21. Rosell R, et al. Erlotinib versus standard chemotherapy as first-line treatment for European patients with advanced EGFR mutation-positive non-small-cell lung cancer (EURTAC): a multicentre, open-label, randomised phase 3 trial. Lancet Oncol. 2012; 13(3):239-46.
22. Zhou C, et al. Erlotinib versus chemotherapy as first-line treatment for patients with advanced EGFR mutation-positive non-small-cell lung cancer (OPTIMAL, CTONG-0802): a multicentre, open-label, randomised, phase 3 study. Lancet Oncol. 2011; 12(8):735-42.
23. Mitsudomi T, et al. Gefitinib versus cisplatin plus docetaxel in patients with non-small-cell lung cancer harbouring mutations of the epidermal growth factor receptor (WJTOG3405): an open label, randomised phase 3 trial. Lancet Oncol. 2010; 11(2):121-8.
24. Han Ji-Youn, et al. First-SIGNAL: First-line single-agent iressa versus gemcitabine and cisplatin trial in never-smokers with adenocarcinoma of the lung. J Clin Oncol. 2012; 30(10): 1122-112.
25. Sequist LV, et al. Phase III Study of Afatinib or Cisplatin Plus pemetrexed in patients with metastatic lung adenocarcinoma with EGFR Mutations. J Clin Oncol. 2013; 31(27):3327-34.
26. Cappuzzo F, et al. Erlotinib as maintenance treatment in advanced non-small-cell lung cancer: a multicentre, randomised, placebo-controlled phase 3 study. Lancet Oncol. 2010; 11(6):521-9.
27. Solomon BJ, et al. First-Line crizotinib versus chemotherapy in ALK-positive lung cancer. N Engl J Med. 2014; 371:2167-77.
28. Peters S, Camidge R, Shaw AT, et al. Alectinib versus crizotinib in untreated ALK-positive non-small-cell lung cancer; 2017 DOI: 10.1056/NEJMoa1704795.
29. Soria, JC, Tan DSW, Chiari R, et al. First-line ceritinib versus platinum-based chemotherapy in advanced ALK-rearranged non-small-cell lung cancer (ASCEND-4): a randomised, open-label, phase 3 study. Lancet. 2017; 917-29.
30. Kim, D-W, Tiseo M, Ahn MJ, et al. Brigatinib in patients with crizotinib-refractory anaplastic lymphoma kinase-positive non-small-cell lung cancer: a randomized, multicenter phase II trial. J Clin Oncol. 2017; 5904.
31. Shaw AT, et al. Crizotinib in ROS1-rearranged non-small-cell lung cancer. N Engl J Med. 2014; 371:1963-71.
32. Tanizaki J, et al. MET tyrosine kinase inhibitor crizotinib (PF-02341066) Shows differential antitumor effects in non-small cell lung cancer according to MET alterations. J Thor Oncol. 2011; 6(10):1624-31.
33. Brahmer J, Reckamp KL, Baas P, et al. Nivolumab versus docetaxel in advanced squamous-cell non-small-cell lung cancer. N Eng J Med. 2015; 373(2):123-35.

34. Borghaei H, Paz-Ares L, Horn L, et al. Nivolumab versus docetaxel in advanced nonsquamous non–small-cell lung cancer. N Eng J Med. 2015; 373(17):1627-39.

35. Herbst RS, Baas P, Kim DW, et al. Pembrolizumab versus docetaxel for previously treated, PD-L1-positive, advanced non-small-cell lung cancer (KEYNOTE-010): a randomised controlled trial. Lancet. 2016; 387:1540-50.

36. Reck M, Rodriguez-Abreu D, Robinson AG, et al. Pembrolizumab versus chemotherapy for PD-L1-positive non-small-cell lung cancer. N Engl J Med. 2016; 375:1823-33.

37. Hanna N, Shepherd FA, Fossella FV, et al. Randomized phase III trial of pemetrexed versus docetaxel in patients with non-small-cell lung cancer previously treated with chemotherapy. J Clin Oncol. 2004; 22:1589.

38. Shepherd FA, Dancey J, Ramlau R, et al. Prospective randomized trial of docetaxel versus best supportive care in patients with non-small-cell lung cancer previously treated with platinum-based chemotherapy. J Clin Oncol. 2000; 18:2095.

39. Garassino MC, et al. Erlotinib versus docetaxel as second-line treatment of patients with advanced non-small-cell lung cancer and wild-type EGFRtumours (TAILOR): a randomised controlled trial. Lancet Oncol. 2013; 14(10):981-8.

40. Kawaguchi T, et al. Randomized Phase III Trial of erlotinib versus docetaxel as second- or third-line therapy in patients with advanced non-small-cell lung cancer: docetaxel and erlotinib lung cancer trial (DELTA). J Clin Oncol. 2013; 52:4694.

41. Cappuzzo F, et al. Gemcitabine in non-small cell lung cancer. Expert Opin Pharmacother. 2002; 3(6):745-53.

42. Julien S, et al. Non-small cell lung cancer: a study of long-term survival after vinorelbine monotherapy. Oncol. 2000; 5:115-9.

Capítulo 4

Noções de radioterapia torácica

Flavia Gabrielli
Carlos Eduardo Vita Abreu

Conceitos técnicos em radioterapia

Mecanismos de ação da radioterapia e técnicas de tratamento

As radiações ionizantes são capazes de ejetar elétrons da órbita do átomo. O efeito antitumoral da radiação ocorre por meio da interação direta da radiação com componentes celulares, sendo a quebra dupla do DNA o dano mais nocivo da radiação, já que induz a morte celular. Este efeito direto corresponde a aproximadamente 30% do efeito biológico da radiação. Também há um efeito indireto, que corresponde a 70% do efeito biológico, e ocorre por meio da produção de radicais livres, especialmente o radical hidroxila, e formação de radicais orgânicos que formam radicais peroxidantes ao se combinar com o oxigênio, um importante radiossensibilizante. Estes, por fim, promovem a fixação da lesão celular, inutilizando suas funções.

Para que tais eventos aconteçam, a RT dispõe de diversos tipos de feixes radioativos, como os prótons, os elétrons e os fótons, sendo estes últimos os mais utilizados na prática clínica. Tais feixes, por sua vez, podem ser obtidos por meio de radioisótopos, como o cobalto ou o irídio, ou podem ser produzidos em aceleradores lineares.

Há, basicamente, duas técnicas para a entrega da radiação para o paciente: a teleterapia e a braquiterapia. A teleterapia é também denominada RT externa, por utilizar aparelhos que emitem radiação a uma certa distância do paciente. Para tal, são utilizados aceleradores lineares, que têm a capacidade de emitir fótons e elétrons com feixes de alta energia (Figura 4.1). Vale mencionar que as bombas de cobalto, já em desuso no Brasil, foram há décadas atrás amplamente utilizadas, mesmo que produzissem feixes monoenergéticos de baixa energia. Atualmente, a utilização de bombas de cobalto no tratamento das neoplasias torácicas é desencorajada, tanto pela toxicidade relacionada ao tratamento quanto por sua baixa qualidade técnica. Já a braquiterapia, é o tratamento no

Figura 4.1. Acelerador linear utilizado em teleterapia

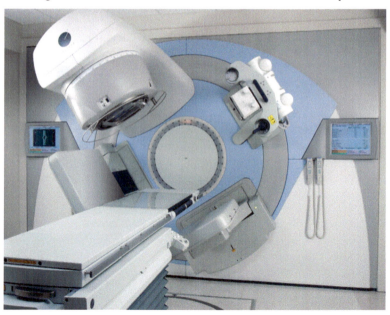

Figura 4.2. Braquiterapia de pulmão. Observe, na radiografia de tórax de planejamento para tratamento, as fontes falsas radiopacas inseridas pela via aérea do paciente. Essas fontes falsas são, posteriormente, substituídas por fontes verdadeiras

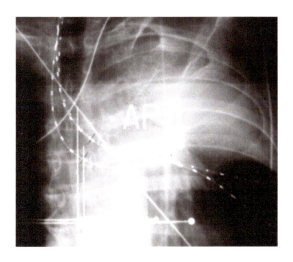

qual a fonte de radiação é colocada junto à lesão que será tratada, permitindo alta dose no alvo e rápida queda de dose na periferia (Figura 4.2).

Tipos de planejamento

Com relação ao tipo de planejamento, pode-se classificar a RT entre convencional (RT2D) e tridimensional (RT3D). A RT2D utiliza radiografias ortogonais para o planejamento. Esse tipo de planejamento não permite o cálculo da dose nos órgãos normais e no alvo, restringe as entradas de campo e superestima o volume-alvo, uma vez que se baseia especialmente em referências ósseas. Por outro lado, a RT3D utiliza uma tomografia (TC) para o planejamento (Figura 4.3), permitindo calcular as doses recebidas nos órgãos-alvo e nos órgãos normais, respeitando a tolerância destes. Além disso, há a possibilidade de utilizar múltiplas entradas de campo, o que permite tratamentos mais conformados ao alvo.

Figura 4.3. TC de planejamento de RT3D. Observe a definição do alvo (em vermelho), suas margens (em azul), a curva de isodose de prescrição (em vermelho) e as entradas de campo utilizadas

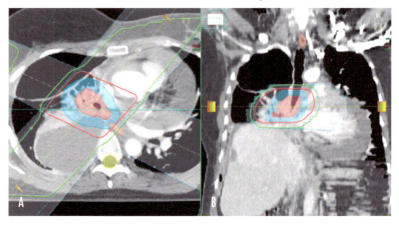

Figura 4.4. Tomografia de planejamento de SBRT

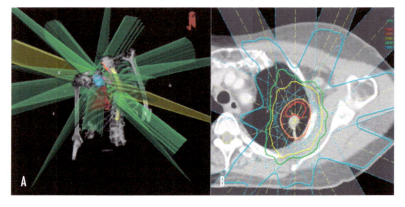

A introdução da TC permitiu um grande salto tecnológico em RT, uma vez que proporcionou o desenvolvimento de técnicas cada vez mais sofisticadas, como a radioterapia de intensidade modulada (IMRT) e a radiocirurgia extracraniana (SBRT) (Figura 4.4). Essas novas tecnolo-

Figura 4.5. IGRT em paciente tratado com SBRT. Observe a fusão da TC de planejamento com o *cone beam CT* e as coordenadas fornecidas para adequar o posicionamento do paciente pré-tratamento

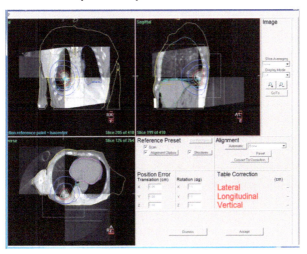

gias permitiram a observação da redução de toxicidade e mortalidade associada a RT, ainda que essas observações não tenham sido demonstradas em estudos clínicos prospectivos e randomizados.

Conceitualmente, a SBRT é uma modalidade de tratamento que utiliza coordenadas estereotáxicas para o planejamento, conferindo maior precisão, rigor e conformidade na cobertura do alvo, permitindo a prescrição de doses altas por fração, com efeito biológico ablativo. Para as SBRT do tórax, é necessária a utilização de uma ferramenta dedicada para radioterapia guiada por imagem (IGRT), como uma tomografia acoplada ao acelerador linear, denominada *cone beam CT*, que permite a checagem da localização da lesão imediatamente antes do tratamento (Figura 4.5).

Tipos de fracionamento em radioterapia

» Fracionamento convencional: utiliza frações diárias de 1,8 Gy a 2 Gy, 5 vezes por semana. Permite a reoxigenação tecidual, o recru-

tamento das células-alvo para os períodos mais radiossensíveis do ciclo celular, a repopulação e o reparo do dano subletal nos tecidos normais.
- » Hiperfracionamento: utiliza mais de uma fração por dia com o objetivo de proteger tecidos normais. Permite que haja um aumento de dose por volta de 20%, sem o aumento no tempo total de tratamento.
- » Hipofracionamento: utiliza fração, por dia, superior a dose do fracionamento convencional, proporcionando tratamento mais breve. Apresenta a finalidade de vencer a radiorresistência celular.
- » Fracionamento acelerado: prevê frações em mais de 5 dias por semana, atingindo a mesma dose prevista com fracionamento convencional, porém em menor tempo, com o objetivo de tratar tumores com alta replicação celular. Por outro lado, são tratamentos com alta toxicidade por diminuírem o tempo de reparo e repopulação dos tecidos normais adjacentes.
- » Hiperfracionamento acelerado: utiliza mais de uma fração por dia, com dose por fração que fica entre a dose limite preconizada entre o hiperfracionamento e o fracionamento convencional. Também permite o encurtamento do tempo de tratamento, e está indicado no tratamento de tumores com alta replicação celular. Este fracionamento é mais tóxico e normalmente requer pausa durante o tratamento, que deve ser a mais breve possível.

Principais neoplasias torácicas tratadas com radioterapia
Câncer de pulmão não pequenas células

A cirurgia é, historicamente, o tratamento curativo preferencial para o CPNPC. Porém, apenas um terço dos pacientes diagnosticados são reais candidatos cirúrgicos. Dessa maneira, a RT é indicada para pacientes clinicamente inoperáveis e para aqueles com doença avançada não passível de ressecção.

Evolução da radioterapia no câncer de pulmão em estádio inicial

A evolução tecnológica tem relação direta com o sucesso e o aumento do emprego da RT no CPNPC. Até a metade dos anos 1990, a RT2D foi amplamente utilizada e seu valor foi avaliado em estudos atualmente criticados pela baixa qualidade técnica da RT e da heterogeneidade dos pacientes incluídos. Com a introdução da RT3D, foi possível não apenas melhorar a qualidade técnica do tratamento e escalonar a dose de tratamento como também observar os benefícios destes avanços.

O último grande avanço em RT para CPNPC foi o surgimento da SBRT. Diversas instituições publicaram suas experiências em pacientes com tumores iniciais e em pacientes considerados clinicamente inoperáveis, utilizando tratamentos com até 8 frações. O estudo RTOG 0236, conduzido por Timmerman e colaboradores, é estudo fase II com o maior tempo de seguimento publicado. Na publicação de cinco anos de seguimento, a taxa de recorrência local para os tumores periféricos tratados com 3 frações de 20 Gy foi de apenas 7%, com baixa toxicidade associada.[1]

Radioterapia pós-operatória

A metanálise PORT,[2] publicada em 1998, destacou o aumento da mortalidade nos pacientes submetidos à PORT e não recomendou sua indicação de rotina (SG em cinco anos para o grupo controle de 43%, e de 30% nos pacientes submetidos à PORT $p = 0,002$). Além de todas as ressalvas técnicas que podem ser feitas com relação a RT empregada, que certamente têm relação com os desfechos encontrados, há uma porcentagem de pacientes incluídos sem acometimento linfonodal (N0). Por outro lado, o único grupo que não apresentou esse impacto negativo foi o de pacientes com linfonodos mediastinais acometidos (N2), motivando maiores investigações neste grupo.

Dados retrospectivos e análises de subgrupo de estudos prospectivos demonstram que os pacientes N2 podem ter benefício com PORT. A publicação da análise da PORT dos pacientes incluídos no estudo ANITA,[3] demonstrou o aumento SG em cinco anos em 13% nos pacientes N2 e em 12% nos pacientes N1 que não receberam QT. Houve efeito deletério da RT nos pacientes com doença N1 que receberam QT e que apresentaram SG inferior.

Por ora, a PORT é favorecida em pacientes com N2, especialmente se houver extravasamento capsular ou múltiplas estações nodais acometidas, e em casos onde haja doença residual torácica macroscópica ou microscópica.

Radioterapia radical nos estádios avançados

O grupo de tumores de CPNPC de estádio avançado inclui pacientes cujo tratamento padrão não inclui a abordagem cirúrgica, exceto em casos muito selecionados, mas sim a associação de RT a QT. A metanálise publicada por O'Rourke e colaboradores[4] avaliou a efetividade do tratamento combinado com RT e QT com relação ao tratamento com RT exclusiva. Com 19 estudos randomizados de RT e QT *versus* RT, a publicação demonstrou a redução do risco de morte com o tratamento combinado (RR 0,71, IC 95% 0,64-0,80). O tratamento concomitante *versus* sequencial também foi avaliado nessa metanálise, com a inclusão de seis ensaios clínicos. Houve superioridade do tratamento concomitante em aumento de SG (RR 0,74, IC 95% 0,62-0,89) com ganho absoluto de 10% em dois anos. Além do benefício da adição da QT a RT, pode-se concluir também que o tratamento sequencial deve ser favorecido em pacientes que possam não tolerar o tratamento concomitante.

Radioterapia neoadjuvante

O tratamento neoadjuvante pode ser indicado em duas situações. A primeira delas é na abordagem dos tumores de sulco superior, idealmente combinada a QT. Em estudo fase II,[5] 110 pacientes com tumores do sulco superior T3-4N0-1 foram submetidos à RT neoadjuvante com dose de 45 Gy combinada a QT com cisplatina e etoposídeo. Após esta abordagem, os pacientes eram reestadiados, sendo a cirurgia proposta para aqueles com doença estável ou com alguma resposta, e complementação com QT e RT até 63 Gy para pacientes com progressão de doença. Cerca de 86% dos pacientes incluídos nesse estudo foram candidatos à cirurgia, sendo que, destes, aproximadamente 56% tiveram resposta patológica completa ou doença microscópica mínima na patologia final. A SG em cinco anos foi superior para aqueles com ressecção total *versus* a SG da amostra total (54% *versus* 44%).

Outra indicação de RT neoadjuvante combinada a QT é na abordagem dos tumores estádio IIIA com mínimo volume de doença mediastinal. O estudo conduzido por Albain e colaboradores[6] avaliou ressecção cirúrgica nos pacientes IIIA-N2 por meio de dois braços de tratamento: o braço padrão com RT e QT exclusivas e o braço experimental de RT e QT neoadjuvantes seguidas de cirurgia. Em ambos os braços, os pacientes receberam mais dois ciclos de QT adjuvante após a cirurgia. O estudo não conseguiu detectar diferença de SG entre as estratégias, porém foi possível detectar melhor sobrevida livre de doença no grupo de tratamento multimodal (12,8 meses *versus* 10,5 meses – RR 0,77 [0,62-0,96]). Houve aumento de óbitos relacionados ao tratamento nos pacientes submetidos à pneumectomia.

Recomendações de tratamento

Ver Tabela 4.1.

As recomendações de tratamento sistêmico ou paliativo não fazem parte do escopo deste capítulo e, dessa maneira, não serão abordadas.

Tabela 4.1. Recomendações de tratamento

Estádio	Recomendação	Dose de RT (dose total/ frações)
I-II	Preferencialmente cirurgia	–
	Se N0 e clinicamente operável, SBRT, se disponível	Lesões centrais: 55 Gy/5, 60 Gy/8 Lesões periféricas: 54 Gy/3, 48 Gy/4
	Demais: RT3D técnica mínima recomendada	60 Gy/30
IIIA	Discutir RT neoadjuvante se IIIA com N2 mínimo ou tumor de sulco superior (T3-4N0-1)	45 Gy/25 Se inoperável, seguir até 60 Gy/30
III	RTQT concomitante; considerar sequencial	60 Gy/30
	PORT: N2 múltiplo ou margem positiva	60 Gy/30
IV	RT paliativa para sintomas	Esquemas diversos

Câncer de pulmão pequenas células

Câncer de pulmão pequenas células – doença limitada (DL)

A importância da associação de RT no tratamento do CPPC DL foi demonstrada uma metanálise[7] que, avaliando 13 ensaios clínicos com mais de 2.100 pacientes, demonstrou a redução de recorrência locorregional de 25% e ganho de 5,4% em SG em três anos com adição de RT, em comparação com a monoterapia com QT. Há benefício na introdução precoce da RT, preferencialmente em até 30 dias do início da QT, conferindo ganho em SG[8] na comparação com introdução de RT mais tardia.

O hiperfracionamento com 15 frações, duas vezes ao dia (BID), com dose total de 45 Gy mostrou-se superior ao esquema de fracionamento convencional no estudo publicado por Turrise e colaboradores,[9] que utilizou QT concomitante nos dois braços de estudo, mas apresenta diversas críticas, como o emprego de dose total considerada baixa no braço padrão. As críticas a esse estudo deixam em aberto a definição sobre o melhor esquema de fracionamento, tornando aceitável a prescrição em fracionamento convencional.

Câncer de pulmão pequenas células – doença extensa

A RT do tórax no CPPC doença extensa (DE) promove aumento em SG nos pacientes com resposta a QT e candidatos a PCI e, portanto, deve ser indicada.[10]

Radioterapia profilática do crânio

A metanálise publicada por Auperin e colaboradores[11] avaliou o papel do PCI nos pacientes com resposta completa a QT. A PCI reduziu a incidência de metástases cerebrais em três anos (59% *versus* 33%) e promoveu aumento de SG de 5,4% em três anos.

O ganho com PCI também foi demonstrado no grupo de pacientes com CPPC DE, com resposta parcial a terapia inicialmente instituída. Slotman e colaboradores conduziram ensaio clínico prospectivo e randomizado que demonstrou a redução de sintomas neurológicos em um ano com o PCI (14,6% *versus* 40,4%) e aumento de sobrevida (27,1% *versus* 13,3%).[12] É importante ressaltar que essa série não utilizou ressonância nuclear magnética do crânio para selecionar os pacientes, o que pode ter relação com o ganho associado a PCI. Portanto, na ausência de estadiamento com ressonância, recomenda-se que todos os pacientes com indicação de PCI recebam o tratamento, dada a magnitude do ganho proporcionado.

Recomendações de tratamento

Ver Tabela 4.2.

Tabela 4.2. Recomendações de tratamento

Estádio	Recomendação	Dose de RT sugerida
Doença limitada	Cirurgia se T1-N0	–
	RT3D concomitante a QT	60 Gy com 2 Gy por fração ou 45 Gy com 2 frações diárias de 1,5 Gy
	RT exclusiva, se baixa *performance*	60 Gy com 2 Gy por fração
	PCI, se resposta ao tratamento	10 × 250 cGy
Doença extensa	RT paliativa, se sintomas	Diversos fracionamentos
	PCI, se resposta a QT	10 × 250 cGy
	RT do tórax, se PCI	10 × 300 cGy

Mesotelioma

Para os pacientes com bom estado geral e sem doença mediastinal, o tratamento preferencial é pneumectomia extrapleural (PE). A RT adjuvante, associada a QT, pode reduzir as recidivas locais e resultar em ganho de SG em pacientes selecionados.[13]

Recomendações de tratamento

Ver Tabela 4.3.

Timoma

O tratamento padrão para os timomas em geral é a cirurgia. Entretanto, a adjuvância com RT pode ter papel na melhora do controle local. Não há dados clínicos prospectivos e randomizados que avaliam o papel da RT adjuvante nos timomas e, dessa maneira, as conclusões acerca do tema são incertas.

Os subgrupos de doença inicial de maior risco de recorrência são os tumores de histologia mais agressiva, caso de ressecção incompleta e grande volume tumoral, que podem se beneficiar da RT adjuvante, sem ganho claro para os pacientes com resseção completa.

Tabela 4.3. Recomendações de tratamento

Estádio	Recomendação	Dose de RT sugerida
I-II	N0 ressecável: PE; RT adjuvante deve ser iniciada após 4 a 6 semanas	54 Gy com 1,8 Gy por fração
	QT, se inoperáveis	–
III-IV	Considerar PE seguida de RT adjuvante ou QT neoadjuvante seguida de PE e RT adjuvante	54 Gy com 1,8 Gy por fração
	Considerar tratamento paliativo	Diversos esquemas

Tabela 4.4. Recomendações de tratamento

Estádio e grau	Recomendação	Dose de RT
Estádio I e II tipo A, AB, B1, B2, B3	Sem RT adjuvante, se ressecção completa; considerar seguimento radiológico mesmo se B2 e B3 com ressecção R1	–
Estádio II tipo A, AB, B1, B2, B3	Considerar RT adjuvante, se ressecção incompleta	45-50 Gy com 1,8 Gy por fração 54-60 Gy, se doença residual grosseira
Estádio II tipo C	RTQT mesmo após cirurgia completa	50-54 Gy com 1,8 Gy por fração 54-60 Gy, se doença residual grosseira
Estádio III a IVA	RTQT neoadjuvante, se irressecáveis	45 Gy com 1,8 Gy por fração

Já para os estádios mais avançados, a indicação de RT parece ser mais evidente, reduzindo pela metade o risco de recorrência nas ressecções incompletas. A opção de RT neoadjuvante permite ressecções completas, com taxas de resposta entre 70% e 80%.[14]

Recomendações de tratamento
Ver Tabela 4.4.

Referências bibliográficas

1. Timmerman R, et al. Long-term results of RTOG 0236: A phase II trial of stereotactic body radiation therapy (SBRT) in the treatment of patients with medically inoperable stage I non-small cell lung cancer. Int J Radiat Oncol Biol Phys. 2014; 90(1):S30.
2. Port Metaanalysis Trialists Group. Postoperative radiotherapy in non-small cell lung cancer: systematic review and meta-analysis of individual patient data from nine randomised controlled trials. Lancet. 1998; 352(9124):257-63.
3. Douillard JY, Rosell R, De Lena, et al. Impact of postoperative radiation therapy on survival in patients with complete resection and stage I, II, or IIIA non-small cell lung cancer treated with adjuvant chemoherapy: the Adjuvant Navelbine International Trialist Association (ANITA) Randomised Trial. Int J Radiat Oncol Biol Phys. 2008; 72(3):695-701.
4. O'Rourke N, Roqué I F, et al. Concurrent chemoradiotherapy in non-small cell lung cancer. Cochrane Database Syst Rev. 2010; CD002140.
5. Rusch VW, Giroux DJ, Kraut MJ, et al. Induction chemoradiation and surgical ressection for superior sulcus non-small cell lung carcinomas: long term results of the Southwest Oncology Group Trial 9416 (Intergroup Trial 0160). J Clin Oncol. 2007; 25:313-8.
6. Albain KS, Swann RS, Rusch VW, et al. Radiotherapy plus chemotherapy with or without surgical resection for stage III non-small cell lung cancer: a phase III randomised controlled trial. Lancet. 2009; 374:379-86.
7. Pignon JP, Arriagada R, Ihde DC, et al. A meta-analysis of thoracic radiotherapy for small cell lung cancer. N Engl J Med. 1992; 327:1618-24.
8. Pijls-Johannesma M, De Ruysscher D, Vansteenkiste J, et al. Timimg of chest radiotherapy in patients with limited stage small cell lung cancer: a systematic review and meta-analysis of randomize controlled trials. Cancer Treat Rev. 2007; 33:461-73.

9. Turrise III AT, Kim K, Blum R, Sause WT, Livingston RB, et al. Twice-daily compared with once-daily thoracic radiotherapy in limited small-cell lung cancer treated concurrently with cisplatin and etoposide. N Engl J Med. 1999; 340:265-71.

10. Slotman BJ, van Tinteren H, et al. Use of thoracic radiotherapy for extensive stage small-cell lung cancer: a phase 3 randomised controlled trial. Lancet. 2015; 385(9962):28.

11. Auperin A, Arraigada R, Pignon JP, et al. Prophylactic cranial irradiation for patients with small cell lung cancer in complete remission. Prophylactic Cranial Irradiation Overview Collaborative Group. N Engl J Med. 1999; 341:476-84.

12. Slotman B, Faivre-Finn C, Kramer G, et al. Prophylactic cranial irradiation in extensive small-cell lung cancer. N Eng J Med. 2007; 357:664-72.

13. Rusch VW. Pleurectomy/decortication and adjuvant therapy for malignant mesothelioma. Chest. 1993; 103:382S-384S.

14. Gomez D, Komaki R, et al. Radiation Therapy Definitions and Reporting Guidelines for Thymic Malignancies. J Thorac Oncol. 2011; 6:S1743-S1748.

Parte 2

Pulmão

Capítulo 5

Investigação do nódulo pulmonar

Thamara Kazantzis
Ricardo Mingarini Terra

Introdução

Nódulo pulmonar é definido como uma opacidade de contornos arredondados que mede até 3 cm, cercado por tecido pulmonar normal. Pode ser descrito como sólido ou subsólido. O nódulo pulmonar é considerado solitário quando não está associado a outros achados, como atelectasia, consolidação pulmonar ou linfonodomegalias. Um nódulo pulmonar solitário pode ser identificado uma vez a cada 500 radiografias de tórax, com uma incidência de 0,09% a 0,2%. Nódulos pequenos, menores que 1 cm de diâmetro, são mais facilmente detectados na tomografia computadorizada. Com o advento da tomografia computadorizada, cada vez mais pacientes são diagnosticados com nódulos pulmonares, especialmente micronódulos e nódulos subsólidos, os quais são de difícil visualização em radiografias. A tomografia computadorizada helicoidal aumentou a sensibilidade e especificidade para detectar nódulos pulmonares.

O National Lung Cancer Screening Trial (NLST) demonstrou que tomografia computadorizada de baixa dosagem reduz a mortalidade por câncer de pulmão em 20%, nos pacientes de alto risco, quando comparada à radiografia de tórax. Diversas sociedades norte-americanas e europeias agora recomendam o rastreamento desses pacientes com base nesses achados. No entanto, rastreamento para nódulos pulmonares não é o objetivo deste capítulo, mas sim a investigação do nódulo já diagnosticado.

A avaliação inicial de um nódulo pulmonar deve considerar seu tamanho, características morfológicas, taxa de crescimento e características clínicas do paciente. Infelizmente, os sinais radiológicos de benignidade – como bordas regulares, calcificações ou estabilidade em dois anos – não são sempre válidos para a diferenciação entre um nódulo benigno ou maligno.

O nódulo é dito sólido quando impede totalmente a visualização do parênquima pulmonar, em oposição aos nódulos subsólidos, como as lesões em "vidro fosco", cuja atenuação é maior que a pulmonar; no entanto, estruturas como vasos ou brônquios continuam sendo visualizadas. O nódulo misto possui componentes sólido e em "vidro fosco". A Figura 5.1 exemplifica cada tipo de nódulo.

Dentre os nódulos subsólidos, 40% a 70% resolvem espontaneamente em até três meses. Nódulos com componente sólido que persistem em três meses de seguimento devem ser considerados potencialmente malignos.

O principal risco que um nódulo pulmonar pode representar é se tratar de câncer de pulmão. Um nódulo pulmonar pode ser o primeiro si-

**Figura 5.1. (A) Nódulo pulmonar sólido;
(B) Nódulo pulmonar não sólido (em "vidro fosco");
(C) Nódulo pulmonar parcialmente sólido**[5]

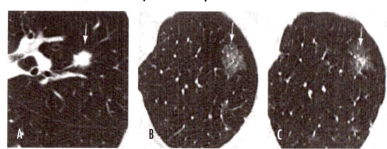

Tabela 5.1. Diagnósticos diferenciais de nódulo pulmonar

	Causa	Diagnóstico
Nódulos sólidos	Tumores malignos	Neoplasia primária do pulmão, metástases
	Tumores benignos	Hamartoma, malformação arteriovenosa
	Infecções	Granuloma, pneumonia redonda, abscesso, êmbolo séptico
	Congênitas	Sequestro pulmonar, cisto broncogênico, atresia brônquica com impactação mucoide
	Outros	Amiloidose, linfonodo, nódulo reumatoide, Wegener, cicatriz focal
Nódulos subsólidos	Tumores malignos	Adenocarcinoma do pulmão (incluindo hiperplasia atípica e carcinoma *in situ*), metástases (melanoma, rim, pâncreas, mama, gastrointestinal), doenças linfoproliferativas
	Tumores benignos	Pneumonia em organização, fibrose intersticial, endometriose

nal de malignidade em 40% a 60% dos pacientes com câncer de pulmão, de modo que o seguimento e diagnóstico dessas lesões ganha importância fundamental. Os principais diagnósticos diferenciais do nódulo pulmonar estão listados na Tabela 5.1.

Aspectos tomográficos

É impossível determinar, somente por meio de imagem, se um nódulo é maligno ou benigno. Porém, vários aspectos tomográficos são sugestivos de malignidade ou benignidade. O tamanho do nódulo possui uma relação clara com o risco de malignidade e é um fator dominante para o seguimento, conforme recomenda a Fleischner Society.

Contornos espiculados do nódulo são associados há anos com malignidade. É necessário cuidado para avaliar as bordas do nódulo, uma vez que não há conceito estipulado para se definir o contorno como espiculado. Ainda assim, é um fator que aumenta em duas vezes o risco de um nódulo ser maligno.

A localização do nódulo é mais um aspecto a ser levado em conta: o câncer de pulmão ocorre com maior frequência nos lobos superiores, com discreta predileção pelo lado direito, de tal forma que a localização em lobos superiores também aumenta a probabilidade de malignidade. Adenocarcinomas e metástases pulmonares tendem a se localizar mais perifericamente, enquanto carcinoma espinocelular é frequentemente central, muitas vezes hilar. Nódulos pequenos com localização fissural ou subpleural são, em sua maioria, benignos e podem corresponder a linfonodos pulmonares.

Com relação ao número de nódulos, uma análise de pacientes com múltiplos nódulos no estudo NELSON mostrou risco aumentado de câncer de pulmão naqueles com um a quatro nódulos, porém, a partir de cinco, o risco para câncer primário decresce, quando a probabilidade de infecção granulomatosa prévia é maior.

A presença de enfisema na TC é um fator de risco independente para câncer de pulmão. Outro fator de risco independente é fibrose pulmonar, particularmente fibrose pulmonar idiopática, cujo *hazard ratio* é ainda maior do que o do enfisema (4:2).

Tomografia com emissão de pósitrons – PET-TC

O PET-TC progressivamente se inseriu em nosso meio. Hoje, a maioria dos serviços de referência e grandes centros de saúde dispõem deste exame, que já faz parte do manejo do paciente com neoplasia de pulmão, confirmada ou suspeita. O PET auxilia principalmente no estadiamento clínico, mas também tem seu papel na avaliação de resposta ao tratamento e estimativa de prognóstico.

Na avaliação do nódulo pulmonar suspeito, o PET-TC tem grande valor, considera-se positivo se houver captação maior que 2,5 SUV (*standardized uptake value*). Porém, deve-se lembrar de alguns fatores que podem causar a incorreta interpretação desse exame: a absorção fisiológica da fluorodesoxiglicose (FDG), por exemplo, em tecidos com alto metabolismo glicolítico, como cérebro, tecido linfoide, fígado, baço, rins e trato urinário. No tórax, as principais áreas com atividade metabólica são o miocárdio, grandes vasos, esôfago, timo, mamas, medula óssea, musculatura e gordura marrom.

Captação falsamente positiva de FDG pode ocorrer em situações de infecção, lesões inflamatórias, tumores benignos e situações iatrogênicas, como manipulação cirúrgica, pleurodese, radioterapia. Devemos nos preocupar com exames falso-negativos nos casos em que há suspeita de adenocarcinoma *in situ*, tumores carcinoides, nódulos em "vidro fosco" e lesões muito pequenas.

Características clínicas

A relação entre câncer de pulmão e idade já está bem estabelecida, com um risco progressivamente maior conforme a idade aumenta, e ainda é uma doença rara em indivíduos com menos de 35 anos. A incidência do câncer de pulmão progride a cada década adicional de vida.

História familiar de câncer de pulmão é outro fator de risco independente, com um risco relativo de 1,5, que pode chegar a 1,8 em pacientes cujo irmão ou irmã teve câncer de pulmão.

A raça negra, entre os norte-americanos, também é um fator com incidência significativamente mais alta para câncer de pulmão, quando comparada aos caucasianos.

Finalmente, o tabagismo constitui o principal fator de risco associado ao câncer de pulmão, desde a década de 1960, com um risco 10 a 35 vezes maior quando comparado aos não fumantes. Tabagismo passivo, apesar de menos intensamente, também aumenta o risco de câncer de pulmão. O tabagismo está mais associado ao carcinoma de células escamosas ou ao câncer de pulmão pequenas células do que ao adenocarcinoma, e a incidência deste último tem aumentado entre os não fumantes, especialmente entre as mulheres. Vale lembrar que carga tabágica maior que 30 anos-maço é critério para rastreamento de câncer de pulmão, de acordo com NLST, dentre aqueles que ainda fumam ou que cessaram o hábito em até 15 anos. Não há comprovação de riscos associados aos cigarros eletrônicos, e mais estudos são necessários nesta área. Outros carcinógenos conhecidos incluem asbesto, urânio e radônio.

Seguimento tomográfico

O comportamento radiológico de uma lesão está completamente associado à sua histologia. Tipicamente, as formas mais precoces de câncer de pulmão são representadas como nódulos não sólidos (opacidades em "vidro fosco"). Estas lesões podem ser tão indolentes, que a taxa lenta de crescimento pode ser imperceptível em tomografias de controle (após três meses, por exemplo) e um seguimento mais longo é recomendável, por até três anos. É sempre importante acessar exames antigos, se existirem.

A taxa de crescimento de um nódulo é imprevisível e pode ter difícil estimativa. Análises volumétricas do nódulo se mostraram mais precisas do que somente análise bidimensional do diâmetro da lesão. O volume do nódulo duplica quando o diâmetro aumenta em apenas 26% e, mais frequentemente, o tempo para isto ocorrer varia entre 100 e 400 dias para os nódulos sólidos, mas, para lesões subsólidas, pode demorar de três até cinco anos. Bordas irregulares, nódulos pequenos e assimétricos dificultam a mensuração precisa das lesões.

O intervalo de seguimento ideal deve minimizar o número de exames e a possibilidade de uma lesão maligna em crescimento avançar em estádio antes de se obter diagnóstico. Dessa maneira, deve-se considerar o crescimento potencial de uma lesão detectada e a capacidade de evidenciar pequenas alterações no tamanho da lesão. As Tabelas 5.2 e 5.3 mostram as diretrizes sugeridas pela Fleischner Society para seguimento de nódulos pulmonares.

Nas diretrizes da Fleischner Society, os modelos de estimativa de risco são baseados no American College of Chest Physicians (ACCP) e consideram o risco individual de malignidade, de acordo com características clínicas (tabagismo, enfisema, fibrose pulmonar, localização em lobo superior, história familiar, idade, gênero), apesar de os fatores dominantes serem tamanho e morfologia da lesão.

Baixo risco, que corresponde a uma chance de câncer menor que 5%, abrange pacientes jovens, não tabagistas, com nódulos pequenos, de margens regulares e não localizados em lobos superiores. Pacientes com risco alto para câncer de pulmão (> 65%) possuem: idade avançada, tabagismo, nódulos maiores, margens irregulares ou espiculadas, localização em lobos superiores. Aqueles com risco intermediário (5-65%) podem mesclar características dos grupos de baixo e alto riscos.

Procedimentos diagnósticos

O uso apropriado de exames diagnósticos é de fundamental importância para avaliação das lesões pulmonares, e a escolha do método depende da oferta de serviços no local em que o paciente é atendido. Alguns métodos para se obter amostras para patologia incluem: exame

Tabela 5.2. Diretrizes para seguimento de nódulos pulmonares sólidos

Nódulo sólido	Risco do paciente	< 6 mm	6-8 mm	> 8 mm
Solitário	Baixo	Sem seguimento	TC em 6-12 meses, considerar TC em 18-24 meses	Considerar TC em 3 meses, PET-TC, biópsia
Solitário	Alto	TC opcional em 12 meses	TC em 6-12 meses e em 18-24 meses	Considerar TC em 3 meses, PET-TC, biópsia
Múltiplos	Baixo	Sem seguimento	TC em 3-6 meses, considerar TC em 18-24 meses	TC em 3-6 meses, considerar TC em 18-24 meses
Múltiplos	Alto	TC opcional em 12 meses	TC em 3-6 meses e em 18-24 meses	TC em 3-6 meses e em 18-24 meses

citológico do escarro, broncoscopia, biópsia transtorácica, videotoracoscopia e toracotomia.

A citologia do escarro tem a vantagem de não ser um exame invasivo e ter fácil execução. No entanto, é muito pouco sensível e, quanto menor e mais periférico o nódulo, menor a chance de uma citologia positiva, mesmo que se trate de câncer de pulmão.

A broncoscopia possui grande valor diagnóstico, especialmente quando há suspeita de invasão de via aérea pela lesão. Perde acurácia com lesões pequenas e muito periféricas, mas pode ser auxiliada por radioscopia. Na última década, ganharam destaque métodos como EBUS

Tabela 5.3. Diretrizes para seguimento de nódulos pulmonares subsólidos

Nódulo subsólido	< 6 mm	≥ 6 mm
"Vidro fosco" puro	Sem seguimento	TC em 6-12 meses; se ainda presente, TC a cada 2 anos por 5 anos
Parcialmente sólido	Sem seguimento	TC em 3-6 meses; se componente sólido estável e < 6 mm, TC anual por 5 anos
Múltiplos	TC em 3-6 meses; se estável, considerar TC em 2 e 4 anos	TC em 3-6 meses; seguir de acordo com o nódulo mais suspeito

(*endobronchial ultra-sound*) ou EUS (*endoscopic ultra-sound*), nos quais há um pequeno aparelho de ultrassom na ponta do endoscópio, que permite a realização de uma biópsia direcionada da lesão. Estes exames aumentaram, consideravelmente, a acurácia da biópsia transbrônquica e, além disso, permitem o estadiamento mediastinal. Além da ultrassonografia, outra técnica de biópsia transbrônquica utiliza técnicas eletromagnéticas para criar uma navegação virtual e identificar a lesão.

A biópsia transtorácica é um exame muito eficaz, mas suas limitações envolvem lesões muito centrais, nódulos muito pequenos ou em "vidro fosco", quando a amostra é insuficiente e pode provocar um resultado falso-negativo (a acurácia pode cair para 25% em nódulos < 1 cm). A TC é o exame mais utilizado para guiar esse tipo de biópsia (acurácia 77,2%), seguida pelo ultrassom, especialmente em lesões maiores e adjacentes à pleura parietal. As complicações mais comuns são pneumotórax e hemorragia, sendo que a incidência do primeiro pode variar de 10% a 40%. A Tabela 5.4 compara brevemente as diferentes modalidades de biópsia.

Como alternativa, pode-se realizar biópsia cirúrgica da lesão, com técnicas minimamente invasivas ou cirurgia convencional, esta última

Tabela 5.4. Comparação entre as *performances* das diferentes modalidades diagnósticas

	BTT + TC	BTB + RX	BTB + EBUS radial
Sensibilidade (%)	92,1	78	73
Rendimento diagnóstico em nódulos < 2 cm (%)	92,8	34	56,3
Sangramento clinicamente significativo (%)	2,8	1-4	0
Pneumotórax (%)	20,5	0,2	1

BTT: biópsia transtorácica; TC: tomografia computadorizada; BTB: biópsia transbrônquica; RX: radiografia (radioscopia); EBUS: ultrassom endobrônquico.

cada vez menos utilizada para diagnóstico de lesões pulmonares. É necessário que o paciente receba anestesia geral. A vantagem da biópsia cirúrgica é que, diversas vezes, já permite que o tratamento seja aplicado ao mesmo tempo (após uma biópsia de congelação), poupando o paciente de outros procedimentos invasivos.

Bibliografia Consultada

MacMahon H, Naidich DP, Goo JM, et al. Guidelines for management of incidental pulmonary nodules detected on ct images: from the Fleischner Society 2017. Radiology. 2017; 284(1):228-43. doi: 10.1148/radiol.2017161659.

Oberg M, Jaakkola MS, Woodward A, et al. Worldwide burden of disease from exposure to second-hand smoke: a retrospective analysis of data from 192 countries. Lancet. 2011; 377(9760):139-46.

Rampinelli C, Calloni SF, Minotti M, et al. Spectrum of early lung cancer presentation in low-dose screening CT: a pictorial review. Insights into Imaging. 2016; 7(3):449-59. doi:10.1007/s13244-016-0487-4.

Shi Z, Wang Y, He X. Differential diagnosis of solitary pulmonary nodules with dual-source spiral computed tomography. Exp Ther Med. 2016; 12(3):1750-4. doi:10.3892/etm. 2016.3528.

Silva CIS, Marchiori E, Souza Júnior AS, et al. Tisiologia ISBPe. Consenso brasileiro ilustrado sobre a terminologia dos descritores e padrões fundamentais da TC de tórax. J Bras Pneum. 2010; 36(1):99-123.

Touman AA, Vitsas VV, Koulouris NG, et al. Gaining access to the periphery of the lung: Bronchoscopic and transthoracic approaches. Ann Thor Med. 2017; 12(3):162-70. doi:10.4103/atm. ATM_416_16.

Truong MT, Ko JP, Rossi SE, et al. Update in the Evaluation of the Solitary Pulmonary Nodule. RadioGraphics. 2014; 34:1658-79.

Yang W, Jiang H, Khan AN, et al., written on behalf of the AME Lung Cancer Collaborative Group. Transthoracic needle aspiration in solitary pulmonary nodule. Transl Lung Can Res. 2017; 6(1):76-85. doi: 10.21037/tlcr.2017.02.03.

Yilmaz F, Tastekin G. Sensitivity of ^{18}F-FDG PET in evaluation of solitary pulmonary nodules. Int J Clin Exp Med. 2015; 8(1):45-51.

Capítulo 6

Aspectos gerais da neoplasia pulmonar

Pedro Henrique Xavier Nabuco de Araujo

Introdução

O câncer pulmonar, como veremos mais detalhadamente adiante, é a neoplasia responsável por mais mortes no mundo e no Brasil, embora não seja a mais comum em ambos. Isso decorre da natureza agressiva do tumor, com o diagnóstico sendo realizado em fases mais tardias na maioria dos pacientes. As melhores chances de cura residem nas neoplasias detectadas ainda com acometimento pulmonar exclusivo.

Anatomia patológica

A classificação do câncer de pulmão é fundamental do ponto de vista clínico. Fornece marcadores importantes de prognóstico e de conduta para o paciente com essa neoplasia. A classificação da OMS inclui mais de 20 tipos histológicos diferentes, mas daremos enfoque nos quatros tipos principais.

Os carcinomas broncogênicos são classificados de acordo com o aspecto histológico predominante: carcinoma de células escamosas (ou epidermoide), adenocarcinoma, carcinoma de células grandes e os carcinomas neuroendócrinos. Os três primeiros compõem o grupo dos carcinomas pulmonares não pequenas células (CPNPC), que conta ainda com representantes neuroendócrinos (tumores carcinoides típico e atípico, e o neuroendócrino de grandes células). Representam 75% a 80% de todos os casos. Esse grupo apresenta manejo semelhante, incluindo um sistema único de estadiamento e condutas terapêuticas similares. Estima-se que, no momento do diagnóstico de CPNPC, 20% estão localizados (acometimento somente pulmonar), 25% com doença localmente avançada (acometimento linfonodal mediastinal) e 55% com metástases a distância. O carcinoma pulmonar de pequenas células (CPPC) apresenta outro sistema de estadiamento, além de terapêutica e prognóstico distintos.

Epidemiologia

Incidência

O câncer de pulmão é o mais frequentemente diagnosticado em todo mundo desde 1985. Na estatística mundial, em 2002, foram relatados 1,35 milhão de casos novos, ou seja, 12,4% de todos os casos de câncer, e 1,18 milhão de mortes ou 17,6% das mortes mundiais por neoplasia.[1] Metade dos casos ocorreu em países desenvolvidos. A incidência em homens foi 35,5/100.000, e em mulheres, 12,1/100.000.

No Brasil, a distribuição se assemelha à global. A incidência é maior nos estados mais ricos (regiões Sul e Sudeste). Houve aumento progressivo do número de casos novos tanto em homens quanto em mulheres, exceto por homens no Sul e Sudeste onde ocorreu estabilização.[2] A incidência nacional é 19/100.000 para homens e 10/100.000 para mulheres. Excetuando-se cânceres de pele, a neoplasia pulmonar é a segunda mais frequente em homens e a quarta em mulheres.

Entre 1979 e 2004, foram registrados 287.484 óbitos por neoplasia pulmonar no Brasil, com aumento anual global de 1%, sendo 2,4% se olharmos somente para as mulheres. Houve redução da mortalidade em homens de algumas faixas etárias (20 a 49 anos, 50 a 59 anos e acima dos 70 anos), já nas mulheres houve aumento em todas as faixas etárias.[3]

Fatores de risco

O fumo é responsável por cerca de 90% dos casos de neoplasia pulmonar. Qualquer forma de uso do tabaco (cigarro, cachimbo e charuto) está relacionada. Acredita-se que o risco de desenvolvimento de câncer de pulmão é 20 vezes maior para tabagistas.[4] Também são fatores de risco o tabagismo passivo, exposição ocupacional (asbesto, metais pesados, hidrocarbonetos aromáticos policíclicos e tabaco), baixas dosagens de radiação, a poluição atmosférica, doenças pulmonares (DPOC, asma, algumas doenças intersticiais pulmonares) e aspectos genéticos.

Métodos diagnósticos e de estadiamento intratorácico

A avaliação inicial do paciente inclui história detalhada e exame físico. Deve ser dado enfoque em identificar sintomas que sugiram doença localmente avançada, como tosse, hemoptise ou dor torácica. Também questionar sintomas sugestivos de metástases como déficit neurológico, emagrecimento e dor óssea.

A escolha do melhor método diagnóstico se dá com base no quadro clínico e em exames de imagem. A obtenção da amostra cito ou histológica deve, de modo geral, ser feita do método mais simples e menos invasivo para o mais complexo e agressivo. Devemos considerar também a efetividade de cada método, evitando atrasos no diagnóstico e no início do tratamento.

Radiografia e tomografia computadorizada de tórax

Na sequência à anamnese, devemos prosseguir a investigação com exames de imagem. A radiografia simples de tórax (RX de tórax) é o exame inicial mais realizado, com alta disponibilidade e baixo custo. Contudo, quando se apresenta normal, não exclui a doença. Falha em 77% na identificação de lesões encontradas na TC de tórax e em 79% quando os tumores são menores que 2 cm.[5] A TC detecta três vezes mais tumores que os raios X, chegando a cinco vezes quando analisamos somente as lesões passíveis de ressecção.

A TC de tórax, como citado acima, deve ser considerada exame padrão para investigação do paciente com suspeita de neoplasia pulmonar. Fornece informações sobre as características da possível lesão primária, como seu contorno, tamanho, densidade, localização, presença e padrão de calcificação, e se houve crescimento em casos de TCs seriadas. Também se faz útil no estadiamento intratorácico com dados sobre acometimento de linfonodos hilares e mediastinais, existência de outras lesões pulmonares, derrames pleural ou pericárdio. Uma TC de tórax em suspeita de neoplasia deve incluir cortes e realizar avaliação das adrenais, fornecendo imagens que possam sugerir acometimento dessas glândulas e do fígado.

Tomografia por emissão de pósitrons

Na caracterização de nódulos pulmonares solitários, a PET-CT apresenta sensibilidade de 87% e especificidade de 83%. Os resultados são piores para nódulos subcentimétricos, não sendo um bom exame na investigação dessas lesões em função do alto índice de falsos-negativos. Também podem ser vistos altos índices de falsos-negativos em tumores carcinoides típicos e nos adenocarcinomas mucinosos e bronquíolo-alveolares, por serem neoplasias com baixo metabolismo glicolítico. Falsos-positivos são vistos em doenças infecciosas e inflamatórias como micose, tuberculose, sarcoidose e nódulos reumatoides. Comparado à TC, a PET-TC é superior na detecção de linfonodos hilares metastáticos (42% *versus* 13%) e mediastinais (58% *versus* 32%). Para o estadiamento mediastinal, apresenta sensibilidade de 84% com VPN de 93%, a especificidade é de 89% e o valor preditivo positivo é 79%.[6]

Ressonância nuclear magnética

A ressonância nuclear magnética (RNM) do tórax não parece acrescentar ao diagnóstico de câncer de pulmão quando comparada à TC. Comporta-se do mesmo modo com relação ao envolvimento linfonodal e mediastinal. O exame se mostra útil em neoplasias do sulco superior (tumor de Pancoast) para avaliar acometimento vascular (vasos subclávios) e neural (plexo braquial), e em tumores próximos à coluna, avaliando melhor que a TC se há envolvimento do canal medular.[7] O principal papel da RNM é no estadiamento extratorácico de metástases para o sistema nervoso central.

Broncoscopia

Método preferencial para diagnóstico e estadiamento de lesões centrais. Nesses casos, apresenta sensibilidade em torno de 90%, podendo chegar a 100% quando a lesão é vista diretamente.

Nas lesões periféricas, ou seja, aquelas não alcançadas diretamente pelo aparelho, a sensibilidade é mais baixa. O uso de radioscopia para guiar a biópsia transbrônquica pode aumentar esses valores, chegando a 80% em lesões maiores de 4 cm, mas sendo menor que 30% em menores de 2 cm. A associação do LBA pode melhorar os resultados em lesões periféricas, especialmente em carcinomas bronquíolo-alveolar.

O uso recente da ultrassonografia endobrônquica (EBUS) permitiu que a broncoscopia melhorasse seu rendimento nas punções transbrônquicas de tumores e, principalmente, de alguns linfonodos do mediastino e do hilo pulmonar. A punção por agulha fina se dá sob visão da ultrassonografia em tempo real. A sensibilidade no diagnóstico e estadiamento linfonodal foi de 94%, com especificidade de 100%.

Outro uso da ecoendoscopia no diagnóstico e estadiamento do câncer pulmonar é a ultrassonografia endoscópica esofágica (EUS). Pode ser usada para guiar punções aspirativas por agulha fina de alguns linfonodos mediastinais. A sensibilidade foi 82% e especificidade 97% para linfonodos aumentados à TC.

Outro avanço na área da broncoscopia foi a navegação eletromagnética (BNE). O paciente tem seu tórax mapeado por uma TC acoplada a um sistema que gera um campo eletromagnético. Este permite localização com precisão milimétrica, guiando o broncoscópio através de um sensor na ponta do canal de trabalho estendido até lesão periférica. A positividade das biópsias transbrônquicas guiada por BNE chega a 59%.[8]

Punção transtorácica

A punção transtorácica por agulha é, de modo até intuitivo, recomendada para lesões periféricas. Pode ser guiada por ultrassonografia, mas atinge seus melhores resultados quando guiada em tempo real por TC, especialmente em lesões menores e que não estejam em contato direto com a pleura visceral. A sensibilidade para nódulos pulmonares periféricos maiores que 2 cm é de 90%, sendo a especificidade de 98%.

Complicações podem ocorrer em até 17% dos pacientes, sendo a mais comum o pneumotórax (11,5% dos pacientes, mas a minoria necessita de drenagem pleural), seguido por sangramentos pleural ou endobrônquico.[9]

Punção do líquido pleural

Nos pacientes com suspeita de câncer de pulmão e derrame pleural associado, a punção pleural (preferencialmente, acompanhada de biópsia pleural por agulha) se faz geralmente necessária. A positividade da citologia oncótica do líquido pleural é de 63%. Assim sendo, um resultado negativo não exclui acometimento pleural, mas um positivo confirma. A biópsia por agulha não aumenta muito a positividade, mas fornece informações sobre o tipo histológico que podem ser úteis na terapêutica futura.

Mediastinoscopia

A mediastinoscopia pode ser usada para diagnóstico e estadiamento de linfonodos nas regiões paratraqueais direita e esquerda, e infracarinal. Em um serviço que disponha de EBUS e EUS, a mediastinoscopia não costuma ser usada inicialmente, ficando reservada para casos desses exames não serem diagnósticos. É realizada com anestesia geral e no centro cirúrgico, mas podendo ser em caráter de hospital-dia. Apresenta baixa morbidade (2%), sendo apenas 0,3% mais graves. A mortalidade chega a ser próxima de zero e a sensibilidade é de 90%. Com o advento de aparelhos mais modernos de mediastinoscopia, que permitem a ressecção quase completa da gordura mediastinal com os linfonodos, a sensibilidade do método chegou a 95%, mantendo baixa a taxa de complicações.[10]

Videotoracoscopia

A utilização de videotoracoscopia permite diagnosticar nódulos e massas pulmonares, acometimento de várias cadeias linfonodais hilares e mediastinais, e da pleura. Permite associar o tratamento efetivo no mesmo tempo operatório em caso de nódulos pulmonares (estádios precoces tratados com lobectomia ou segmentectomia pulmonar por videotoracoscopia) e a paliação com pleurodese em casos de acometimento pleural sintomático.

Métodos de estadiamento extratorácico

A presença de metástase é o principal fator determinante de prognóstico. Os principais sítios de metástases são ossos, cérebro, pulmões, fígado e adrenais. Não foi identificado nenhum marcador molecular ou bioquímico que seja eficaz em detectar metástases precocemente. Assim sendo, o estadiamento se baseia em exames de imagem, que só são capazes de detectar doença macroscópica já instalada.

Os exames que serão solicitados para o estadiamento extratorácico devem ser baseados na anamnese, exame físico e nos exames séricos e de imagem torácicos já realizados. Há estreita associação entre presença de metástases e alterações identificadas durante a anamnese (emagrecimento, dor óssea, cefaleia, síncope, paresia e alteração do estado mental), exame físico (linfonodomegalia, rouquidão, síndrome da veia cava superior, hepatomegalia, sinais neurológicos focais e papiledema) e exames séricos (anemia, elevação da fosfatase alcalina, gamaglutamiltransferase, transaminases e cálcio).

Os exames utilizados no estadiamento sistêmico são a TC ou RNM de cérebro, cintilografia óssea, TC de abdome superior (muitas vezes já incluída na TC de tórax quando da investigação inicial de opacidades pulmonares) e, mais recentemente, a PET-TC (Tabelas 6.1 a 6.3).

Tabela 6.1. Exames pré-operatórios

Exames pré-operatórios
Exames séricos: hemograma e coagulograma completos, função renal com eletrólitos (Na^+, K^+, Ca^{++} iônico), glicemia de jejum, enzimas hepáticas e canaliculares (TGP, TGO, FA e gama-GT), DHL e proteínas totais e frações
Eletrocardiograma
Ecocardiograma em pacientes > 60 anos, possíveis pneumonectomias ou antecedentes cardiológicos
Espirometria simples ou prova de função pulmonar completa com difusão (dependendo da espirometria ou se suspeita de doença restritiva intersticial)

Tabela 6.2. Exames de estadiamento no estádio I

Exames de estadiamento no estádio I
TC tórax e abdome superior
PET-TC
Demais exames de acordo com sintomas e exame físico

Tabela 6.3. Exames de estadiamento nos estádios II, III e IV cirúrgicos

Exames de estadiamento nos estádios II, III e IV cirúrgicos
TC tórax e abdome superior
RNM de crânio
PET-TC
Demais exames de acordo com sintomas e exame físico

Prevenção e rastreamento

Como vimos ao longo do capítulo, o câncer de pulmão apresenta grande incidência e, principalmente, grande impacto na mortalidade por neoplasias no Brasil e no mundo. O principal fator de risco é o tabagismo, e o combate ao hábito de fumar é fundamental para diminuir a incidência e a mortalidade pelo câncer pulmonar, além de ser benéfico na diminuição das incidências de diversas outras doenças. Desse modo, medidas e programas que estimulem o não início e a cessação do tabagismo devem ser implantados.

Contudo, tabagistas e ex-tabagistas já apresentam um risco elevado para desenvolver o câncer de pulmão. Para esses pacientes, medidas para cessação do hábito de fumar são importantes, mas só surtirão efeito na diminuição do risco para câncer de pulmão em algumas décadas. Assim sendo, o rastreamento para detecção de formas precoces e altamente curáveis da neoplasia pulmonar se faz mandatória.

Desde a década de 1960, estudos tentaram diminuir a mortalidade pelo câncer de pulmão na população de risco. Inicialmente, foram usadas radiografia de tórax e citologia do escarro, contudo sem demonstrar benefício com o rastreamento. A partir da década de 1990, a tomografia de tórax começou a ser utilizada por ser mais sensível que a radiografia na detecção de pequenos nódulos pulmonares. Em 2006, o estudo I-ELCAP mostrou que a TC de baixa dosagem é capaz de detectar câncer em estádios iniciais, mas não permitiu chegar à conclusão se houve impacto na mortalidade específica por neoplasia de pulmão. Em 2011, os resultados do National Lung Screening Trial mostraram diminuição de 20% na mortalidade por câncer de pulmão nos pacientes submetidos ao rastreamento com TC de tórax de baixa dosagem.

Esses resultados são empolgantes, porém, muitos questionam a viabilidade de realizar rastreamento semelhante no nosso meio (custo do programa, disponibilidade de aparelhos de TC e de métodos de diagnóstico minimamente invasivo), ou mesmo se os resultados serão tão animadores em nossa população (maior incidência de nódulos pulmonares por doenças infecciosas como tuberculose e fungos, maior morbimortalidade cirúrgica etc.). A impressão é que para alcançarmos resultados tão bons com o rastreamento, vários aspectos do sistema de saúde brasileiro precisam ser melhorados.

Referências bibliográficas

1. Parkin DM, Bray F, Ferlay J, Pisani P. Global cancer statistics, 2002. CA Cancer J Clin. 2005; 55(2):74-108.
2. INCA. Incidência de câncer no Brasil: Estimativa 2008. 2008 [updated 2008; cited 2008]; Disponível em: http://www.inca.gov.br/estimativa/2008/versaofinal.pdf.
3. Malta DC, Moura L, Souza Mde F, Curado MP, Alencar AP, Alencar GP. Lung cancer, cancer of the trachea, and bronchial cancer: mortality trends in Brazil, 1980-2003. J Bras Pneumol. 2007; 33(5):536-43.
4. Djordjevic MV, Stellman SD, Zang E. Doses of nicotine and lung carcinogens delivered to cigarette smokers. J Natl Cancer Inst. 2000; 92(2):106-11.
5. Sone S, Li F, Yang ZG, Takashima S, Maruyama Y, Hasegawa M, et al. Characteristics of small lung cancers invisible on conventional chest radiography and detected by population based screening using spiral CT. Br J Radiol. 2000; 73(866):137-45.
6. Reed CE, Harpole DH, Posther KE, Woolson SL, Downey RJ, Meyers BF, et al. Results of the American College of Surgeons Oncology Group Z0050 trial: the utility of positron emission tomography in staging potentially operable non-small cell lung cancer. J Thorac Cardiovasc Surg. 2003; 126(6):1943-51.
7. Kuriyama K, Kadota T, Kuroda C. [CT and MR imaging in the evaluation and staging of lung cancer]. Gan To Kagaku Ryoho. 1990; 17(11):2140-7.
8. Rivera MP, Mehta AC. Initial diagnosis of lung cancer: ACCP evidence-based clinical practice guidelines (2nd edition). Chest. 2007; 132(3 Suppl):131S-48S.

9. Gong Y, Sneige N, Guo M, Hicks ME, Moran CA. Transthoracic fine-needle aspiration vs concurrent core needle biopsy in diagnosis of intrathoracic lesions: a retrospective comparison of diagnostic accuracy. Am J Clin Pathol. 2006; 125(3):438-44.

10. Hurtgen M, Friedel G, Toomes H, Fritz P. Radical video-assisted mediastinoscopic lymphadenectomy (VAMLA) – technique and first results. Eur J Cardiothorac Surg. 2002; 21(2):348-51.

Capítulo 7

Tratamento cirúrgico da neoplasia pulmonar

Pedro Henrique Xavier Nabuco de Araujo

Considerações gerais

O objetivo final do tratamento cirúrgico para o CPNPC é a ressecção completa, ou seja, o tumor primário deve ser completamente removido sem deixar doença macroscópica, as margens cirúrgicas devem ser microscopicamente negativas e linfadenectomia mediastinal realizada, com o linfonodo mais alto negativo ao exame patológico.[1] Ressecções incompletas não oferecem benefício ao paciente, não acarretam ganho de sobrevida. Assim sendo, ressecções parciais ou paliativas não têm papel na rotina terapêutica. A ressecção de estruturas adjacentes comprometidas por invasão tumoral deve, sempre que possível, ser realizada em bloco.

Tipo de ressecção

A cirurgia padrão para o tratamento do CPNPC é a lobectomia pulmonar. É uma cirurgia anatômica com a retirada de todo o lobo pulmonar onde a neoplasia se originou. Com tal ressecção, conseguimos, de modo geral, uma margem de tecido saudável satisfatória, além de extraírmos sua possível drenagem linfática.[2]

Neoplasias mais centrais ou maiores em tamanho podem requerer cirurgias mais extensas que a lobectomia. Lobectomias associadas a bronco e/ou arterioplastia podem ser necessárias para a ressecção com margens livres de tumores mais centrais. Em outros casos, em que mesmo com o emprego dessas técnicas a margem é insuficiente, as ressecções realizadas acabam sendo a bilobectomia ou mesmo a pneumonectomia.[3]

Mais recentemente, vários estudos têm mostrado a possibilidade de ressecções sublobares para tumores precoces em pacientes bem selecionados. A preferência é para a segmentectomia anatômica. Nessa, se resseca o segmento acometido e sua drenagem linfática. Quando realizada em tumores periféricos e com tamanho < 2 cm, podem ter resultados oncológicos semelhantes à lobectomia; porém, com morbimortalidade também semelhante. O benefício estaria em poupar maior quantidade de tecido pulmonar.[4]

Ainda podem ser realizadas cirurgias não anatômicas, chamadas ressecções "em cunha". São cirurgias tecnicamente mais simples, sem grandes dissecções de estruturas vasculares ou brônquicas. O tumor é retirado com uma margem de parênquima saudável; porém, sem respeitar a anatomia pulmonar e linfática. Essa técnica ficaria reservada para pacientes com adenocarcinomas *in situ* e minimamente invasivos, < 2 cm e periféricos.[5]

Via de acesso

As técnicas minimamente invasivas ganharam muito espaço nas últimas décadas. Promovem menor morbimortalidade pós-operatória sem comprometer os resultados oncológicos da cirurgia quando comparadas à toracotomia. Dessa maneira, são a via de acesso de escolha sempre que o cirurgião julgar factível (de acordo com sua experiência). A videotoracoscopia e a robótica parecem ter resultados semelhantes quanto a morbimortalidade cirúrgica (sendo ambas superiores à toracotomia).[6]

Abordagem mediastinal

Com relação à abordagem do mediastino, há duas técnicas recomendadas. Na linfadenectomia mediastinal ipsilateral radical, são ressecadas todas as cadeias linfonodais do lado operado, junto com o coxim gorduroso que as envolve. Na amostragem de linfonodos, de maneira sistemática, pelo menos um linfonodo de cada cadeia é amostrado para um adequado estadiamento mediastinal. Os estudos são controversos, alguns favorecem a linfadenectomia enquanto outros não mostram ganho de sobrevida com esta técnica. Ambas parecem se equivaler na capacidade de estadiar corretamente o mediastino e na incidência de complicações.[7]

Recomendações para estádio I

» Cirurgia é o tratamento padrão, sendo recomendada a lobectomia com linfadenectomia ou amostragem sistemática.

» Técnicas minimamente invasivas (videotoracoscopia ou robótica) devem ser indicadas sempre que possível. Apresentam benefícios oncológicos semelhantes à toracotomia mas com menor morbi-mortalidade.

» Em casos selecionados (nódulos < 2 cm e sem doença linfonodal) a segmentectomia anatômica pode ser oferecida, especialmente para pacientes idosos e com baixa reserva pulmonar.

» Ressecções sublobares não anatômicas podem ser usadas em neoplasias muito precoces (adenocarcinoma *in situ* e minimamente invasivo, < 2 cm e periféricos) ou em pacientes sem reserva pulmonar para ressecções maiores.

» Nos pacientes que não possuírem condições clínicas para a cirurgia (mesmo ressecções sublobares) ou que recusarem esse tratamento, a radioterapia isolada deve ser empregada.

Recomendações para estádio II

» Cirurgia é o tratamento padrão, sendo recomendada a lobectomia com linfadenectomia ou amostragem sistemática.

» Quando necessárias e factíveis, lobectomias com bronco e/ou arterioplastia são preferíveis com relação à pneumonectomia.

» Nos pacientes que não possuírem condições clínicas para a cirurgia ou que recusarem esse tratamento, a radioterapia isolada deve ser empregada.

» Quimioterapia adjuvante, de modo geral, é oferecida para os casos com N1 patológico.

Recomendações para estádio IIIA

» Cirurgia pode ser oferecida para pacientes com N2 mínimo, sendo o padrão a lobectomia com linfadenectomia ou amostragem sistemática. Quimioterapia adjuvante é recomendada, o mesmo não ocorre com a radioterapia adjuvante.

» Nos N2 com doença extensa, o tratamento padrão é a radioquimioterapia. A administração concomitante é preferível à sequencial, desde que o paciente tenha boa *performance*.

» O tratamento trimodal com radioquimioterapia seguida de cirurgia pode ser oferecido em pacientes N2 ressecáveis à apresentação inicial, desde que a cirurgia não seja pneumonectomia.

» Nos tumores de Pancoast N0 ou N1, o melhor tratamento é a radioquimioterapia neoadjuvante seguida de lobectomia.

» Nos tumores T4 N0 ou N1 a cirurgia pode ser indicada, após rigorosa seleção do paciente.

Recomendações para estádio IV – situações especiais

Um grupo especial de pacientes estádio IV é aquele que somente apresenta metástase cerebral. Quando as metástases cerebrais (até três) são tratáveis (cirurgicamente ou por radiocirurgia), o tumor primário também é passível de ressecção se não houver acometimento linfonodal mediastinal. A sobrevida em cinco anos é 21%, com mortalidade cirúrgica de 2%. O uso de radioterapia de crânio total e quimioterapia adjuvantes não são bem estudados, mas merecem ser considerados nessas circunstâncias.

Pacientes com metástase isolada na adrenal, desde que com primário ressecável ou ressecado previamente e sem acometimento linfonodal mediastinal, podem ser candidatos a adrenalectomia. A sobrevida, em cinco anos, desses pacientes fica entre 10% e 23%.[8]

Tratamento de acordo com as situações clínicas mais comuns

Essas orientações visam direcionar os médicos frente às situações habitualmente vistas quando da chegada do paciente com neoplasia pulmonar. Consideramos que todo paciente nos chega com uma TC de tórax. A seguir, definiremos os termos que serão utilizados nesta seção:

- **Nódulo pulmonar solitário (NPS)**: opacidade de limites bem definidos ≤ 3 cm no maior eixo, única e sem linfonodomegalias hilares ou mediastinais.
- **Nódulo pulmonar não sólido ("vidro fosco" puro):** opacidade de limites pouco definidos, em "vidro fosco" (permite visualização da arquitetura do parênquima pulmonar), ≤ 3 cm no maior eixo.
- **Nódulo pulmonar parcialmente sólido**: opacidade de limites pouco definidos, parte em "vidro fosco" (permite visualização da arquitetura do parênquima pulmonar) e parte sólida, ≤ 3 cm no maior eixo.
- **Massa pulmonar**: opacidade de limites bem definidos > 3 cm no maior eixo, única.
- **Acometimento linfonodal clínico**: linfonodos hilares ou mediastinais > 1 cm no seu menor eixo ou que sejam captantes à PET-TC.
- **Comprometimento mediastinal em zona única**: acometimento linfonodal sem extravasamento linfonodal (limites precisos) de pequeno volume e restrito a uma zona mediastinal, conforme sugerido pela IASLC.
- **Comprometimento mediastinal em zonas múltiplas**: acometimento linfonodal de mais de uma zona mediastinal.
- **Comprometimento mediastinal extracapsular**: acometimento linfonodal grosseiro no qual não se identifica plano separando a linfonodomegalia das estruturas mediastinais.
- **Comprometimento mediastinal *bulky*:** massa linfonodal grosseira por coalescência de múltiplas linfonodomegalias adjacentes, podendo acometer mais de uma zona.
    - Zonas mediastinais:
        - Mediastinal superior: 1, 2, 3 e 4, direita e esquerda.
        - Mediastinal inferior: 8 e 9, direita e esquerda e subcarinal.[7]
        - Janela aortopulmonar: 5 e 6.

Observação: Essas normas estão baseadas nas diretrizes propostas pelo American College of Chest Physicians (CHEST), pelo NCCN e pelo Lung-RADS. A divergência encontrada nesse documento com relação às diretrizes citadas está na condução de pacientes com doença linfonodal mediastinal mínima. Ambas as diretrizes contraindicam o tratamento cirúrgico em pacientes que tenham doença linfonodal mediastinal, seja qual for a apresentação clínica. Com base em literatura recente, assim como na experiência prévia de nosso serviço, acreditamos que exista uma subpopulação de pacientes com doença mediastinal que se beneficia do tratamento cirúrgico. Como será discriminado a seguir, essa subpopulação se restringe a pacientes com boas condições clínicas que têm nódulos pulmonares associados à doença mediastinal mínima, com comprometimento de apenas uma estação linfonodal. Essa decisão foi fruto de extensa discussão de nossa equipe multidisciplinar. A investigação do nódulo pulmonar solitário é tratada em outro capítulo desta obra.

1. NPS ≥ 1 cm (T1) com diagnóstico de CPNPC (Figura 7.1):
   – Exames de estadiamento e pré-operatórios.
   – Cirurgia: lobectomia pulmonar com linfadenectomia hilar e mediastinal por videotoracoscopia, se não houver contraindicação. Considerar segmentectomia anatômica em situações especiais (sem reserva pulmonar para lobectomia, NPS ≤ 2 cm, adenocarcinoma *in situ* ou minimamente invasivo ≤ 2 cm e idosos ≥ 70 anos).

Figura 7.1. Nódulo pulmonar solitário

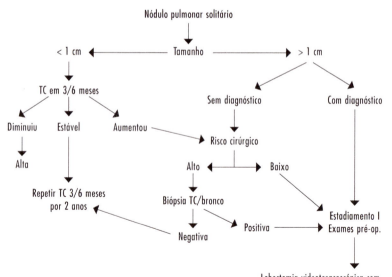

2. Massa pulmonar ressecável (T2 e T3) sem diagnóstico e TC e PET-TC com hilo e mediastino normais:
   - Biópsia pré-operatória por broncoscopia ou transtorácica guiada por TC.
   - Exames de estadiamento e pré-operatórios.
   - Cirurgia: lobectomia pulmonar com linfadenectomia hilar e mediastinal por videotoracoscopia, se não houver contraindicação.
3. Massa pulmonar ressecável (T2 e T3) com diagnóstico de CPNPC e TC e PET-TC com hilo e mediastino normais (Figura 7.2):
   - Exames de estadiamento e pré-operatórios.
   - Cirurgia: lobectomia pulmonar com linfadenectomia hilar e mediastinal por videotoracoscopia, se não houver contraindicação.
4. Nódulo (T1) sem ou com diagnóstico e TC e/ou PET-TC positivo no hilo/mediastino:
   - Preferencialmente, confirmar diagnóstico de CPNPC pelo mediastino: iniciar com EBUS e/ou EUS, se benigno → tratar ou mediastinoscopia; se positivo para CPNPC → discutir melhor tratamento em reunião multidisciplinar.
   - Única zona mediastinal acometida ao estadiamento invasivo → considerar cirurgia com QT adjuvante.

Figura 7.2. Massa pulmonar ressecável sem lesões concomitantes

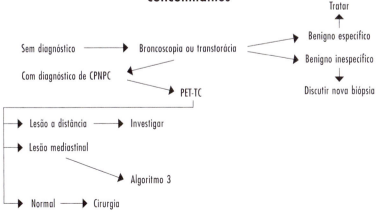

- Múltiplas zonas mediastinais acometidas → RT + QT.
- Exames de estadiamento e pré-operatórios.
- Cirurgia: lobectomia pulmonar com linfadenectomia hilar e mediastinal por videotoracoscopia, se não houver contraindicação.
5. Massa pulmonar ressecável (T2 e T3) sem ou com diagnóstico e TC e/ou PET-TC positivo no hilo/mediastino (Figura 7.3):
    - Preferencialmente confirmar diagnóstico de CPNPC pelo mediastino: iniciar com EBUS e/ou EUS, se benigno → tratar ou mediastinoscopia; se positivo para CPNPC, discutir o melhor tratamento em reunião multidisciplinar.
    - Única zona mediastinal acometida ao estadiamento invasivo → considerar cirurgia com QT adjuvante (outras opções como quimioterapia e/ou radioraterapia neoadjuvantes de acordo com a discussão em reunião multidiciplinar).
    - Múltiplas zonas mediastinais acometidas ou cirurgia de grande morbidade (T3 por invasão de estruturas) → RT + QT.
    - Exames de estadiamento e pré-operatórios.

Figura 7.3. Nódulo ou massa pulmonar com lesões hilares ou mediastinais

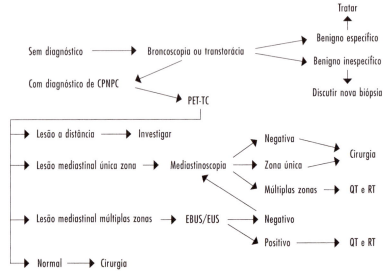

- Cirurgia: lobectomia pulmonar com linfadenectomia hilar e mediastinal.
6. NPS ou massa sem diagnóstico e TC e/ou PET-TC positivo no mediastino com invasão extracapsular ou *bulky*:
    - Diagnosticar pelo mais conveniente (pulmão ou mediastino) e encaminhar para oncologia para tratamento definitivo (RT + QT).
7. NPS ou massa com diagnóstico e TC e/ou PET-TC positivo no mediastino com invasão extracapsular ou *bulky*:
    - Encaminhar para oncologia para tratamento definitivo (RT + QT).
8. Tumor do sulco superior (Pancoast) sem acometimento grosseiro mediastinal linfonodal:
    - Diagnosticar (transtorácica por TC ou broncoscópica) e exames de estadiamento.
    - Estadiar invasivamente o mediastino independentemente de TC e PET-TC.
    - N2 ou N3 → QT e RT exclusivas.
    - N0 ou N1 → QT e RT neoadjuvantes → novos exames de estadiamento para avaliação da resposta ao tratamento neoadjuvante e pré-operatórios.
    - Resposta radiológica e mantido N0 ou N1 → cirurgia.
    - Progressão radiológica ou N2 ou N3 → completar QT e RT exclusivas.
9. T4 com possibilidade de ressecção e sem acometimento grosseiro mediastinal linfonodal:
    - Diagnosticar no pré-operatório (transtorácica por TC ou broncoscópica).
    - Exames de estadiamento e pré-operatórios.
    - Estadiar cirurgicamente o mediastino independentemente de TC e PET-TC.
    - N0 ou N1 → cirurgia + QT adjuvante.
    - N2 ou N3 → RT + QT exclusivas.
10. Duas lesões sincrônicas ou metacrônicas < 4 anos:
    - Estadiar invasivamente o mediastino independentemente de TC e PET-TC.
    - N2 ou N3 → encarar como M1a → encaminhar para oncologia.

- N0 ou N1 → encarar como dois primários.
- Exames de estadiamento e pré-operatórios.
- Cirurgia: lobectomia pulmonar com linfadenectomia hilar e mediastinal.

11. Massa irresecável sem diagnóstico:
    - Diagnosticar pelo método mais conveniente e encaminhar para oncologia para tratamento definitivo (RT + QT).
12. Massa irresecável com diagnóstico:
    - Encaminhar para oncologia para tratamento definitivo (RT + QT).

Referências bibliográficas

1. Rami-Porta R, Wittekind C, Goldstraw P. Complete resection in lung cancer surgery: proposed definition. Lung Cancer. 2005; 49(1):25-33.
2. Ginsberg RJ, Rubinstein LV. Randomized trial of lobectomy versus limited resection for T1 N0 non-small cell lung cancer. Lung Cancer Study Group. Ann Thorac Surg. 1995; 60(3):615-22; discussion 22-3.
3. Suen HC, Meyers BF, Guthrie T, Pohl MS, Sundaresan S, Roper CL. Favorable results after sleeve lobectomy or bronchoplasty for bronchial malignancies. Ann Thorac Surg. 1999; 67(6):1557-62.
4. Landrenau RJ, Normolle DP, Christie NA, Awais O, Wizorek JJ, Abbas G, Pennathur A, Shende M, Weksler B, Luketich JD, Schuchert MJ. Recurrence and survival outcomes after anatomic segmentectomy versus lobectomy for clinical stage I non-small-cell lung cancer: a propensity-matched analysis. J Clin Oncol. 2014; 32(23):2449-55.
5. Kodama K, Doi O, Higashiyama M, Yokouchi H. Intentional limited resection for selected patients with T1 N0 M0 non-small-cell lung cancer: a single-institution study. J Thorac Cardiovasc Surg. 1997; 114(3):347-53.
6. Kent M, Wang T, Whyte R, Curran T, Flores R, Gangadharan S. Open, Video-Assited Thoracic Surgery, and Robotic Lobectomy: Review of a National Database. Ann Thorac Surg. 2014; 97:236-44.
7. Allen MS, Darling GE, Pechet TT, Mitchell JD, Herndon JE, Landreneau RJ, et al. Morbidity and mortality of major pulmonary resections in patients with early-stage lung cancer: initial results of the randomized, prospective ACOSOG Z0030 trial. Ann Thorac Surg. 2006; 81(3):1013-9; discussion 9-20.
8. Shen KR, Meyers BF, Larner JM, Jones DR. Special treatment issues in lung cancer: ACCP evidence-based clinical practice guidelines. 2 ed. Chest. 2007; 132(3 Suppl):290S-305S.

Capítulo 8

Cirurgia de metastasectomia pulmonar

Pedro Henrique Xavier Nabuco de Araujo

Introdução

O pulmão é o segundo sítio mais comum de metástases em pacientes que morrem por neoplasias. Para a maioria desses pacientes, a ressecção pode representar a única chance de cura permanente, mas o número de candidatos cirúrgicos é relativamente pequeno. Muitos pacientes com sarcomas e crianças com tumores germinativos podem ser candidatos a metastasectomia pulmonar, porém apenas uma pequena fração em neoplasias epiteliais, cerca de 1% a 2%, o são.[1]

O tratamento cirúrgico se basearia na teoria da disseminação em cascata. Segundo esta, mesmo com metástase hematológica, talvez haja um estágio pré-sistêmico, estando o tumor ainda limitado a órgãos-alvos, como o fígado e os pulmões, que funcionariam como filtros para as células neoplásicas metastáticas.[2]

Diagnóstico

A maioria das lesões é detectada em pacientes assintomáticos por exames de imagem no seguimento. Porém, sintomas como tumores pulmonares primários (tosse persistente, dispneia, dor torácica, hemoptise, emagrecimento ou aumento da expectoração) podem ser vistos.[3]

Uma lesão solitária vista à radiografia não deve ser sempre considerada metástase, pois um câncer pulmonar primário ou uma lesão benigna não são incomuns nesses pacientes. A probabilidade depende do tipo do tumor primário e também do seu estádio prévio, além de características do paciente. A Tabela 8.1 nos fornece essa probabilidade, contudo baseada em técnicas antigas de imagem.[4]

A tomografia computadorizada de tórax (TC) fornece informação quanto ao número e tamanho das lesões, se a doença é bilateral ou

Tabela 8.1. Nódulos solitários à radiografia de tórax e chances de serem novos primários

Tumor prévio	Novo primário (%)	Metástase	Total
Wilms	0	8	8
Sarcoma	5 (8)	55	60
Melanoma	7 (19)	29	36
Testículo	6 (33)	12	18
Rim	11 (55)	9	20
Cólon e reto	30 (58)	22	52
Mama	40 (63)	23	63
Ovário	6 (66)	3	9
Útero	32 (74)	11	43
Bexiga	25 (89)	3	28
Pulmão	47 (92)	4	51
Cabeça e pescoço	158 (94)	10	168
Outros*	140 (100)	0	140
Total	507 (73)	189	696

*Esôfago, próstata, estômago, pâncreas, pele, linfoma e leucemia.
Extraída de Cahan et al., 1978.[4]

unilateral, se houve crescimento das lesões, se há acometimento linfático hilar ou mediastinal e a chance de ressecabilidade total das mesmas. Assim sendo, é um exame fundamental para o diagnóstico, estadiamento e planejamento do ato operatório. A apresentação mais comum das metástases à TC é como lesão arredondada, com contornos nítidos e regulares, periférica, podendo estar na ponta de um ramo arterial pulmonar. Porém, há diversas formas da metástase se apresentar, desde opacidade com margens mal definidas a lesão escavada com paredes finas. Os lobos inferiores são mais acometidos que os superiores.[5]

Entretanto, a TC não é capaz de identificar todas as metástases em 100% dos casos. Acompanhando a evolução dos aparelhos de TC, os resultados foram melhorando progressivamente. Aparelhos com mais canais permitem identificar nódulos cada vez menores. Um estudo com pequeno número de pacientes empregou um aparelho de dezesseis canais, e dividiu-se os pacientes entre osteossarcoma e não osteossarcoma. No primeiro grupo, a sensibilidade, especificidade e valores preditivos positivo e negativo foram 34%, 93%, 92% e 38%, respectivamente. No grupo dos não osteossarcoma, esses valores foram 97%, 54%, 64% e 96%, respectivamente.[6]

A tomografia por emissão de pósitrons (PET-CT) possui um papel um pouco diferente. Seu grande benefício está em localizar doença extrapulmonar não identificada por exames puramente de imagem com a TC. Em 21% dos candidatos à metastasectomia que fizeram a PET-CT, a cirurgia foi suspensa. Isso por terem captação sugerindo doença extrapulmonar, recorrência no sítio primário, linfadenopatia mediastinal ou benignidade das lesões pulmonares. Com relação à identificação dos nódulos pulmonares, a PET-CT não acrescentou um grande benefício, com uma sensibilidade de 87% (Tabela 8.2).[7]

Indicações da metastasectomia pulmonar

Para o paciente ser candidato à ressecção de metástases nos pulmões, ele precisa se enquadrar em uma série de critérios, de outro modo, a operação só irá acrescentar morbimortalidade sem benefício na sobrevida.

» **Tumor primário controlado ou controlável:** se o sítio primário não estiver controlado previamente nas metástases metacrônicas, ou não for possível seu tratamento nas sincrônicas, a cirurgia de metastasectomia não deve ser indicada.

Tabela 8.2. Avaliação pré-operatória

Avaliação pré-operatória
Preferencialmente com tomografias de tórax sequenciais (para melhor selecionar o paciente)
PET-CT, quando indicada e possível (avaliar melhor a presença de doença extrapulmonar)
Abordagem mediastinal prévia se houver suspeita de metástases mediastinais pela TC ou PET-CT
Sempre discutir caso com oncologista ou médico responsável pelo paciente

» **Metástases encontradas somente nos pulmões:** doença em outros órgãos que não os pulmões contraindicam a cirurgia. A mais estudada exceção a essa regra ocorre em carcinomas de cólon ou reto com metástases em fígado e pulmões (sincrônicas ou metacrônicas). Esses pacientes apresentam sobrevida semelhante aos com metástases exclusivamente pulmonares, desde que se obedeça as demais indicações.[8] Nas sincrônicas, deve ser abordado primeiro o órgão que tem maior possibilidade de irressecabilidade, na maioria dos casos é o fígado.

» **Inexistência de outro método terapêutico melhor:** caso haja outros tratamentos com resultados melhores que a metastasectomia, esses devem ser realizados em vez da cirurgia. Por exemplo, quando existe algum tratamento sistêmico com alta taxa de resposta e sobrevida, e que esteja disponível.

» **Ressecção completa das metástases:** somente deve ser abordada a doença metastática caso esta seja passível de ressecção total, com margens macro e microscópicas livres. Nem sempre é possível ter certeza da ressecabilidade antes da cirurgia; nesses casos, deve-se iniciar sempre pela lesão que possui maior chance de ser irressecável, se esta realmente o for, o restante das metástases não deve ser abordado, interrompendo-se o procedimento.

Tabela 8.3. Candidatos à metastasectomia

Candidatos à metastasectomia

Sítio primário controlado ou controlável

Ausência de metástases extrapulmonares (exceção para metástases hepáticas de neoplasia de cólon, se ressecáveis)

Ausência de opção terapêutica melhor para doença metastática

Paciente com condição clínica adequada para a cirurgia

Todas as metástases passíveis de ressecção completa

» **Condição clínica adequada à ressecção necessária:** uma avaliação pré-operatória extensa, especialmente pulmonar e cardiovascular, deve ser realizada para estabelecer os riscos cirúrgicos. Obviamente, só deverão ser operados aqueles pacientes com custo/benefício favorável à cirurgia.

Por fim, é fundamental que todo paciente candidato à cirurgia deva ser discutido de forma multidisciplinar com o médico oncologista responsável, e outras técnicas de controle local com radioterapia e terapias ablativas (radio ou crioablação) devem ser consideradas (Tabela 8.3).

Fatores prognósticos

Os estudos disponíveis sobre a cirurgia de metástases pulmonares são, na sua maioria, séries de casos, descrevendo a experiência de cada serviço. A análise dos dados encontrou diversos fatores que influenciam na sobrevida dos pacientes, porém esses fatores são diferentes entre os diversos serviços, até por não serem comparáveis os trabalhos. Na tentativa de esclarecer algumas dessas dúvidas, foi criado o Registro Internacional de Metástases Pulmonares (IRLM). Dezoito serviços de cirurgia torácica da Europa, Estados Unidos e Canadá forneceram dados para esse estudo retrospectivo.

O IRLM analisou 5.206 pacientes submetidos à cirurgia. O tumor primário era epitelial em 2.260 pacientes, sarcoma em 2.173, germinativo em 363 e melanoma em 328. Ressecabilidade completa foi atingida em 4.572 casos (88%). Importante salientar que é uma população al-

Tabela 8.4. Não são contraindicações

Não são contraindicações
Tipo histológico
Número de metástases (relativa ≥ 4)
Bilateralidade
Metastasectomia prévia
Intervalo livre de doença curto ou zero
Pneumonectomia ou toracectomia em conjunto
CEA elevado em colorretal (contraindicação relativa)

tamente selecionada e a população do denominador é desconhecida. Foram encontrados como fatores prognósticos a ressecabilidade, o intervalo livre de doença (DFI, intervalo entre o controle do primário e o surgimento da metástase) e o número de metástases.[9]

Contudo, outros estudos encontraram novos fatores prognósticos, como CEA elevado no adecarcinoma colorretal, acometimento linfonodal, necrose no tumor primário pós-quimioterapia, doença unilateral × bilateral, tamanho das metástases e tempo de duplicação tumoral.

Mas, como regra geral, os fatores relacionados à maior agressividade da doença (intervalos livres de doenças menores, grande número de metástases, surgimento de vários novos nódulos entre os exames de imagem etc.), ou tipos histológicos com poucas terapêuticas sistêmicas eficazes (p. ex., melanoma) acarretam uma pior sobrevida para o paciente operado. Contudo, não se deve excluir um paciente do tratamento operatório com base somente nos fatores prognósticos; deve ser visto o contexto geral, incluindo todos os tratamentos disponíveis e as condições gerais do paciente (Tabelas 8.4 e 8.5).

Metastasectomia

O intuito da metastasectomia é a ressecção de todas as lesões detectáveis, permitindo margens cirúrgicas livres e preservando o máximo possível de tecido pulmonar.

Tabela 8.5. Contraindicações

Contraindicações

Se ressecções possíveis forem R1 ou R2

Sem possibilidade de controle do sítio primário

Metástases extrapulmonares (incluindo doença linfonodal mediastinal confirmada)

O momento em que a cirurgia deve ser indicada é crucial. Em pacientes com nódulos pulmonares sugestivos de doença secundária em TC, uma estratégia é repetir o exame dentro de poucos meses; isso promove uma melhor seleção dos doentes. No paciente em que o exame sequencial mostrou grande aumento no número de nódulos metastáticos, a cirurgia deixa de ser realizada, uma vez que há grande chance de recidiva pulmonar precoce e em grande quantidade (inoperável) logo após a metastasectomia, não tendo, esta, impacto positivo para o doente. Porém, se aguardarmos demais para indicar a cirurgia, uma lesão pode tornar-se irressecável, ou um nódulo que seria extraído por uma ressecção sublobar não anatômica ser somente ressecável por lobectomia, acarretando maior perda de parênquima. O cirurgião deve pesar todos esses fatores para indicar a metastasectomia no momento mais adequado, não perdendo pacientes, mas não operando casos muito desfavoráveis.

A ressecção apropriada depende do número, local e dimensão das lesões. Uma excisão sublobar ("em cunha", tangencial ou um nodulectomia de precisão) é geralmente adequada, uma vez que a maioria das lesões é pequena e periférica. Margem de 1 cm ao redor do tumor palpável costuma ser suficiente. Para múltiplas metástases centrais e para grandes lesões solitárias, segmentectomia ou lobectomia podem ser necessárias. Pneumonectomia é uma indicação de exceção.

A abordagem das cadeias linfáticas mediastinais é um ponto controverso. Alguns autores consideram fundamental e realizam linfadenectomia radical de rotina, mostrando comprometimento linfonodal hilar e/ou mediastinal em 42,4% dos pacientes com primário renal, 31,3% nos colorretais e 20,3% nos sarcomas.[10] Porém, a maioria dos serviços somente realiza dissecção linfática se identificar linfonodomegalias no intraoperatório. Não se sabe o impacto que a linfadenectomia mediastinal radical vai ter na sobrevida dos pacientes, seu papel parece ser na determinação de um pior prognóstico para os pacientes com linfonodos hilares ou mediastinais acometidos. Caso se suspeite de acometimento linfonodal mediastinal por exame pré-operatório, é sugerido que seja biopsiada a cadeia; confirmando a suspeita, a metastasectomia pulmonar não costuma ser indicada (doença extrapulmonar).

Um paciente que já tenha sido operado por metástase pulmonar e apresente recidiva da doença no pulmão pode ser candidato a uma nova cirurgia. Para tal, devem ser observados todos os mesmos critérios de indicação da primeira cirurgia. O prognóstico de pacientes reoperados não é pior; na verdade, parece ser melhor se comparado aos submetidos a uma única metastasectomia. Acredita-se que tal fato se deva a uma seleção nesse grupo de doenças menos agressivas, ainda confinadas ao filtro pulmonar.[9]

A palpação de todo o pulmão é um tema controverso. Contudo, com o avanço na capacidade da TC em identificar nódulos milimétricos e o avanço das técnicas cirúrgicas minimamente invasivas, a palpação pulmonar completa tem sido cada vez menos realizada na prática diária (Tabela 8.6).

Tabela 8.6. Técnica cirúrgica

Técnica cirúrgica
Cirurgia aberta usada especialmente em metástases múltiplas, mas videotoracoscopia pode ser usada
Ressecção preferencial é a nodulectomia de precisão ou ressecção "em cunha" (ressecções maiores quando forem necessárias para garantir R0)
Via de acesso em doença bilateral de acordo com localização das metástases e com o cirurgião
Abordagem linfonodal não é feita rotineiramente, somente se identificar linfonodo suspeito no intraoperatório

Referências bibliográficas

1. Mccormack PM, Burt ME, et al. Lung resection for colorectal metastases. 10-year results. Arch Surg. 1992; 127(12)1403-6.
2. Viadana E, Au KL. Patterns of metastases in adenocarcinomas of man. An autopsy study of 4,728 cases. J Med. 1975; 6(1):1-14.
3. Morrow CE, Vassilopoulos PP, et al. Surgical resection for metastatic neoplasms of the lung: experience at the University of Minnesota Hospitals. Cancer. 1980; 45(12):2981-5.
4. Cahan WG, Shah JP, et al. Benign solitary lung lesions in patients with cancer. Ann Surg. 1978; 187(3):241-4.
5. Kawaguchi T, Kusumoto M, et al. High-resolution computed tomography appearances of surgically resected pulmonary metastases from colorectal cancer, with histopathologic correlation. Radiat Med. 2005; 23(6):418-26.
6. Kang MC, Kang CH, et al. Accuracy of 16-channel multi-detector row chest computed tomography with thin sections in the detection of metastatic pulmonary nodules. Eur J Cardiothorac Surg. 2008; 33(3):473-9.
7. Pastorino U, Veronesi G, et al. Fluorodeoxyglucose positron emission tomography improves preoperative staging of resectable lung metastasis. J Thorac Cardiovasc Surg. 2003; 126(6):1906-10.
8. Shah SA, Haddad R, et al. Surgical resection of hepatic and pulmonary metastases from colorectal carcinoma. J Am Coll Surg. 2006; 202(3):468-75.
9. Pastorino U. Long-term results of lung metastasectomy: prognostic analyses based on 5206 cases. The International Registry of Lung Metastases. J Thorac Cardiovasc Surg . 1997; 113(1):37-49.
10. Pfannschmidt J, Klode J, et al. Nodal involvement at the time of pulmonary metastasectomy: experiences in 245 patients. Ann Thorac Surg. 2006; 81(2):448-54.

Capítulo 9

Doenças infecciosas pulmonares

Alessandro Wasum Mariani

As doenças infecciosas pulmonares constituem um grupo muito heterogêneo de doenças que inclui desde a prevalente broncopneumonia até afecções raras, como a mucormicose (Tabela 9.1). Abordaremos, neste capítulo, as principais doenças infecciosas pulmonares que possuem proposta de tratamento cirúrgico:
1. Abscesso pulmonar.
2. Bronquiectasias (incluindo ressecção para tuberculose MDR e micobactéria não tuberculosa).

Abscesso pulmonar
Definição
A definição de abscesso pulmonar consiste em coleção purulenta localizada em cavidade previamente não existente formada pela destruição do parênquima pulmonar, por isso, coleções purulentas em espaços preexistentes, como cistos broncogênicos e bolhas bolhas pulmonares, não são considerados abscessos pulmonares.

Tabela 9.1. Lista das principais infecções pulmonares pela etiologia primordial

Bacteriana	Fúngica	Viral
Broncopneumonia	Criptococose	Infecção pelo Influenza
Pneumonia por germes atípicos	Aspergilose: aspergiloma, aspergilose cavitária crônica, aspergilose angioinvasiva e aspergilose broncopulmonar alérgica	Pneumonias virais
Abscesso pulmonar	Histoplasmose	
Tuberculose	Paracocidiodomicose	
Micobactéria não tuberculosa	Mucormicose	
Nocardiose		

Fisiopatologia

O abscesso é chamado de "primário do pulmão" quando ocorre de infecção bacteriana capaz de gerar necrose no parênquima pulmonar, sendo a causa mais comum a aspiração da secreção orofaríngea. A aspiração brônquica é mais frequente em pacientes que apresentam condições como: diminuição da consciência (anestesia geral, sedação, ingestão de drogas e epilepsia), redução do reflexo da tosse (afecções neurológicas) ou doenças esofágicas (divertículo de Zenker, acalasia, megaesôfago, neoplasia esofágica, fístula traqueoesofágica, estenose e outras disfunções da mobilidade do esôfago). A infecção dentária e gengival também está relacionada com um aumento do risco de desenvolver pneumonia e abscesso.

A pneumonia necrosante possui a capacidade de necrosar tecidos, possibilitando a criação da cavidade devido à agressividade do germe ou imunodeficiência do paciente.

O abscesso é chamado de secundário quando ocorre por complicações de afecções como: obstrução brônquica, necrose de tumores pulmonares volumosos ou centrais, necrose de infarto pulmonar ou por continuidade de uma supuração adjacente ao pulmão (abscesso hepático, subfrênico ou infecção necrosante de parede). A neoplasia pulmonar, quando evolui com necrose, pode mimetizar um abscesso pulmonar, inclusive causando febre e leucocitose, não necessariamente correspondendo à infecção do conteúdo necrótico.

Quadro clínico

Os sintomas mais frequentes são: tosse, febre e astenia, que podem estar associadas à perda de peso, dispneia, taquipneia e dor torácica do tipo pleural e, menos frequentemente, hemoptise. A infecção pode progredir com queda do estado geral e sepse grave. Supuração fétida costuma ser relatada por 60% dos pacientes. A vômica (expectoração de grande quantidade de secreção purulenta) consiste na drenagem espontânea do abscesso para dentro da via aérea. Uma das preocupações que ocorrem nos casos de vômica é a contaminação do pulmão contralateral pela secreção, muitas vezes ocasionando piora aguda do quadro até com insuficiência respiratória e/ou sepse.

O abscesso pulmonar também pode ocasionar formação de empiema pleural pela rotura do abscesso pulmonar para essa cavidade pleural, em geral esta complicação indica necessidade de abordagem cirúrgica, como a drenagem pleural e, eventualmente, decorticação.

A hemoptise não é frequente, mas quando ocorre pode manifestar-se como hemoptoicos discretos até a forma fatal, como hemoptise maciça.

A história pode demonstrar fatores predisponentes, como alcoolismo, perda da consciência, uso de drogas ilícitas, convulsões, alteração de deglutição, antecedente de afecções esofágicas, entre outros.

Exames complementares

» Exames laboratoriais: demonstram quadro de infecção em geral, com leucocitose e aumento de PCR. Outros achados podem estar presentes, como anemia ou alterações hepáticas a correlacionar com os fatores predisponentes (p. ex., alcoolismo).
» Radiografia simples de tórax (Figura 9.1): juntamente com quadro clínico, confirma o diagnóstico na maioria dos casos, demonstrando uma cavidade intrapulmonar com nível hidroaéreo.

Figura 9.1. Radiografia simples de tórax PA com abscesso pulmonar em lobo inferior direito. Área do abscesso (demarcada em branco) com nível líquido apontado pela seta

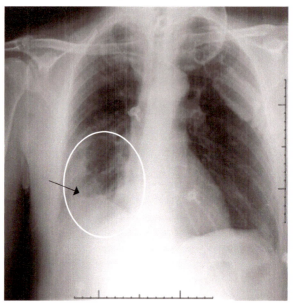

- » Tomografia computadorizada do tórax (Figura 9.2): é o padrão-ouro para o diagnóstico do abscesso pulmonar, pois possibilita a avaliação da topografia, tamanho e diâmetro, e da espessura da parede. Possibilita o diagnóstico diferencial com empiema, e pode sugerir etiologia secundária (p. ex., neoplasia ou corpo estranho).
- » Broncoscopia: tem indicação no estudo da via aérea, fundamental nos casos com suspeita de obstrução endobrônquica por neoplasia, estenose e corpo estranho aspirado. Possibilita também a coleta de lavado broncoalveolar para pesquisa microbiológica. A broncoscopia rígida pode ser usada de forma terapêutica para drenagem do abscesso pulmonar, todavia, só é indicada em poucos casos selecionados de lesão central e má resposta clínica, além de possuir elevado risco de aspiração brônquica contralateral.

Figura 9.2. Tomografia computadorizada de tórax com abscesso pulmonar no lobo inferior direito

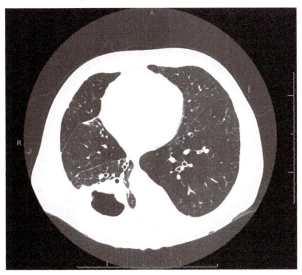

Tratamento

O tratamento clínico é resolutivo em 85% a 90% dos casos. Consiste em antibioticoterapia de amplo espectro associada à fisioterapia com medidas de drenagem brônquica. O paciente deve ser acompanhado até a resolução e, se necessário, com repetição dos exames de imagem. Espera-se melhora clínica próximo de duas semanas, e cura radiológica entre 2 e 5 meses.

A intervenção cirúrgica é reservada para algumas situações como: falha no tratamento clínico, abscesso pulmonar volumoso produzindo compressão de estruturas adjacentes, abscesso pulmonar contralateral secundário à contaminação por aspiração brônquica, persistência de nível hidroaéreo no abscesso tratado clinicamente, "pneumonia necrosante" com múltiplos abscessos, hemoptise, empiema pleural ipsilateral e diagnóstico diferencial de carcinoma do pulmão com necrose central. Os fatores relacionados à falha do tratamento clínico são: tamanho superior a 6 cm e presença de paredes espessas. O nível hidroaéreo do abscesso também pode ser um indicador de prognóstico, pois quanto menor a porção líquida do abscesso melhor resposta é obtida com tratamento clínico.

As modalidades de tratamento cirúrgicas mais empregadas são drenagem externa e ressecção pulmonar.

A drenagem externa por via transtorácica figura hoje como a primeira opção de intervenção, isto porque, com o advento do uso de métodos de imagem para guiar a drenagem, a segurança (índice de complicações entre 0% e 21%) e a efetividade (taxa de sucesso entre 73% e 100%) do procedimento são elevadas. Pode ser realizada com dreno tubular ou cateter tipo *pigtail*. A indicação e os resultados de cada método variam conforme o caso e com a experiência da equipe cirúrgica.

A ressecção cirúrgica está indicada em menos de 10% dos pacientes. As indicações são: falha do tratamento clínico e tratamento clínico associado à drenagem, suspeita de neoplasia pulmonar com cavitação, hemoptise maciça ou rotura do abscesso pulmonar na pleura ocasionando empiema. A presença de infecção leva à alta morbidade cirúrgica, motivo pelo qual ela não figura como primeira opção. É importante proteger o pulmão contralateral da aspiração brônquica; atualmente, isto é feito com uso de tubo seletivo ou cateter bloqueador endobrônquico, mas já foi anteriormente realizado pelo posicionamento cirúrgico que favorecesse a drenagem das secreções (posição de *overholt*). O ideal é realizar uma ressecção anatômica, como a lobectomia, ou, se possível, segmentectomia para poupar parênquima, todavia, para casos muito graves a cirurgia pode ser simplificada na abertura do abscesso para a pleura e drenagem ampla desta.

Bronquiectasia

Definição

A bronquiectasia é caracterizada pela dilatação permanente dos brônquios e dos bronquíolos resultante da destruição dos músculos e tecidos conjuntivos elásticos. Geralmente, começa com o estreitamento da árvore brônquica, desencadeada por uma infecção, levando à destruição do epitélio. Essas alterações somadas provocam a interrupção do *clearance* mucociliar ocasionando retenção de secreções, o que, em última análise, potencializa o quadro de infecções recorrentes.

As dilatações brônquicas transitórias, que ocorrem durante um quadro de infecção pulmonar e que são reversíveis após a recuperação da agressão, são mais adequadamente chamadas de pseudobronquiectasias.

Fisiopatologia

O modelo mais aceito na fisiopatologia da bronquiectasia é a "hipótese do ciclo vicioso" de Cole, que propõe que a infecção (dano ambiental), associada ao defeito na defesa do hospedeiro (suscetibilidade genética) e alteração da depuração mucociliar, permite a persistência de microrganismos na árvore brônquica. A infecção microbiana persistente ocasiona inflamação crônica da via aérea, resultando em danos permanentes nos tecidos, com maior prejuízo na motilidade mucociliar. Isto retroalimenta mais infecção, em um ciclo de inflamação e dano progressivo.

A etiologia é classicamente dividida em congênita e adquirida. Dentre as adquiridas, o grupo de "pós-infecciosas" é o mais importante, sendo responsável por dois terços dos casos de bronquiectasias. Nesse grupo estão: micobactérias (principalmente tuberculose), infecções na infância (varicela, sarampo e coqueluche), infecções bacterianas (*Staphylococcus aureus*, *Klebsiella pneumoniae*), virais (adenovírus 7 e 21, vírus influenza, herpes simples) e, mais raramente, infecções fúngicas. Outro grupo importante de etiologias adquiridas é o da "obstrução brônquica", que pode ocorrer por: aspiração de corpo estranho, neoplasias (primárias ou metastáticas), adenopatias hilares (p. ex., tuberculose e sarcoidose), entre outras mais raras, como impactação mucoide e traqueobroncopatias.

Causas adquiridas mais raras de bronquiectasia incluem: pneumonias aspirativas, síndrome da unha amarela, síndrome de Young, pneumonias inalatórias (óxido nitroso, amônia, talco, silicatos), doenças reumatológicas, transplante cardiopulmonar e bronquiolite obliterante.

Dentre as desordens congênitas, a mais frequente é a fibrose cística que, devido as suas peculiaridades, recebe especial atenção da literatura sendo, inclusive, uma forma de classificar a bronquiectasia: bronquiectasia por fibrose cística e bronquiectasia não fibrose cística. A evolução e o tratamento dos pacientes com fibrose cística são tão específicos que mereceriam um estudo a parte, sendo que escolhemos, neste capítulo, abordar o tema de maneira mais geral, por isso os conceitos utilizados são válidos principalmente para as bronquiectasias "não fibrose cística".

- Outras causas mais raras de bronquiectasia incluem: deficiência de alfa-1 antitripsina, discinesia ciliar primária, síndrome de Mounier-Kuhn, sequestro pulmonar, síndrome de Marfan, síndrome de Williams-Campbell e as imunodeficiências primárias.

Quadro clínico

Os sintomas mais presentes são tosse crônica, em 94% dos casos, e expectoração abundante diária, em 73%. Astenia, fadiga e quadros de rinossinusite são sintomas presentes em 60% a 70% dos casos. Dor torácica e hemoptise aparecem em 20% a 30% dos casos. A intensidade de cada um desses sintomas relaciona-se com a extensão da bronquiectasia. Da mesma maneira, o exame físico também varia, desde normal nos pacientes com pouca doença até alterações sistêmicas, em virtude da inflamação crônica, como baixo peso, sinais de hipoxemia, entre outros. No exame físico pulmonar, podem ser auscultados estertores, sibilos e redução do murmúrio vesicular, dependendo da magnitude das bronquiectasias.

As exacerbações caracterizam-se pela piora da expectoração purulenta, piora da dispneia e de sintomas como emagrecimento, inapetência e halitose. A febre e toxemia são incomuns; todavia, podem ser marcadores de gravidade. O sangramento do trato respiratório pode variar de intensidade, desde escarro hemoptoico ocasional até hemoptise maciça, sendo que a progressão do sangramento menor para o maior não é necessariamente linear.

Exames complementares

A radiografia de tórax (Figura 9.3) tem baixas especificidade e sensibilidade, podendo mesmo ser normal nos casos mais leves. As características radiográficas esperadas são: imagens em "trilhos de trem" (linhas paralelas que ocorrem por espessamento da parede brônquica), imagens anelares, áreas de destruição representadas por cavidades, atelectasias e sinais de hiperinsuflação dos segmentos pulmonares subjacentes.

A tomografia computadorizada de tórax (Figura 9.4), preferencialmente de alta resolução, atualmente, é o método diagnóstico de escolha. Além de permitir o diagnóstico com alta sensibilidade, ajuda a excluir outras doenças, ajuda na investigação da etiologia, além de quantificar e

Figura 9.3. Radiografia simples de tórax PA com alterações nos campos pulmonares superiores, sugestivas de bronquiectasias

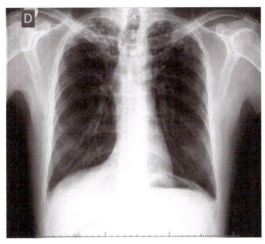

Figura 9.4. Tomografia computadorizada de tórax com bronquiectasias nos lobos superiores

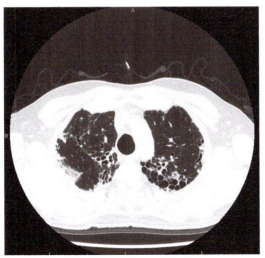

localizar anatomicamente as áreas afetadas. Com base na tomografia, é possível classificar morfologicamente as bronquiectasias em:

1. Cilíndricas: brônquios com dilatação homogênea que mantém comunicação com o parênquima distal.
2. Císticas (também chamadas saculares): brônquios dilatados somente em determinado ponto de seu diâmetro, geralmente sem comunicação com o parênquima distal.
3. Varicosas: dilatações alternadas com segmentos normais.

Não se realiza mais a broncografia, por ser um exame invasivo e não superior à tomografia computadorizada de tórax.

Para a investigação da etiologia, os exames mais utilizados são: dosagem de cloro e sódio no suor, dosagem de imunoglobulinas, pesquisa de BAAR no escarro e biópsia do epitélio brônquico. É recomendável a dosagem de alfa-1 antripsina plasmática. Lembrando que, a rotina de investigação etiológica deve ser sempre guiada pela história clínica e pela caraterística tomográfica.

O padrão espirométrico mais comum é distúrbio ventilatório obstrutivo, porém, nas fases mais avançadas, pode ser identificada também restrição, que ocorre pela destruição do parênquima. Também, nas fases mais avançadas, o comprometimento da membrana alveolocapilar pode ser demonstrado pela redução da difusão do monóxido de carbono.

Tratamento

O tratamento das bronquiectasia é eminentemente clínico, sendo que a cirurgia (ressecção pulmonar) está indicada nas complicações (notadamente hemoptise) e na falha do tratamento clínico (principalmente nas infecções de repetição). O tratamento clínico, todavia, visa a melhoria e o controle de sintomas, identificação precoce das exacerbações, supressão da carga microbiana, tratamento de comorbidades, redução da resposta inflamatória excessiva e promoção de higiene brônquica.

O tratamento clínico, em geral, é realizado com associação de broncodilatadores inalatórios, antibióticos sistêmicos para tratamento de colonização e infecção crônicas (notadamente, macrolídeos nos quais também se espera ação como imunomoduladores) e fisioterapia respiratória. Durante exacerbações infecciosas, a internação hospitalar pode ser necessária, como também o uso de antibióticos de maior espectro e, apesar de não existir evidência definitiva, o uso de corticoides sistêmicos pode ser considerado.

Uso de antibióticos inalatórios, agentes hiperosmolares, β2-agonistas e corticosteroide inalatório, apesar de serem utilizados em alguns casos, não fazem parte da recomendação principal e necessitam de novos estudos para melhor embasar seu uso.

Outras medidas importantes são a avaliação nutricional, a vacinação (contra influenza e antipneumococo) e a reabilitação para paciente com dispneia intensa.

Tratamento cirúrgico

Basicamente, duas formas distintas de tratamento cirúrgico podem ser empregadas no tratamento das bronquiectasias: a ressecção pulmonar das áreas afetadas e o transplante pulmonar. O transplante é indicado somente para os casos com insuficiência pulmonar, por isso, este tópico focará na ressecção pulmonar.

Classicamente, as indicações de ressecção pulmonar no tratamento das bronquiectasias são: a presença de hemoptise (recorrente ou com história de episódio maciço), falha do tratamento clínico para controle de sintomas crônicos (tosse produtiva, escarro fétido ou perda de peso), infecção pulmonar recorrente (dois ou mais por ano) e para a ressecção de áreas pulmonares destruídas devido à obstrução por corpo estranho ou tumor.

Atualmente, tem ganhado destaque a ressecção pulmonar de áreas suspeitas de colonização por germes resistentes, como micobactérias não tuberculose (principalmente do complexo *avium*), e para os casos de tuberculose multidroga resistente em que exista uma "área-alvo" identificável à tomografia. Diversos trabalhos sustentam a melhora no controle da infecção após a ressecção.

A programação da área a ser ressecada é determinada pela tomografia computadorizada de tórax. A avaliação funcional pré-operatória deve estabelecer o limite da ressecção. A prova de função pulmonar é exame mais empregado, todavia, frequentemente, é complementado com cintilografia pulmonar (para o cálculo do VEF1 predito pós-operatório) e/ou ergoespirometria. A avaliação pré-operatória deve incluir avaliação clínica/cardiológica rotineira além de avaliação nutricional.

A videotoracoscopia é um acesso possível apenas para os casos de menor alteração anatômica, que representa, infelizmente, a minoria dos casos em nossa experiência, devido a frequente presença de intensas aderências pleuropulmonares, por isso, a via de acesso mais utilizada é a toracotomia lateral, que pode ser realizada com ou sem preservação muscular. A recomendação é por uma resseção pulmonar anatômica (segmentectomia, lobectomia ou pneumonectomia), mas com preservação do máximo possível de áreas saudáveis. Importante é o uso de seletivação pulmonar (tubo seletivo ou cateter bloqueador endobrônquico) para prevenir que secreções ou sangramento do lado operado comprometam o outro pulmão.

A taxa de mortalidade esperada com o tratamento cirúrgico é inferior a 2%. A porcentagem de resolução ou melhora dos sintomas é elevada, situa-se entre 75% e 89%. As complicações pós-operatórias mais frequentes são empiema pleural, pneumonia, sangramento, fístula aérea prolongada, atelectasia e insuficiência respiratória.

Bibliografia Consultada

Bagheri R, Haghi SZ, Fattahi Masoum SH, Bahadorzadeh L. Surgical management of bronchiectasis: analysis of 277 patients. Thorac Cardiovasc Surg. 2010; 58(5):291-4.

Duncan C, Nadolski GJ, Gade T, Hunt S. Understanding the lung abscess microbiome: outcomes of percutaneous lung parenchymal abscess drainage with microbiologic correlation. Cardiovasc Intervent Radiol. 2017; 40(6):902-6.

Gonçalves AM, Menezes Falcão L, Ravara L. Pulmonary abcess, a revision. Rev Port Pneumol. 2008; 14(1):141-9.

Kuhajda I, Zarogoulidis K, Tsirgogianni K, Tsavlis D, Kioumis I, Kosmidis C, Tsakiridis K, Mpakas A, Zarogoulidis P, Zissimopoulos A, Baloukas D, Kuhajda D. Lung abscess-etiology, diagnostic and treatment options. Ann Transl Med. 2015; 3(13):183.

Mauchley DC, Daley CL, Iseman MD, Mitchell JD. Pulmonary resection and lung transplantation for bronchiectasis. Clin Chest Med. 2012; 33(2):387-96.

Pasteur MC, et al. British Thoracic Society guideline for non-CF bronchiectasis. Thorax. 2010; 65(Suppl 1):i1-58.

Schweigert M, Dubecz A, Beron M, Ofner D, Stein HJ. Surgical therapy for necrotizing pneumonia and lung gangrene. Thorac Cardiovasc Surg. 2013; 61(7):636-41.

Schweigert M, Solymosi N, Dubecz A, John J, West D, Boenisch PL, Karmy-Jones R, Ospina CF, Almeida AB, Witzigmann H, Stein HJ. Predictors of outcome in modern surgery for lung abscess. Thorac Cardiovasc Surg. 2017; 61(7):636-41.

Weycker D, Edelsberg J, Oster G, Tine G. Prevalence and economic burden of bronchiectasis. Clin Pulm Med. 2005; 12:205-9.

Zhang P, Jiang G, Ding J, Zhou X, Gao W. Surgical treatment of bronchiectasis: a retrospective analysis of 790 patients. Ann Thorac Surg. 2010; 90(1):246-50.

Capítulo 10

Doenças congênitas pulmonares

Diego Corsetti Mondadori
Hélio Minamoto
Luís Gustavo Abdalla

As malformações pulmonares congênitas são raras e representam de 7,5 a 18,75% de todas as malformações congênitas. São diagnosticadas nos primeiros anos da criança e primeira infância, sendo a maioria durante o primeiro ano de vida (período neonatal). A partir da década de 1980, a utilização do ultrassom possibilitou o diagnóstico de anomalias no período pré-natal.[1]

As doenças pulmonares congênitas são um espectro de lesões cuja origem decorre do período embrionário. Embora haja um aumento significativo no diagnóstico de malformações tanto no período pré-natal como no período neonatal, muitas das malformações pulmonares ainda é identificada em exames *post-mortem*. A incidência das malformações pulmonares congênitas varia de 30 a 42 casos para cada 100.000 habitantes por ano ou de 0,06 a 2,2% dos pacientes internados em hospitais gerais.[2]

Este capítulo abrange as principais doenças pulmonares congênitas abordadas na prática. Malformações arteriovenosas não serão abordadas, por não serem específicas do parênquima pulmonar.

Malformação adenomatoide cística

A malformação adenomatoide cística (MAC) é uma das anomalias congênitas mais comuns do pulmão. São responsáveis por aproximadamente 25 a 30% das malformações pulmonares congênitas, com um risco de insuficiência respiratória ao nascer em torno de 30% dos casos.

A incidência fica em torno de 1 por 10.000 a 35.000 gestações, não apresentando relação com a raça, idade ou exposição das gestantes a um fator ambiental ou genético (Figura 10.1).[2]

Figura 10.1. Malformação adenomatoide cística (MAC) – classificação de Stocker

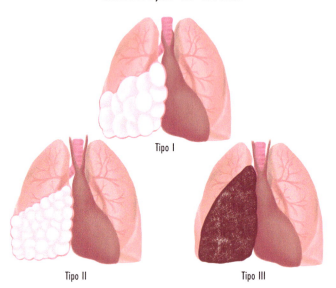

Tipo I

Tipo II   Tipo III

Patologia

Consiste em lesões de tipo hamartoma com displasia focal e desenvolvimento de diferentes tecidos anômalos, que está confinado a um lobo pulmonar com uma massa multicística de tecido com proliferação de estruturas brônquicas e tecido pulmonar mostrando arquitetura aberrante e diferenciada, e com graus variados de formação cística.

Essas massas assemelham-se a glândulas que ocupam espaço ou que apresentam um aumento nas estruturas respiratórias terminais, formando intercomunicações císticas de vários tamanhos, revestidas por epitélio cuboidal ou ciliar pseudoestratificado.

Três padrões histológicos são descritos:

» **Tipo I** (50 a 70%): é a lesão macrocística. Consiste em um cisto único ou vários grandes cistos (mais de 2 cm de diâmetro) revestidos por epitélio pseudoestratificado ciliado. A parede do cisto contém células musculares lisas e tecido elástico. Um terço dos casos apresenta células secretoras de muco. A cartilagem raramente é observada na parede do cisto. Esse tipo tem um bom prognóstico de sobrevida.

» **Tipo II** (20 a 40%): é a lesão microcística. Consiste em vários pequenos cistos com histologia semelhante à da lesão do tipo I. O tipo II está associado a outras anomalias congênitas e apresenta um prognóstico ruim.

» **Tipo III** (menos de 10%): a lesão é sólida, com estruturas semelhantes a bronquíolos revestidas com epitélio ciliado cuboide, separadas por áreas de epitélio cuboide não ciliado. Essa lesão tem o pior prognóstico e pode ser fatal.

Em 2002, Stocker[3] sugeriu a inclusão de mais dois novos tipos. O tipo 0, que apresenta origem traqueal/brônquica e se apresenta como um componente equivalente à displasia acinar. Este tipo de lesão envolve todos os lobos do pulmão e é incompatível com a vida, estando associado a graves anormalidades cardíacas. E o tipo IV, que apresenta origem acinar distal com grandes cistos periféricos de até 7 cm de diâmetro.

Os achados ultrassonográficos pré-natais são classificados como tipo macrocístico (cisto único ou múltiplos cistos > 5 mm) ou tipo microcístico (cistos ecogênicos < 5 mm).

Etiologia

A lesão, provavelmente, resulta de uma agressão ao embrião antes do 35º dia de gestação, com desenvolvimento anormal da estrutura dos bronquíolos terminais. O exame histológico revela pequena quantidade de pulmão normal e muitos elementos glandulares. Os cistos são comuns e as cartilagens são raras. A presença de cartilagem pode indicar uma agressão embriológica mais tardia, que talvez tenha se estendido até o período entre a 10ª e a 24ª semana. Embora as interações e os mecanismos de sinalização do fator de crescimento tenham sido implicados na morfogênese alterada da ramificação pulmonar, o papel exato nesta anomalia do desenvolvimento permanece obscuro.

Manifestações clínicas

Os pacientes podem se apresentar no período neonatal ou nos primeiros meses de vida como assintomáticos ou, por outro lado, com sintomas graves de angústia respiratória, infecção respiratória de repetição e pneumotórax. A lesão pode ser confundida com uma hérnia diafragmática. Pacientes com lesões menores, geralmente, são assintomáticos até o meio da infância, quando ocorrem episódios de infecção pulmonar recorrente ou persistente, ou de dor torácica. Ao exame físico, os sons respiratórios podem estar diminuídos, com o desvio do mediastino para o lado oposto da lesão. As radiografias de tórax revelam uma massa cística, algumas vezes com desvio do mediastino. Ocasionalmente, há um nível hidroaéreo que sugere um abscesso pulmonar.

Um pequeno número de pacientes apresenta uma forma mais agressiva, representada por uma lesão expansiva de crescimento rápido, podendo levar à hidropsia fetal por desvio mediastinal, obstrução da veia cava inferior e compressão cardíaca, resultando em óbito intrauterino. Nestes casos, pode ser realizada a drenagem *in utero* por toracocentese ou *shunt* toracoamniótico com esvaziamento do cisto.

Diagnóstico

O tamanho e a progressão da lesão durante a vida fetal apontam a suspeita, e a involução ou a progressão no início da vida pós-natal definem o diagnóstico e orientam o tratamento.

A MAC pode ser diagnosticada *in utero* por meio de ultrassonografia. Tal método, apresenta uma boa acurácia para a detecção desse tipo de lesão, mas erros diagnósticos são possíveis.[4] O diagnóstico diferencial inclui cistos broncogênicos ou entéricos, sequestro pulmonar, enfisema lobar congênito e massas mediastinais. A radiografia de tórax tipicamente mostra múltiplos cistos arredondados e com paredes finas, preenchidos por ar ou secreção, podendo ainda evidenciar grandes lesões com desvio mediastinal, herniação pulmonar através da linha média e efeito de massa pela lesão, ou ainda lesões consolidativas não específicas. Para o diagnóstico, é mandatória a realização de uma tomografia computadorizada de tórax, a qual irá definir o tamanho dos cistos, revelar anomalias associadas e definir a extensão anatômica da malformação, bem como evidencia as lesões que tenham regredido na radiografia e/ou na ultrassonografia de tórax.

Tratamento

A intervenção intrauterina pré-natal em conceptos gravemente afetados é controversa, mas pode incluir a excisão do lobo afetado quando há lesões microcísticas, a aspiração de lesões macrocísticas e, raramente, uma cirurgia fetal aberta.

No período pós-natal, a cirurgia é indicada para pacientes sintomáticos. Embora, a cirurgia possa ser retardada em lactentes assintomáticos, pois existem relatos de resolução por involução pós-natal; mas a resolução verdadeira parece ser muito rara nos casos com anormalidades detectáveis por tomografia computadorizada ou ressonância nuclear magnética.

Outra indicação cirúrgica é descartar a possibilidade de blastoma pleuropulmonar, um tumor maligno que pode ser confundido radiologicamente com MAC tipo I.

E, por fim, existem relatos, na literatura, de transformação maligna em pacientes com MAC, com o desenvolvimento de sarcomas e carcinomas pleuropulmonares, de modo que a ressecção cirúrgica é recomendada por volta de um ano de idade para limitar o potencial de malignidade.

Sequestro pulmonar

Trata-se de uma anomalia congênita do desenvolvimento pulmonar. A característica que define o sequestro é o suprimento arterial que se origina da circulação sistêmica e chega até um tecido pulmonar normal não funcionante e sem conexão com a árvore brônquica.

Podem ser classificadas em intrapulmonar ou extrapulmonar, dependendo da localização da lesão dentro da pleura visceral ou não. Essa terminologia é preferida em vez de "intralobar" ou "extralobar". Ocorre em, aproximadamente, 0,15% a 6,45% de todas as malformações pulmonares (Figura 10.2).

Figura 10.2. Sequestro pulmonar

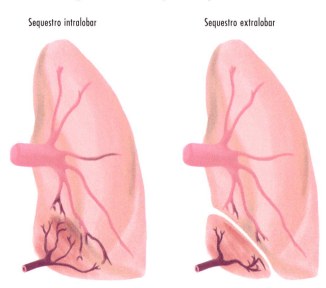

Sequestro intralobar · Sequestro extralobar

A maioria dos sequestros é intrapulmonar, e pode ser totalmente recoberta por tecido pulmonar normal ou coberta pela pleura visceral do lobo pulmonar no qual está contida. De outro modo, o sequestro extrapulmonar também é chamado de pulmão acessório.

Fisiopatologia

O tecido pulmonar do sequestro não se conecta com um brônquio e recebe suprimento sanguíneo de artérias sistêmicas (comumente da aorta), e faz o retorno venoso para o lado direito do coração através da veia cava inferior (extrapulmonar) ou pelas veias pulmonares (intrapulmonar).

O sequestro pulmonar funciona como uma lesão com efeito de massa, ocupa espaço dentro do tórax e não atua na troca gasosa.

A comunicação com a via respiratória pode ocorrer como resultado da drenagem de material infectado dentro de uma via respiratória adjacente. Uma ventilação colateral dentro das lesões intrapulmonares pode ocorrer através de poros de Kohn. Alguns autores acreditam que o sequestro intrapulmonar frequentemente é uma manifestação da MAC, e questionam a existência dos sequestros intrapulmonares como uma entidade separada.

Manifestações clínicas e diagnóstico

O diagnóstico dessa malformação pode ser realizado no período pré-natal, por volta da 18ª semana de gestação, por meio de ultrassonografia, como uma massa homogênea, ecodensa e bem definida, associada à visualização da artéria anômala. Após o nascimento, a radiografia de tórax pode sugerir o diagnóstico ao evidenciar uma lesão alongada ou cística, adjacente ou posterior à área cardíaca, descrita como uma massa triangular e bem definida. A tomografia computadorizada de tórax demonstra o tecido pulmonar sequestrado, a vascularização e, se presentes, outras malformações associadas. A angiotomografia computadorizada é o exame de escolha para o diagnóstico pós-natal, para evidenciar a artéria anômala de origem sistêmica e permitir o planejamento cirúrgico.

O sequestro intrapulmonar não acomete preferencialmente nenhum dos segmentos pulmonares. Contudo, alguns autores relataram uma frequência maior no segmento basal posterior do lobo inferior esquerdo. Os pacientes, usualmente, apresentam infecção. Em pacientes mais velhos, a hemoptise é comum. Uma radiografia de tórax realizada durante um período sem infecção ativa revela uma massa; um nível hidroaéreo pode estar presente.

O sequestro extrapulmonar é muito mais comum em homens, e quase sempre localizado no lobo inferior do pulmão esquerdo (80%) junto ao seio costofrênico. Essa lesão é envelopada por uma cobertura pleural e está associada a hérnias diafragmáticas e outras anormalidades, como duplicação de cólon, anormalidades vertebrais e hipoplasia pulmonar. Muitos desses pacientes estão assintomáticos quando a massa é descoberta em radiografia de rotina do tórax. Outros pacientes se apresentam com sintomas respiratórios ou insuficiência cardíaca. Um sequestro extrapulmonar subdiafragmático pode se apresentar como massa abdominal na ultrassonografia pré-natal. O advento da ultrassonografia pré-natal também permitiu evidenciar que os sequestros pulmonares podem regredir espontaneamente antes do nascimento.

Pacientes com sequestro pulmonar podem apresentar um sopro contínuo à ausculta na região do dorso onde se localiza a lesão.

A aortografia pode ser feita para confirmar o diagnóstico e evidenciar o suprimento sanguíneo sistêmico da lesão; embora a ultrassonografia com doppler e a ressonância nuclear magnética sejam suficientes para o diagnóstico. Para o planejamento cirúrgico é necessário a angiotomografia computadorizada ou a aortografia.

Tratamento

O tratamento do sequestro intrapulmonar é a remoção cirúrgica da lesão, um procedimento que, em geral, exige a excisão de todo o lobo envolvido, deste modo, uma lobectomia. Uma ressecção segmentar ocasionalmente é suficiente. A ressecção cirúrgica da área acometida é recomendada no sequestro extrapulmonar.

O suprimento sanguíneo de ambos os tipos de sequestro pulmonar é proveniente da circulação sistêmica, geralmente da aorta torácica descendente ou abdominal. A drenagem venosa ocorre para as veias pulmonares no sequestro intrapulmonar, e para o sistema venoso sistêmico (veia ázigo ou veia porta) no sequestro extrapulmonar. A identificação do suprimento sanguíneo antes da cirurgia previne a secção inadvertida desta artéria sistêmica.

Enfisema lobar congênito

O enfisema lobar congênito (ELC) é uma anomalia pulmonar rara, também chamado hiperinsuflação pulmonar infantil (Figura 10.3).

Ocorre em 1 a cada 20.000 a 30.000 nascimentos.[5]

Figura 10.3. Enfisema lobar congênito

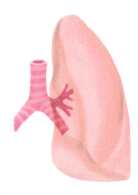

Fisiopatologia

A causa do ELC seria uma deficiência no desenvolvimento das cartilagens brônquicas que ocorre aproximadamente em 25% dos casos, e em aproximadamente 50% dos casos não há uma causa definida. Nos 25% restantes dos casos, a obstrução do brônquio lobar é causada por uma estenose brônquica idiopática que leva a um mecanismo valvular, que também pode ser resultante de um tampão mucoso ou de alterações vasculares. A compressão externa por vasos aberrantes, retalhos redundantes da mucosa brônquica e dobradura dos brônquios, causada por herniação mediastinal, também têm sido descritos como causas de obstrução brônquica.

O ELC é caracterizado por uma hiperinsuflação de um lobo pulmonar por aprisionamento aéreo, resultando em distensão do lobo e provocando um efeito de massa que comprime os demais lobos e desvia o mediastino, levando a repercussões hemodinâmicas.[2]

Manifestações clínicas

As manifestações clínicas podem ser desde uma disfunção ventilatória leve até um quadro de insuficiência respiratória grave e aguda ao nascimento.

A maioria dos pacientes é assintomático logo após o nascimento e no período neonatal, e se tornam sintomáticos por volta dos 5 a 6 meses em 5% dos pacientes. Muitos casos são diagnosticados por ultrassonografia pré-natal. Em alguns pacientes, o ELC permanece sem diagnóstico até a idade escolar ou mais. Os sinais variam de taquipneia e sibilância leves até uma dispneia grave com cianose. Pode afetar um ou mais lobos; afeta os lobos superiores e médio, e o mais comum é o lobo superior esquerdo. Essencialmente, o lobo afetado não funciona por causa da hiperdistensão e pode ocorrer atelectasia do pulmão normal ipsilateral. Com a progressão da distensão, o mediastino é desviado contra o hemitórax contralateral, provocando um dano funcional também no pulmão contralateral.

O ELC é duas vezes mais comum em homens do que em mulheres. Até 10% desses pacientes apresentam anormalidades associadas, sendo as mais comuns de origem cardíaca.

Diagnóstico

O lobo hipertransparente e o desvio do mediastino, geralmente, são revelados por exame radiológico feito ao nascer, ou por meio de uma radiografia simples de tórax em consulta de rotina. Além disso, o ELC pode ser diagnosticado no período pré-natal por ultrassonografia.

A tomografia computadorizada é essencial para o diagnóstico e pode demonstrar a anatomia aberrante da lesão, e uma RNM ou angiorressonância podem demonstrar lesões vasculares que podem estar causando compressão extraluminal. Os estudos de mapeamento nuclear são úteis para demonstrar alterações da perfusão do lobo afetado. O diagnóstico diferencial inclui pneumonia com ou sem derrame, pneumotórax e MAC.

A broncofibroscopia é recomendada para descartar obstrução por tampões de muco, corpos estranhos e constatar alterações na via aérea.

Tratamento

O tratamento cirúrgico imediato, com excisão do lobo, está indicado quando há cianose e angústia respiratória grave. Portanto, a lobectomia por toracotomia ou videoassistida é a ressecção de escolha em crianças sintomáticas.

Entretanto, para as crianças assintomáticas e as oligossintomáticas, a abordagem ainda permanece controversa. Alguns estudos descrevem a involução com resolução espontânea durante o pré e o pós-natal, sugerindo que essa patologia é um processo reversível.

Agenesia e aplasia pulmonares

Etiologia e patologia

A agenesia pulmonar envolve a ausência completa do pulmão associada à inexistência do coto brônquico e da carina. Difere da aplasia, que envolve a ausência de pulmão mas o coto brônquico e a carina estão presentes.

A agenesia pulmonar bilateral é incompatível com a vida. É considerada um traço autonômico recessivo, com base nos registros de pacientes com pais consanguíneos. A incidência estimada é de 1 a cada 10.000 a 15.000 nascimentos (Figura 10.4).

Manifestações clínicas e prognóstico

A agenesia unilateral pode ter poucos sintomas e achados não específicos, fazendo com que somente 33% dos casos sejam diagnosticados enquanto o paciente estiver vivo. Frequentemente, está associada a

Figura 10.4. Agenesia de pulmão e hipoplasia

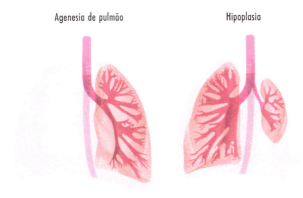

Agenesia de pulmão   Hipoplasia

outras anomalias congênitas, como a síndrome VACTERL (V = anomalias vertebrais, A = atresia anal, C = cardiopatia congênita, TE = fístula traqueoesofágica, R = anomalias renais e L = anomalia de membros – *limbs*), malformações faciais e esqueléticas ipsilaterais, e malformações do sistema nervoso central e do coração.

Os sintomas tentem a estar relacionados a complicações de via respiratória central, por compressão e/ou estenose traqueobrônquica. Nos pacientes sem o pulmão direito, a aorta pode comprimir a traqueia e causar sintomas obstrutivos por compressão extrínseca. A agenesia do pulmão direito tem morbidade e mortalidade maiores que a do pulmão esquerdo. O crescimento compensatório do restante do pulmão permite melhorar a troca gasosa, mas o desvio do mediastino pode levar à escoliose e compressão da via respiratória.

Diagnóstico e tratamento

As radiografias de tórax com evidências de colapso pulmonar ou lobar unilateral e desvio das estruturas do mediastino para o lado afetado podem levar, inicialmente, à suspeita de aspiração de corpo estranho, oclusão por rolha de muco ou lesões brônquicas expansivas. O diagnóstico correto exige um alto índice de suspeita para evitar riscos desnecessários de uma broncoscopia, que inclui a possibilidade de perfuração do brônquio rudimentar. A tomografia computadorizada de tórax fornece o diagnóstico, embora possa ser sugerido por alterações crônicas da parede torácica e da expansão pulmonar contralateral. O tratamento conservador é usualmente recomendado, embora a cirurgia ofereça benefícios em casos selecionados.

Hipoplasia pulmonar
Etiologia e patologia

A hipoplasia pulmonar envolve a redução tanto do número de alvéolos quanto da geração de vias respiratórias. A hipoplasia pode ser bilateral, como ocorre no oligoidrâmnio, ou na distrofia torácica, ou unilateral. Em geral, é secundária a outros distúrbios intrauterinos que produzem danos ao desenvolvimento normal dos pulmões, como deformidades da coluna torácica e do gradeado costal, derrames pleurais associados à hidropsia fetal, malformação adenomatoide cística e hérnias diafragmáticas congênitas, que restringem fisicamente o pulmão em desenvolvimento. Qualquer afecção que produza oligoidrâmnio (insuficiência renal fetal ou ruptura prematura e prolongada das membranas) também pode levar à diminuição do crescimento dos pulmões. Nessas condições, a ramificação das vias respiratórias e das artérias é inibida, limitando assim a área de superfície capilar.

Manifestações clínicas

A hipoplasia geralmente é reconhecida no período neonatal, seja pela insuficiência respiratória, seja pelo desenvolvimento de hipertensão pulmonar persistente. Uma apresentação tardia (taquipneia) em situação de estresse ou infecção respiratória viral pode ser vista em lactentes com hipoplasia pulmonar.

Tratamento

O tratamento é de suporte. O resultado é determinado pela severidade dos problemas médicos subjacentes, a extensão da hipoplasia e o grau de hipertensão pulmonar. Nos pacientes assintomáticos, nenhuma terapia é requerida, enquanto naqueles com sintomatologia exacerbada, pode ser necessário desde oxigenoterapia prolongada e oxigenação por membrana extracorpórea (ECMO) até a alternativa de transplante pulmonar.

Referências bibliográficas

1. Lucas M, Graça A, Pereira L, Barreto C, Bandeira T. Malformações pulmonares congênitas – apresentação de casuística e revisão da literatura. Acta Pediatr Port. 2002; 3(33):157-68.
2. Andrade CF, Ferreira HPC, Fischer GB. Malformações pulmonares congênitas. J Bras Pneumol. 2011; 37(2):259-71.
3. Stocker JT. Congenital pulmonary airway malformation: a new name and an expanded classification of congenital cystic adenomatoid malformation of the lung. Hystopathology. 2002; 41(suppl 2):424-31.
4. Amraoui WE, Bentalha A, Hamri H, El Kettani SE, El Koraichi A. Congenital cystic adenomatoid malformation – danger of misdiagnosis: a case report. J Med Case Report. 2017; 11:212. doi 10.1186/s13256-017-1349-5.
5. Walsh TA, Gopagondanahalli KR, Malhotra A. Willians-Beuren Syndrome and Congenital Lobar Emphisema: Uncommon Association with Comom Pathology? Case Reports in Pediatrics; 2017 doi.org/10.1155/2017/3480980.

Capítulo 11

Tratamento da hemoptise maciça

Benoit J. Bibas

Introdução

Hemoptise é definida como expectoração de sangue, oriundo do parênquima pulmonar ou das vias aéreas. Historicamente, a hemoptise era definida em maciça ou não, com base na quantidade de sangue expectorado. Um volume de sangue ≥ 200 mL em 24 horas era considerado como hemoptise maciça. Todavia, a quantificação do sangramento é difícil e pouco prática. Assim, o conceito atual de hemoptise maciça denota um sangramento oriundo de via aérea superior ou inferior, que curse com a necessidade de intervenção de urgência e/ou emergência. Assim, necessidade de hospitalização, transfusão sanguínea, intubação orotraqueal, hipoxemia e hipotensão são considerados marcadores atuais de hemoptise maciça.

Anatomia

Hemoptise maciça, habitualmente, se origina de vasos brônquicos (90%). Menos frequentemente, da aorta (fístula aortobrônquica, aneurisma roto) ou vasos sistêmicos não brônquicos (artérias intercostais, coronárias e torácica interna). Em uma minoria dos casos, o sangramento tem os vasos pulmonares como causa (5%).

Em doenças inflamatórias ou infecciosas do pulmão, alterações na vasculatura pulmonar e brônquica podem ocorrer. Aumento do fluxo sanguíneo e tortuosidade dos vasos brônquicos são achados usuais. Além disso, anastomoses entre artérias brônquicas e veias pulmonares podem se tornar proeminentes, com desenvolvimento de vasos colaterais, o que aumenta o risco de sangramento na via aérea.

Etiologia

O sangramento na via aérea pode ter como origem: 1) via aérea proximal, como a traqueia, brônquios principais e lobares; e 2) via aérea distal e parênquima pulmonar.

» Sangramento de via aérea proximal: tumores malignos da via aérea representam a causa mais comum de sangramento (Figura 11.1). Os sangramentos desse tipo podem ser abordados por broncoscopia terapêutica, com cauterização do sangramento, desde que possam ser visualizados por broncoscopia flexível ou rígida (Tabela 11.1).

Figura 11.1. Endoscopia respiratória mostra tumoração com obstrução total do brônquio principal direito

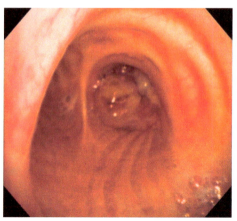

Tabela 11.1. Causas de sangramento de via aérea proximal

Malignas	Benignas
Carcinoma epidermoide de pulmão	Iatrogênica
Carcinoma adenoide cístico de traqueia	Fístula traqueoinominada
Tumor carcinoide	Broncolitíase
Carcinoma mucoepidermoide	Doenças inflamatórias
Metástases endobrônquicas: rim, mama, sarcomas, cólon	Lesão de Dieulafoy brônquica
	Trauma

» Sangramentos da via aérea distal e parênquima pulmonar: grande parte das doenças pulmonares pode cursar, em algum momento, com hemoptise. O tratamento da hemoptise, nestas situações, habitualmente, requer o tratamento da doença de base (Figura 11.2). As causas mais comuns estão descritas na Tabela 11.2.

Figura 11.2. (A) Tomografia de tórax com cavitação pulmonar e aspergiloma; (B) Espécime cirúrgico ressecado com cavidade pulmonar e conteúdo compatível com *Aspergillus*

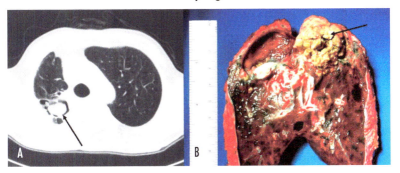

Tabela 11.2. Causas de sangramento de via aérea distal

Vasculites

Coagulopatia

Doenças cardiovasculares
Estenose mitral
Malformações arteriovenosas
Embolia pulmonar

Infecções pulmonares
Tuberculose
Bronquiectasias
Aspergilose/aspergiloma

Neoplasias malignas
Primária de pulmão
Metastáticas

Corpo estranho endobrônquico

Iatrogênica
Biópsias pulmonares
Broncoscopia
Trauma

Abscesso pulmonar

Avaliação do paciente com hemoptise

Estabilização

- » Anamnese.
- » Inspeção das cavidades oral e nasal (afastar "falsa hemoptise").
- » Dois acessos venosos calibrosos.
- » Exame laboratoriais e de coagulação (afastar coagulopatia e uso de medicações anticoagulantes).
- » Radiografia de tórax PA e perfil.
- » Tomografia de tórax (se estável).
- » Em caso de hemoptise maciça e local identificável em exame de imagem, o paciente deve ser posicionado em decúbito lateral, com o lado afetado para baixo. Esta medida previne a inundação do lado contralateral com sangue.

Avaliação da via aérea

- » Se houver risco de asfixia, é necessária intubação. Deve-se utilizar tubo orotraqueal número 8,0 F ou maior.
- » Intubação com tubo seletivo (duplo lúmen) deve ser realizada com cautela e por indivíduos experientes. Estes tubos têm orifícios de ventilação pequenos e a aspiração de sangue pode não ser adequada.
- » Broncoscopia pode ser realizada através de tubo orotraqueal para aspiração de coágulos.

Tabela 11.3. Comparação dos broncoscópios rígido e flexível

	Visualização	Ventilação	Instrumentação	Aspiração
Broncoscopia rígida	Brônquios lobares	Permite	Instrumentos rígidos e flexíveis	Bastante efetiva
Broncoscopia flexível	Brônquios segmentares	Não permite	Instrumentos flexíveis até 2-2,8 mm	Limitada (se secreção espessa)

Controle de sangramento

Broncoscopia rígida e flexível

A broncoscopia rígida é o método de escolha no tratamento da hemoptise maciça. Permite excelente visualização da via aérea, ventilação e aspiração de sangue e coágulos. Além disso, todas as modalidades de cauterização e energia podem ser utilizadas através do broncoscópio rígido para hemostasia da lesão sangrante. Ainda, permite ressecção de tumores com o bisel do aparelho. Todavia, o procedimento requer anestesia geral e treinamento específico. Além disso, nem todos os serviços tem à disposição um conjunto de broncoscopia rígida (Tabela 11.3).

O broncoscópio flexível tem a vantagem de ser amplamente disponível e de fácil manipulação. Sua utilização é amplamente difundida e de fácil aprendizado. Os aparelhos chamados terapêuticos possuem canais de aspiração calibrosos (2,8 mm) que permitem uma aspiração eficaz de secreções. Todavia, não permitem a ventilação simultânea.

Lesões visíveis à broncoscopia podem ser cauterizadas com dispositivos de energia. Os mais utilizados são o eletrocautério e o Argon Plasma. Podem ser utilizados através do broncoscópio rígido ou flexível. Outras formas de hemostasia incluem o uso de solução salina gelada e/ou com epinefrina diluída (1:20.000) (Figura 11.3).

Embolização por radiologia intervencionista

Embolização de artérias brônquicas é bastante útil na hemoptise maciça, e se baseia no fato de que 90% dos sangramentos se origina

Figura 11.3. Fluxograma de diagnóstico e tratamento de hemoptise maciça

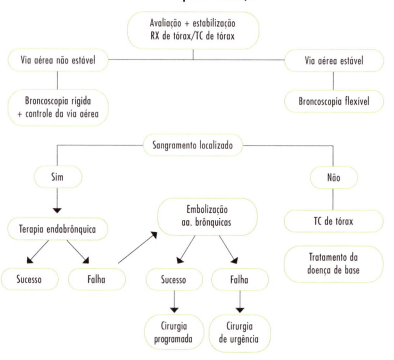

no sistema arterial brônquico, que é de alta pressão. Deve ser realizado após estabilização inicial do quadro agudo. Pode ser realizado antes ou depois da broncoscopia, a depender da gravidade do caso.

O procedimento é realizado por hemodinâmica, através de artéria femoral e um cateter de 3 F. As artérias brônquicas são identificadas e, se suspeitas (hemorragia, tortuosidade), são embolizadas com microesferas ou esponja de gelatina absorvível. Espera-se um controle de sangramento de até 90% com o procedimento.

A taxa de novo sangramento depende da causa da hemoptise. Todavia, pode chegar a 30% em 30 dias. Assim, se o paciente for candidato a uma ressecção cirúrgica pulmonar, esta deve ser realizada logo após a embolização. Desse modo, a probabilidade de sangramento é menor.

Ressecção pulmonar

Em casos de hemoptise maciça, a cirurgia (ressecção pulmonar) é o último recurso para controle do sangramento. A taxa de mortalidade em uma ressecção pulmonar frente a uma hemoptise maciça pode ser de até 25-30%. Assim, recomenda-se que antes de uma ressecção pulmonar sejam realizadas manobras para controlar ou diminuir o sangramento, como a broncoscopia e/ou a embolização de artérias brônquicas.

Estudos recentes demonstram que cirurgias de ressecção pulmonar "semieletivas" após controle do sangramento têm taxas de morbimortalidade comparáveis a um cenário eletivo.

Conclusão

Hemoptise maciça é um problema médico complexo e que requer abordagem multidisciplinar. O foco principal deve ser a estabilização do paciente e proteção da via aérea. A ressecção cirúrgica da lesão pulmonar, se factível, deve ocorrer somente após o controle do sangramento.

Bibliografia Consultada

Earwood JS, Thompson TD. Hemoptysis: evaluation and management. Am Fam Physician. 2015; 91(4):243-9.

Sakr L, Dutau H. Massive hemoptysis: an update on the role of bronchoscopy in diagnosis and management. Respiration. 2010; 80(1):38-58.

Yendamuri S. Massive Airway Hemorrhage. Thorac Surg Clin. 2015; 25(3):255-60.

Parte 3

Pleura

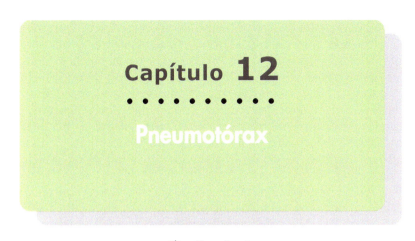

Capítulo 12

Pneumotórax

Filippe Moura Gouvêa
Orival de Freitas Filho

Introdução

O pneumotórax é definido como acúmulo de ar na cavidade pleural. Embora esse ar possa originar-se de diversas fontes levando ao colapso pulmonar, a lesão da pleura visceral com escape aéreo pelo parênquima pulmonar adjacente é a etiologia mais comum. Didaticamente, o pneumotórax pode ser classificado como espontâneo ou adquirido.

O pneumotórax espontâneo ocorre de maneira abrupta, sem trauma ou manipulação da cavidade pleural. Pode ser subdividido em primário, quando não há doença pulmonar preexistente, ou secundário, quando ocorre em pacientes com evidência radiográfica de doença pulmonar, mais comumente DPOC.

Já o pneumotórax adquirido pode ser subdividido em traumático, quando decorre de trauma torácico direto, comumente associado a fratura de arcos costais, ou iatrogênico, quando ocorre como consequência de procedimentos diagnósticos ou terapêuticos em que há violação da cavidade pleural ou lesão pulmonar.

Fisiopatologia

Quando há comunicação do espaço pleural com o ar proveniente dos pulmões, através da pleura visceral, ou com o ambiente externo, através da pleura parietal, ocorre um influxo de ar na cavidade pleural até equalização das pressões pleural e atmosférica. A consequência desse fenômeno é o colapso parcial ou total do pulmão com alterações na mecânica ventilatória, redução da capacidade pulmonar total, capacidade vital e capacidade residual pulmonar. Além disso, ocorre alteração da taxa de ventilação-perfusão e *shunt* pulmonar, levando à hipoxemia.

Em algumas situações, desenvolve-se um mecanismo valvular unidirecional, onde o ar penetra a cavidade pleural e não consegue ser evacuado. Desse modo, ocorre aumento progressivo da pressão intrapleural com desvio do mediastino e comprometimento hemodinâmico grave. Essa condição é chamada pneumotórax hipertensivo e requer alívio imediato da pressão pleural.

Pneumotórax espontâneo

Pneumotórax espontâneo primário

Etiologia

Apesar de ainda ser tema controverso, a principal causa do pneumotórax espontâneo primário (PEP) parece ser explicada pela ruptura de pequenos *blebs* subpleurais. Embora seu mecanismo não seja completamente compreendido, o tabagismo está associado ao surgimento e recorrência do PEP.

Apresentação clínica

Sintomas:
» Dor torácica.
» Dispneia.

Exame físico:
» Diminuição da expansibilidade torácica.
» Murmúrio vesicular abolido do lado acometido.
» Enfisema de subcutâneo (raro, mais associado à complicação de procedimentos de drenagem).

Exames de imagem

A radiografia simples de tórax é suficiente para confirmação diagnóstica. O principal achado é a presença de ar na cavidade pleural, observado pela presença da linha de reflexão pleural visceral normalmente imperceptível (Figura 12.1). Nos casos de pneumotórax hipertensivo, pode-se observar achatamento da cúpula diafragmática e desvio contralateral do mediastino.

Observação: Nos casos de pneumotórax hipertensivo, dada a gravidade do quadro, a evacuação do espaço pleural, aliviando a alta pressão pleural, deve ser imediata, não devendo se aguardar exames complementares para a conduta.

A tomografia de tórax (TC), além de diagnosticar o pneumotórax, fornece informações adicionais como presença ou não de bolhas apicais subpleurais (*blebs*), suas dimensões, localização e da existência ou não de doença contralateral (Figura 12.2). Além disso, a TC permite estimar o tamanho do pneumotórax de maneira mais precisa.

Figura 12.1. Pneumotórax espontâneo evidenciado em radiografia simples de tórax (A). Destaca-se linha de reflexão da pleura visceral (B)

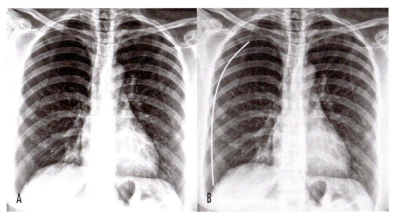

Figura 12.2. TC de tórax evidenciando *blebs* subpleurais em paciente portador de pneumotórax espontâneo de repetição

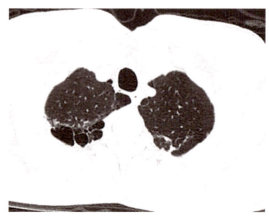

Tratamento

Observação

Pacientes assintomáticos, hígidos e com pneumotórax pequeno podem ser tratados de forma expectante. É importante o seguimento rigoroso desses pacientes, com instituição de terapêutica adequada, se houver qualquer sinal clínico ou radiográfico de progressão.

Drenagem pleural

A drenagem pleural com toracostomia tubular conectada a sistema unidirecional em selo d'água (Figura 12.3) permanece como o tratamento de escolha para o primeiro episódio não complicado de PEP moderado/grande. Com a drenagem adequada, ocorre reexpansão pulmonar quase imediata e o escape aéreo costuma cessar em torno de 24 a 48 horas. O uso de aspiração pleural contínua (-10 a -20 cmH$_2$O), embora possa auxiliar a manter a reexpansão pulmonar, não é utilizada de rotina na nossa prática, sendo reservada para casos selecionados. O dreno é removido após parada do escape aéreo e é aconselhável realização de radiografia de controle, já que recorrências após a retirada do dreno não são incomuns.

Figura 12.3. Sistema de drenagem pleural fechada em selo d'água com dreno tubular 38 Fr e frasco reservatório de 2.000 mL

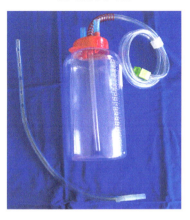

Nos casos de escape aéreo persistente, pode-se realizar a troca do sistema de selo d'água para válvula de Heimlich (Figura 12.4), o que permite melhor mobilidade ao paciente e seguimento ambulatorial.

Mais recentemente, têm sido difundidos os sistemas de drenagem pleural com cateteres finos tipo *pigtail*, variando de 10 a 14 Fr de diâmetro (Figura 12.5). Esses sistemas são também conectados à válvula de Heimlich e tornam o manejo ambulatorial mais fácil. Além disso, por serem mais finos, costumam ser mais bem tolerados pelos pacientes, que referem menos dor durante a passagem e enquanto permanecem com o dreno.

Figura 12.4. Válvula unidirecional tipo Heimlich

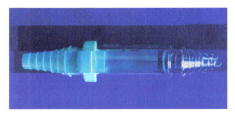

Figura 12.5. Sistemas comerciais de drenagem pleural para pneumotórax Cook® e Cremer®

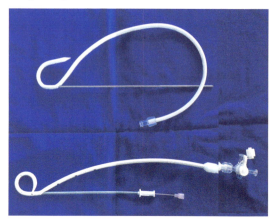

Tratamento cirúrgico

Estima-se que a taxa de recorrência do PEP após o primeiro episódio é de cerca de 20% nos primeiros dois anos. O tratamento cirúrgico logo após o primeiro episódio para prevenir essa recorrência ainda é tema bastante controverso e não faz parte da nossa rotina. Dessa maneira, reservamos o tratamento cirúrgico após o primeiro episódio não complicado para situações especiais, como no caso de pacientes com ocupação de risco (aviadores, mergulhadores etc.) ou residentes em regiões remotas, sem acesso ao sistema de saúde. Nos casos de PEP complicado com escape aéreo prolongado, hemotórax ou falha na reexpansão pulmonar, está indicada a intervenção cirúrgica para controle das complicações, mesmo se tratando do primeiro episódio.

A partir do segundo episódio de PEP, o risco de recorrência passa a ser de 50% em dois anos, e a maioria dos autores concorda com a indicação cirúrgica nesses casos. A cirurgia consiste na ressecção do ápice pulmonar com bolhas e *blebs*, associado à pleurectomia parietal ou abrasão pleural. O acesso mais recomendado é o minimamente invasivo com videotoracoscopia de três portais (VATS). Podem ser utilizadas, ainda, a toracotomia axilar ou minitoracotomia, de modo que a toracotomia posterolateral completa quase nunca é necessária.

Pneumotórax espontâneo secundário

Como já destacado, o pneumotórax espontâneo secundário (PES) decorre de doenças pulmonares e sistêmicas que levam ao acúmulo de ar no espaço pleural. A principal causa de PES é a doença pulmonar obstrutiva crônica (DPOC) e, nesses pacientes, a ocorrência de pneumotórax espontâneo denota doença avançada, sendo considerado um marcador de sobrevida. Diversas outras doenças predispõem à ocorrência de pneumotórax (Tabela 12.1).

O manejo desses pacientes deve ser individualizado, já que se trata de grupo bastante heterogêneo, mas o princípio geral do tratamento é similar ao do PEP.

Pacientes oligossintomáticos e com pneumotórax pequeno podem ser observados, mas, como na maioria dos casos, os pacientes apresentam comprometimento da função pulmonar, e a intervenção tende a ser mais precoce. Discute-se o papel da pleurodese, principalmente, em pacientes com indicação de transplante pulmonar (p. ex., fibrose cística), já que tal procedimento estaria associado a maior tempo cirúrgico e mais sangramento no transplante pulmonar. Estudos mais

Tabela 12.1. Causas de pneumotórax espontâneo secundário

Inflamatórias	Doença pulmonar obstrutiva crônica (DPOC), asma grave, fibrose pulmonar, sarcoidose, linfangioliomiomatose, histiocitose X
Neoplásicas	Pulmão, esôfago (com fístula)
Infecciosas	Pneumonia por *Staphylococcus*, *Klebsiella*, *Pneumocystis*; tuberculose
Supurativas	Bronquiectasias, fibrose cística
Outras	Ruptura espontânea do esôfago (síndrome de Boerhaave), artrite reumatoide, catamenial, síndrome de Marfan, síndrome de Ehlers-Danlos, síndrome do desconforto respiratório do adulto

recentes sugerem que intervenções pleurais prévias não seriam contraindicação ao transplante pulmonar e que os desfechos seriam semelhantes ao grupo-controle.

Pneumotórax adquirido

Introdução

O pneumotórax adquirido acontece após a violação do espaço pleural, permitindo saída de ar dos pulmões após lesão pulmonar com ruptura da pleura visceral ou entrada de ar do meio externo através de defeito na parede torácica e ruptura da pleura parietal. É subdividido em iatrogênico, quando ocorre após procedimentos médicos diagnósticos ou terapêuticos, ou traumático, quando após ferimento penetrante ou contuso sobre a parede torácica.

Pneumotórax traumático

Epidemiologia

O trauma figura entre as três principais causas de morte nos Estados Unidos, superado apenas pelas doenças cardiovasculares e neoplasias. Na faixa etária até os 40 anos é a principal causa de morte. Estima-se que o trauma torácico contribua com cerca de 20% a 25% desses óbitos.

O pneumotórax é a segunda lesão mais observada no trauma torácico, atrás apenas das fraturas de costela, e pode ser observado em até 50% dos pacientes vítimas de trauma torácico. Sabemos que o pneumotórax também pode ocorrer após trauma abdominal fechado, embora mais raro.

Com a difusão da tomografia computadorizada, mais pacientes são diagnosticados com pneumotórax após trauma torácico, sendo criada a expressão "pneumotórax oculto" para nos referirmos ao pneumotórax que não é percebido em radiografia simples de tórax em posição supina, sendo um achado adicional em TC de tórax ou abdome superior.

Apresentação clínica

Um pequeno percentual de pacientes pode apresentar, na admissão hospitalar ou mesmo na cena do trauma, pneumotórax hipertensivo e necessitar de tratamento imediato; porém, estima-se que a maioria dos pneumotórax são ocultos ou com pouca repercussão respiratória.

Nesses casos, o índice de suspeição deve ser elevado e o mecanismo de trauma e condição clínica do paciente vão nortear a conduta e solicitação de exames complementares.

É importante salientar que, mesmo um pneumotórax pequeno pode ter evolução desfavorável e progredir rapidamente nesses pacientes, já que, devido a lesões associadas, frequentemente há necessidade de intubação orotraqueal e ventilação com pressão positiva.

Além disso, escape aéreo persistente e enfisema de subcutâneo importante associado a pneumomediastino levam à suspeita de lesão de grandes vias aéreas.

Exames de imagem

No atendimento inicial ao politraumatizado é rotina a realização de radiografia de tórax, e boa parte dos casos de pneumotórax pode ser diagnosticada por esse método. Achados adicionais na radiografia podem incluir fraturas de arcos costais e hemotórax. Com a evidência atual favorecendo o uso da TC de corpo inteiro (*full-body CT*) em pacientes vítimas de trauma, a TC de tórax tem sido mais difundida e realizada de maneira mais permissiva no trauma torácico.

Tratamento

De maneira geral, o tratamento do pneumotórax traumático consiste na drenagem pleural. Esse tratamento costuma solucionar a maioria dos casos, com até 80% dos pacientes tendo resolução do escape aéreo em 12 horas. Apesar disso, muito se discute a respeito da conduta expectante, principalmente nos casos de trauma torácico isolado em pacientes não submetidos a ventilação com pressão positiva. Embora essa conduta seja admissível, ressaltamos que se trata de exceção e via de regra a drenagem pleural deve ser realizada.

O tratamento cirúrgico fica reservado para os casos de escape aéreo persistente, falha na reexpansão pulmonar e escape aéreo maciço impossibilitando a ventilação, o que leva à suspeita de lesão traqueobrônquica, podendo ser confirmada por broncoscopia. Há grande controvérsia com relação ao momento ideal para intervenção cirúrgica, porém as evidências mais recentes favorecem a intervenção precoce com VATS, de modo que pacientes com escape aéreo persistente por mais de 72 horas devem ser considerados para tratamento cirúrgico.

Pneumotórax iatrogênico
Epidemiologia

O pneumotórax iatrogênico (PI) é uma condição frequente e crescente devido ao maior número de procedimentos invasivos realizados, além do aumento no número de pacientes em ventilação mecânica. Apesar disso, sua real incidência e proporção com relação ao pneumotórax traumático e espontâneo ainda não está clara, com fontes divergentes na literatura. Sabemos ainda que essa condição é particularmente frequente em certos procedimentos, sendo as cinco principais causas: biópsia pulmonar transtorácica com agulha, cateterização de veia subclávia, toracocentese, biópsia pulmonar transbrônquica, biópsia pleural com agulha e ventilação com pressão positiva (barotrauma) (Tabela 12.2).

Apesar de ser condição com resolução relativamente simples, pode evoluir para quadros graves, como o pneumotórax hipertensivo (Figura 12.6), e resulta em aumento significativo na morbimortalidade, tempo de internação em terapia intensiva, tempo de internação hospitalar e custo.

Tabela 12.2. Causas de pneumotórax iatrogênico

Punção venosa central

Biópsia transbrônquica

Biópsia transtorácica

Toracocentese

Biópsia pleural

Bloqueio de nervos cervicais e intercostais

Acupuntura

Assistência ventilatória mecânica (barotrauma)

Massagem cardíaca externa

Procedimentos abdominais (cirurgia laparoscópica, punção hepática e renal para biópsia)

Figura 12.6. Pneumotórax hipertensivo após tentativa de passagem de cateter central em veia jugular interna esquerda. Paciente internado em UTI em pós-operatório de cirurgia cardíaca

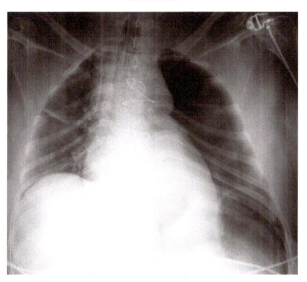

Diagnóstico

A suspeita clínica decorre de piora ventilatória ou hemodinâmica após algum procedimento que possa ocasionar o pneumotórax. O grau de comprometimento respiratório depende da função pulmonar prévia do paciente e de outros fatores que contribuam para a morbidade do PI. Deve-se levar em conta que, em geral, são pacientes graves, submetidos a procedimentos para manejo de outras comorbidades.

O diagnóstico do PI, usualmente, é feito com radiografia de tórax. Eventualmente, pode ser flagrado em exames como TC de tórax realizada para outros fins. Com a maior disponibilidade de ultrassonografia de tórax no ambiente de terapia intensiva, esse método pode ser de grande auxílio já que pode ser prontamente realizado à beira-leito e conferir sensibilidade maior que a radiografia de tórax, especialmente com uso de *probe* linear para avaliação do sinal do deslizamento pleural.

Tratamento

O princípio do tratamento do PI é similar ao que já foi discutido para o pneumotórax traumático. Pacientes estáveis, em ventilação espontânea e sem comorbidades podem ser observados. Recomenda-se a drenagem pleural para pacientes mantidos em ventilação com pressão positiva e com repercussões respiratórias ou hemodinâmicas.

A maior disponibilidade de conjuntos de drenagem pleural com dreno de menor calibre acoplado à válvula de Heimlich tem tornado a indicação de drenagem mais liberal. Além disso, a condução ambulatorial desses pacientes torna-se mais fácil.

Novamente, a conduta cirúrgica fica reservada para as complicações como escape aéreo persistente e infecções pleurais. Escape aéreo persistente por mais de 72 horas deve levantar suspeita para a necessidade de intervenção cirúrgica, principalmente em pacientes sem doença pulmonar.

Bibliografia Consultada

Bintcliffe OJ, Hallifax RJ, Edey A, Feller-Kopman D, Lee YC, Marquette CH, Tschopp JM, West D, Rahman NM, Maskell NA. Spontaneous pneumothorax: time to rethink management? Lancet Respir Med. 2015; 3(7):578-88.

Despars JA, Sassoon CSH, Light RW. Significance of iatrogenic pneumothoraces. Chest. 1994; 105:1147-50.

Light RW. Pleural diseases. 5 ed. Baltimore: Lippincott, Williams and Wilkins; 2007.

Patterson GA, Cooper JD, Deslauriers J, et al. Pearson's thoracic and esophageal surgery. 3 ed. Philadelphia: Churchill Livingstone. 2008; 1094-107.

Schramel FM, Postmus PE, Vanderschueren RG. Current aspects of spontaneous pneumothorax. Eur Respir J. 1997; 10:1372-9.

Capítulo 13

Investigação do derrame pleural

Filippe Moura Gouvêa
Ricardo Mingarini Terra

Introdução/definição

A pleura é uma membrana serosa dupla que recobre a face interna da parede torácica (pleura parietal) e o pulmão (pleura visceral), e a transição entre estas ocorre no hilo pulmonar. O espaço entre esses dois folhetos é chamado de espaço pleural e, em condições fisiológicas, é preenchido por uma fina camada de fluido pleural, portanto, constituindo um espaço virtual.

Em situações anormais, pode haver acúmulo de líquido no espaço pleural levando ao que chamamos derrame pleural (DP). O objetivo na condução desses pacientes é estabelecer um diagnóstico de maneira objetiva, a fim de evitar procedimentos invasivos diagnósticos desnecessários e minimizar a quantidade de procedimentos terapêuticos.

Epidemiologia

O DP é uma condição muito frequente, com incidência estimada em mais de 1,3 milhão de casos por ano apenas nos Estados Unidos. Embora mais de 60 causas de DP sejam descritas, a grande maioria desses casos (cerca de 2/3) são causados por insuficiência cardíaca congestiva (ICC), pneumonia e neoplasias.

Fisiopatologia

O equilíbrio dinâmico entre a formação e a reabsorção do líquido pleural é fundamental para evitar o seu acúmulo. O volume encontrado varia entre 0,1 e 0,2 mL/kg, com taxa de formação de 0,01 mL/kg/h, sendo frequentemente renovado. A reabsorção é promovida pela extensa rede linfática presente na pleura parietal. Os movimentos respiratórios são importantes para a reabsorção do líquido pleural. Os capilares da pleura parietal também removem proteínas, hemácias e partículas.

Aumento na permeabilidade capilar (processos inflamatórios ou implantes tumorais), aumento na pressão hidrostática capilar (insuficiência cardíaca congestiva), diminuição da pressão oncótica (hipoalbuminemia), aumento na pressão negativa intrapleural (atelectasia) e diminuição da drenagem linfática (obstrução linfática por neoplasias) são mecanismos fisiopatológicos para a formação do DP.

Exame físico

Os sinais semiológicos do DP dependem do volume de líquido acumulado no espaço pleural. Derrames de pequena relevância (até 300 mL) costumam não trazer repercussões clínicas nem causar alterações no exame físico.

A partir do acúmulo de aproximadamente 500 mL de líquido no espaço pleural, tornam-se presentes os sinais clássicos de derrame pleural com macicez à percussão torácica, diminuição do frêmito toracovocal e diminuição do murmúrio vesicular no terço inferior do hemitórax acometido.

Com volumes maiores (> 1.000 mL), pode-se notar alargamento dos espaços intercostais, diminuição da expansibilidade torácica ipsilateral, macicez à percussão até o nível da escápula e egofonia.

Quando o DP ocupa todo o hemitórax, o exame físico evidencia alargamento importante dos espaços intercostais, expansibilidade mínima ou ausente do hemitórax ipsilateral, macicez à percussão e ausência de murmúrio vesicular em todo o hemitórax, com possibilidade de presença de som broncovesicular ou bronquial no terço superior, egofonia e baço ou fígado palpáveis ao exame abdominal devido ao rebaixamento da cúpula diafragmática.

Propedêutica armada
Diagnóstico por imagem
Radiografia

O exame inicial solicitado na suspeita de DP é a radiografia de tórax em duas incidências. Os achados na incidência posteroanterior costumam surgir com acúmulos superiores a 200 mL e são bem característicos. Podemos observar, inicialmente, velamento do seio costofrênico e volumes maiores de opacidade com sinal do menisco (Figura 13.1). Na radiografia em perfil, observamos borramento do ângulo costofrênico posterior com volumes tão pequenos quanto 50 mL. A incidência de Hjelm-Laurell (decúbito lateral com raios horizontais) pode nos ajudar aumentando a sensibilidade do método e indicando a presença de DP livre.

Figura 13.1. Radiografia de tórax em incidência posteroanterior evidenciando volumoso derrame pleural à esquerda com sinal do menisco

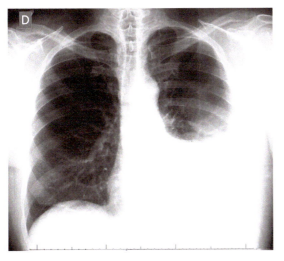

Ultrassonografia

A ultrassonografia (USG) é superior à radiografia para diagnosticar e quantificar o DP. A USG à beira-leito é particularmente útil para diagnosticar derrames pequenos em pacientes acamados, como em unidades de terapia intensiva, dada a baixa sensibilidade da radiografia nessas situações.

A USG tem ótima sensibilidade para detectar septações e diferenciar derrame de espessamento pleural. Septações estão presentes no DP maligno e nas infecções pleurais. Além disso, características do espaço pleural à USG, como espessamento pleural e diafragmático, permitem diferenciar derrames malignos de benignos.

Outro importante papel da USG é o de guiar procedimentos pleurais. Sabemos que a utilização da USG em procedimentos como toracocentese e drenagem pleural diminui a ocorrência de punção inadvertida de vísceras, além de aumentar o rendimento dos procedimentos, principalmente em DP de pequeno volume. Dessa maneira, recomendamos o uso da USG, sempre que possível, para guiar procedimentos pleurais.

Tomografia computadorizada

A tomografia computadorizada (TC) de tórax é o exame que fornece o maior número de informações sobre a cavidade pleural (Figura 13.2).

Figura 13.2. TC de tórax em janela de mediastino evidenciando volumoso derrame pleural livre à direita

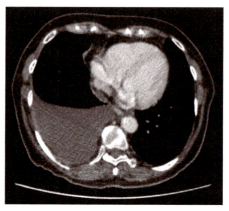

Permite saber se há derrame, o volume estimado do mesmo, se este é livre ou septado, homogêneo ou heterogêneo, se há pneumotórax associado, se existem atelectasias, espessamento pleural, entre outras. Além das informações sobre a pleura, a TC permite avaliar com fidelidade as outras estruturas torácicas, fornecendo o diagnóstico de lesões pulmonares e de parede torácica associadas.

Análise do líquido pleural

A toracocentese, também conhecida como punção pleural, pode ser realizada nos casos de DP, tendo dois objetivos principais: coleta de líquido para exames laboratoriais (toracocentese diagnóstica) e retirada de volume permitindo o alívio dos sintomas em casos de DP com grandes proporções (toracocentese terapêutica).

A aspiração de líquido pleural com sua análise laboratorial por meio de uma toracocentese é a forma inicial de avaliação invasiva de um DP. Os exames considerados básicos na investigação de um DP de origem indeterminada são proteína total, desidrogenase lática (DHL), pH, glicose, citologia diferencial, citologia oncótica, bacterioscopia, cultura com antibiograma, pesquisa de BAAR e fungos. Dependendo da suspeita diagnóstica, outros exames devem ser incluídos, como dosagem de triglicérides na suspeita de quilotórax, adenosina desaminase (ADA) na suspeita de tuberculose pleural, amilase na suspeita de rotura esofágica e pesquisa de células LE na suspeita de artrite reumatoide.

Aspecto

O aspecto macroscópico do líquido pleural auxilia no processo diagnóstico. São características importantes a quantidade, a cor, o odor e a transparência.

Embora alguns DP tenham aspecto macroscópico característico, como o aspecto leitoso do quilotórax ou purulento do empiema pleural, a sensibilidade do método é baixa, de modo que essa característica não deve ser utilizada de maneira isolada para definir o diagnóstico.

Diferenciação entre transudato e exsudato

Na investigação do DP, a primeira consideração a ser estabelecida é a classificação entre transudato e exsudato. Essa diferenciação é feita com base na relação dos valores dos níveis de proteína e DHL do líquido pleural e do plasma, conhecidos como critérios de Light (Tabela 13.1).

Tabela 13.1. Critérios para diferenciação de transudato e exsudato (critérios de Light)

Para ser considerado transudato, basta que um desses critérios seja positivo

Proteína pleural/proteína plasmática	Acima de 0,5
DHL pleural/DHL plasmático	Acima de 0,6
Valor de DHL no líquido pleural	> 2/3 acima do valor normal do plasma

Os transudatos decorrem de aumento na pressão hidrostática ou da diminuição da pressão coloidosmótica, enquanto os exsudatos resultam de um aumento da permeabilidade vascular (Tabela 13.2). Essa classificação nos sugere que, em caso de exsudato, a causa do DP esteja na própria pleura, e que nos transudatos, haja reflexo de doença sistêmica. Logo, quando o exame do líquido indicar um transudato, não se deve prosseguir com investigação invasiva da pleura. Já nos casos de exsudato, quando o exame do líquido somado às informações clínicas do paciente não estabelecer um diagnóstico, a biópsia pleural deve ser considerada como próximo passo na investigação.

Tabela 13.2. Causas comuns de transudato e exsudato

Transudato	Exsudato
• Insuficiência cardíaca congestiva • Cirrose hepática • Síndrome nefrótica • Diálise peritoneal • Glomerulonefrites • Mixedema	• Neoplasias • Parapneumônico • Tuberculose pleural • Embolia pulmonar • Afecções gastrointestinais (pancreatite, abscesso subfrênico, perfuração esofágica etc.) • Colagenoses e vasculites • Doença pleural induzida por drogas • Hemotórax • Quilotórax

pH e glicose

Diminuição de pH e glicose geralmente acontece em infecções pleurais complicadas, doenças do tecido conjuntivo (particularmente artrite reumatoide), tuberculose pleural e ruptura esofágica. Isoladamente, esses marcadores não definem a etiologia do DP.

Acidose do líquido pleural (pH < 7,3) reflete maior produção de ácido lático e dióxido de carbono devido ao aumento na atividade metabólica bem como queda no fluxo de íons hidrogênio através de uma membrana pleural anormal. Um aumento no consumo de glicose, sem devida reposição nas mesmas condições, leva a uma associação comum nesses derrames entre diminuição do pH e baixa concentração de glicose.

O principal valor clínico da medida do pH e glicose na avaliação do DP é o de auxiliar na decisão de drenagem tubular nos casos de infecção pleural. Quadros infecciosos com pH < 7,2 e glicose < 40 mg/dL devem ser avaliados com cautela e, via de regra, a drenagem pleural é indicada.

Citologia diferencial

A proporção de células no líquido pleural pode ser de grande ajuda para definir o correto diagnóstico frente a um DP.

Se a citologia do líquido demonstrar um predomínio linfocítico, as condições mais frequentemente associadas a esse tipo de derrame são neoplasias e tuberculose pleural. Entretanto, qualquer DP de evolução longa pode ser populado por linfócitos.

Já os líquidos predominantemente neutrofílicos estão associados a quadros agudos, sendo as principais causas o derrame parapneumônico, embolia pulmonar e tuberculose pleural na fase aguda.

Citologia oncótica

Nos casos suspeitos para neoplasia, a citologia oncótica do líquido pleural pode confirmar o diagnóstico de malignidade com sensibilidade em torno de 60%.

Análises mais específicas, como imunocitoquímica e citometria de fluxo nos casos suspeitos para linfoma, podem aumentar a sensibilidade e especificidade do método, porém esses métodos ainda não estão amplamente difundidos, sendo realizados em poucos centros no país.

ADA

A dosagem de adenosina desaminase (ADA) no líquido pleural tem uma alta sensibilidade e especificidade para o diagnóstico de tuberculose pleural. Valores de ADA acima de 40 U/L associado a uma história clínica compatível são considerados suficientes para iniciar tratamento antituberculínico. Sabemos que o ADA do líquido pleural também pode estar aumentado no empiema e em alguns casos de neoplasias (principalmente linfoma) e colagenoses. Em regiões não endêmicas, valores baixos de ADA têm um alto valor preditivo negativo.

Biópsia pleural

Punção biópsia pleural

Exame pouco invasivo, realizado com anestesia local, utilizando técnica similar à toracocentese com auxílio de agulhas especialmente desenhadas para este fim (agulha de Cope, Abrams ou Vim-Silverman). Atualmente, tem sido menos utilizada devido a sua baixa sensibilidade, principalmente para doenças em que o acometimento pleural não é difuso. Tem papel importante para casos em que procedimentos de maior porte precisam ser evitados pela condição clínica do paciente. Como possui boa sensibilidade para casos de tuberculose pleural, quando a suspeita maior reside nesta doença, a biópsia por agulha é uma ótima opção.

Videotoracoscopia

Possui boa sensibilidade e especificidade no diagnóstico do derrame pleural. Este procedimento possibilita que as duas superfícies pleurais sejam examinadas e que a biópsia seja feita sob visão direta, com fragmentos maiores, mais numerosos e em diferentes localizações. Apesar de ser um método seguro, pode ser pouco tolerado em pacientes graves devido à necessidade de anestesia geral. Além do diagnóstico, a toracoscopia pode permitir a intervenção terapêutica no mesmo ato, como a realização de pleurodese em pacientes com DP neoplásico

Toracotomia

Após o advento da videotoracoscopia, a toracotomia é indicada somente em situações especiais, como na existência de extensas aderências pleuropulmonares ou quando há necessidade de se fazer, no mesmo ato, procedimentos terapêuticos maiores, como decorticação ou pleuropneumonectomia.

Protocolo diagnóstico

Ver Figura 13.3.

Figura 13.3. Algoritmo para análise do líquido no derrame pleural

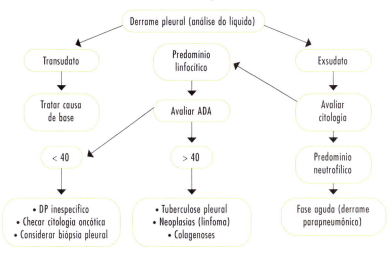

Bibliografia Consultada

Armstrong P, Wilson AG, Dee P, et al. Imaging of diseases of the chest. 3 ed. New York: Mosby; 2001.

Hooper C, Lee YC, Maskell N; BTS Pleural Guideline Group. Investigation of a unilateral pleural effusion in adults: British Thoracic Society Pleural Disease Guideline 2010. Thorax. 2010; 65(Suppl 2):4-17.

Porcel JM. Pearls and myths in pleural fluid analysis. Respirology. 2011; 16(1):44-52.

Roth BJ. Searching for tuberculosis in the pleural space. Chest. 1999; 116(1):3-5.

Sahn SA, Heffner JE. Pleural fluid analysis. In: Light RW, Lee YCG (eds.). Textbook of pleural diseases. 2 ed. London: Arnold Press. 2008; 209e26.

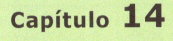

Capítulo 14

Derrame pleural maligno

Miquelline da Silva Almeida
Letícia Leone Lauricella

Introdução

O derrame pleural neoplásico (DPN) corresponde a uma afecção comum para todos as especialidades que atuam na oncologia torácica. Seu aparecimento denota uma doença avançada, em geral, associada a mau prognóstico. A sobrevida estimada varia conforme a neoplasia de base, porém, a média corresponde a 13,5 meses, sendo um pouco melhor para o câncer de mama, em torno de 15 meses e sensivelmente pior para câncer de pulmão, com média de 2,5 meses.

O DPN representa aproximadamente 20% dos derrames pleurais, chegando a ocorrer em até metade dos pacientes portadores de câncer de pulmão ou mama durante a evolução da doença. Estas duas neoplasias correspondem a gênese de 50% a 65% de todos os DPN. Outras neoplasias que podem evoluir com derrame pleural, numa frequência considerável, são os linfomas e os tumores dos tratos geniturinário e gastrointestinal, somando para estes um total de 25% da totalidade.

A fisiopatologia do DPN é multifatorial e inclui obstrução de linfáticos subpleurais e capilares da pleura visceral, envolvimento de linfonodos regionais, secreção de aminas vasoativas pelas células tumorais e outras condições associadas às doenças malignas, como hipoalbuminemia, obstrução de veia cava superior e ascite. Trata-se normalmente de um exsudato, que ocorre tanto por aumento da permeabilidade vascular, levando consequentemente a um aumento na produção de liquido pleural, quanto pela diminuição de sua reabsorção. Nesse exsudato, rico em células mononucleares (linfócitos > 50%), as hemácias são abundantes (30.000 a 50.000/mL). Inúmeros produtos tumorais (VEGF – fator de crescimento endotelial vascular) e citocinas estão envolvidos nessa lesão microvascular relacionada ao aumento da permeabilidade.

Os sintomas mais encontrados são dispneia, tosse e dor torácica. A dispneia é ocasionada pela redução do volume pulmonar associada à complacência reduzida da parede torácica e depressão do diafragma ipsilateral.

Para alguns casos, a quimioterapia sistêmica pode ser útil no controle do derrame pleural maligno, principalmente quando a etiologia está relacionada a câncer de mama, ovário, linfoma e carcinomas pulmonares de pequenas células. Todavia, na maioria das vezes, esta terapêutica não é efetiva.

Sendo assim, a abordagem clínica desses pacientes tem um caráter essencialmente paliativo, principalmente se considerarmos a curta expectativa de vida dos mesmos. Devem ser consideradas as várias opções terapêuticas, sendo a escolha determinada pela condição clínica, confrontada com as indicações e contraindicações de cada modalidade terapêutica. Contudo, é sempre importante levar em conta a disponibilidade e a expertise de cada serviço.

As modalidades de tratamento para o derrame pleural neoplásico mais empregadas são: a observação (para os casos assintomáticos), a toracocentese de alívio, a drenagem pleural de longa permanência e a pleurodese (Figura 14.1).

Diagnóstico

Toracocentese

O diagnóstico do DPN, muitas vezes, é feito com a realização de uma simples toracocentese. A presença de células malignas no líquido

Figura 14.1. Algoritmo para o manejo do derrame pleural neoplásico

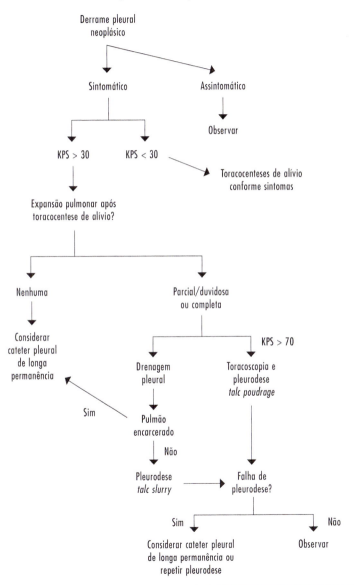

pleural já caracteriza DPN, e nos casos de doença neoplásica já conhecida, geralmente encerra a necessidade de prosseguir investigação. No entanto, cerca de 40% dos pacientes com derrame pleural maligno e 60% dos derrames por mesotelioma permanecem sem diagnóstico após a análise citológica.

Dessa maneira, diante de uma citologia negativa e da suspeita de DPN, impõe-se a necessidade de realização de uma biópsia pleural. Isso também ocorre nos casos em que a citologia é positiva para células malignas, porém o sítio primário é desconhecido, de tal modo que a biópsia pleural se torna essencial para o diagnóstico da doença neoplásica subjacente.

Biópsia pleural percutânea

A biópsia pleural pode ser realizada às cegas com agulha de Cope ou de Abrams, com sensibilidade de 43% a 68% e especificidade de 100%. No entanto, a utilização de métodos de imagem, como ultrassonografia ou tomografia computadorizada, para guiar a biópsia com agulha cortante pode aumentar a sensibilidade do método para 70-88% e torná-lo mais seguro, reduzindo as taxas de complicações como pneumotórax e hemotórax. Além disso, permite a realização da biópsia mesmo quando há pouca quantidade de líquido pleural.

Biópsia pleural cirúrgica
Pleuroscopia ambulatorial

Na pleuroscopia ambulatorial, utiliza-se um toracoscópio/pleuroscópio, sob anestesia local e sedação, para visualização do espaço pleural, permitindo realização de biópsias e até mesmo procedimentos terapêuticos, como a pleurodese. A literatura mostra uma sensibilidade diagnóstica para derrame pleural maligno de 92,6% com baixa taxa de complicações.

As contraindicações absolutas ao procedimento são: aderências pleuropulmonares por todo hemitórax, tosse incontrolável e hipercapnia. As contraindicações relativas são: obesidade severa, processos agudos reversíveis (p. ex., infecção), comorbidades significativas (p. ex., cardiopatia isquêmica), alta probabilidade de encarceramento pulmonar que impossibilite a pleurodese e obstrução de via aérea central.

Videotoracoscopia

A videotoracoscopia é realizada no centro cirúrgico e se diferencia da pleuroscopia ambulatorial por ser feita sob anestesia geral, muitas vezes com intubação seletiva, e permite maior manipulação da cavidade pleural. Por outro lado, isso limita a indicação do procedimento em pacientes com baixa *performance status*. A vantagem é permitir desfazer aderências pleurais e, eventualmente, decorticar pulmões encarcerados, melhorando os resultados da pleurodese. A sensibilidade diagnóstica é semelhante à pleuroscopia, apesar de não haver estudos comparativos entre os dois métodos.

Opções terapêuticas

A escolha do tratamento para o DPN deve levar em consideração diversos fatores como: sintomas, *performance status* do paciente (Karnofsky Performance Status – KPS), patologia de base e sua resposta à quimioterapia, presença ou não de septações pleurais e expansibilidade do pulmão após drenagem torácica.

Várias são as opções terapêuticas existentes na literatura para o tratamento do DPN. Entre as mais citadas, estão observação, toracocentese de alívio, pleurodese e drenagem pleural de longa permanência.

Observação

Pacientes que estão assintomáticos não necessitam de intervenção, desde que o diagnóstico da doença de base e do derrame pleural estejam elucidados. Isso, muitas vezes, ocorre nos casos em que há boa resposta à quimioterapia e que se apresentam com pouca quantidade de líquido pleural.

Toracocentese de alívio

Toracocenteses de alívio repetidas permitem aliviar os sintomas e evitar hospitalizações em pacientes muito debilitados e com baixa expectativa de vida (KPS ≤ 30). Também é uma opção para casos de falha de pleurodese ou em pacientes com pulmão encarcerado. No entanto, deve-se ressaltar que é um procedimento com riscos inerentes, como pneumotórax, hemotórax e infecção pleural. O uso da ultrassonografia é recomendado para guiar a punção pleural.

A quantidade de líquido drenado deve respeitar os sintomas do paciente, como tosse e desconforto torácico, e deve se limitar a 1,5 litro por punção.

Pleurodese

A pleurodese é certamente a opção terapêutica mais conhecida e mais utilizada na prática clínica. Ela é promovida por meio da instilação de um agente esclerosante no espaço pleural ou da realização de pleurectomia e abrasão pleural. Com isso, gera-se uma resposta inflamatória que resulta em diminuição da atividade fibrinolítica e lesão da célula mesotelial com estimulação da proliferação fibroblástica. O resultado prático é a adesão entre os dois folhetos pleurais com obliteração do espaço pleural impedindo o reacúmulo de líquido.

Indicação e pré-requisitos necessários

A pleurodese é indicada em pacientes com DPN recidivante e sintomático, com KPS > 30. O fator mais importante para o sucesso do procedimento parece ser a expansão pulmonar com aposição das pleuras parietal e visceral, confirmada radiologicamente após a drenagem pleural ou observada no intraoperatório de uma videotoracoscopia. A reexpansão pulmonar incompleta pode acontecer devido ao espessamento da pleura visceral ("pulmão encarcerado"), presença de loculações pleurais, obstrução de via aérea proximal ou fístula aérea persistente. Quando a reexpansão for parcial, com mais da metade das pleuras visceral e parietal apostas, a pleurodese pode ser tentada, principalmente se o paciente apresentar melhora dos sintomas. No entanto, não há estudos que corroboram esta recomendação. Nos casos em que não há nenhum grau de reexpansão, a pleurodese não deve ser realizada, e deve-se propor a utilização de cateteres pleurais de longa permanência.

Agentes esclerosantes

A escolha do agente esclerosante ideal envolve diversos fatores, como custo, disponibilidade no mercado, facilidade de manipulação e esterilização, modo de administração, intensidade da dor provocada e efeitos colaterais, mortalidade e morbidade, efetividade. Diversos agentes vêm sendo utilizados ao longo dos anos, entre eles antibióticos como tetraciclina (largamente utilizada na América do Norte), antineoplásicos como a bleomicina, e irritantes como o talco (largamente utilizado na Europa), o nitrato de prata e o iodo. A seguir, abordaremos o agente mais utilizado no Brasil.

Talco

O talco, um silicato hidratado de magnésio ($Mg_3 Si_4(OH)_2$), é atualmente o agente esclerosante mais popular, devido a fácil disponibilidade, baixo custo e alto índice de sucesso terapêutico, relatado na maioria dos trabalhos como sendo superior a 90%. No entanto, em um estudo fase III envolvendo múltiplos centros americanos, o talco foi eficaz em 71% a 78% dos pacientes submetidos à pleurodese e que sobreviveram por mais de 30 dias após o procedimento.

Pode ser administrado por meio de insuflação por videotoracoscopia (*talc poudrage*) ou em suspensão através do dreno pleural (*talc slurry*). Essas duas vias de administração têm particularidades que serão discutidas mais adiante.

O talco em suspensão é bem tolerado, mas dor pleurítica e febre baixa são efeitos colaterais frequentemente observados. A maior ressalva com relação à utilização do talco como agente esclerosante ocorre devido a relatos de síndrome do desconforto respiratório agudo e pneumonite, levando a falência respiratória. A literatura relata este evento em 1,2% a 9% dos casos, independentemente da via de administração, podendo ser letal.

Via de administração

A via de administração do agente esclerosante também é um fator importante a ser discutido. A tendência atual é a redução da agressividade do procedimento, principalmente por se tratar de um tratamento paliativo em pacientes que já estão muito debilitados. As duas formas mais descritas são conhecidas como *talc slurry* e *talc poudrage*. A primeira, é a instilação do talco em suspensão, ou seja, diluído em solução salina, através de catéteres ou drenos pleurais. A segunda, é a insuflação do talco por meio da videotoracoscopia. Apesar de serem descritas com o uso do talco, as duas vias também podem ser usadas para a administração de outros agentes esclerosantes.

A insuflação de talco por videotoracoscopia (VT), ou *talc poudrage*, pode ser realizada sob anestesia geral ou sedação. Uma das vantagens é a possibilidade de estabelecer o diagnóstico, drenar a cavidade pleural e já realizar a pleurodese no mesmo tempo cirúrgico. Além disso, permite desfazer loculações, aderências pleurais e, eventualmente, realizar decorticação da pleura visceral, contribuindo para uma melhor expansão pulmonar e melhor resultado da pleurodese. A seleção do paciente deve ser cuidadosa em razão de seu caráter mais invasivo. De acordo com as cinco maiores séries de casos descritas na literatura, a pleurodese por VT tem taxa de sucesso entre 68,6% e 92,7%, e taxa de complicações entre 2,8% e 12,2%. O tempo médio de internação, nestas séries, foi de 5,8 a 10,7 dias.

A pleurodese realizada por meio de drenos pleurais pode ser feita não apenas com talco em suspensão (*talc slurry* ou TS), mas também com outros agentes esclerosantes, como iodopovidona e nitrato de prata. Trata-se de uma opção terapêutica bastante atraente por permitir realização da pleurodese sem necessidade de anestesia geral ou sedação e, principalmente, por não necessitar de internação hospitalar. Dessa maneira, pode ser indicada em pacientes com baixa *performance status* e ser realizada de modo totalmente ambulatorial (Figura 14.2).

Recomenda-se a utilização de drenos de menor calibre (10-14 F) por terem um mecanismo de introdução mais fácil e serem menos desconfortáveis para o paciente, facilitando os cuidados fora do ambiente hospitalar. Após a drenagem pleural, a pleurodese deve ser realizada assim que houver confirmação radiológica de expansão pulmonar adequada, de tal maneira que não é necessário aguardar a redução do débito de líquido pleural. Outra recomendação é a administração de um anestésico local intrapleural alguns minutos antes do agente esclerosan-

Figura 14.2. *Talc slurry*

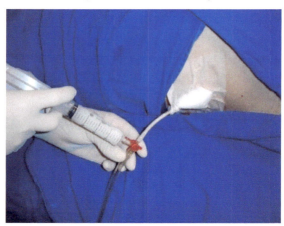

te. Utiliza-se a lidocaína na dose máxima de 3 mg/kg. Após a instilação do agente esclerosante, o tempo de drenagem parece não afetar o sucesso da pleurodese, mas de uma maneira geral aguarda-se a redução do débito (< 200 mL/dia) para a retirada do dreno (Figura 14.3).

Figura 14.3. Opções de drenagem para realização de pleurodese pelo dreno tubular (A-C) e *pigtail* (D-F)

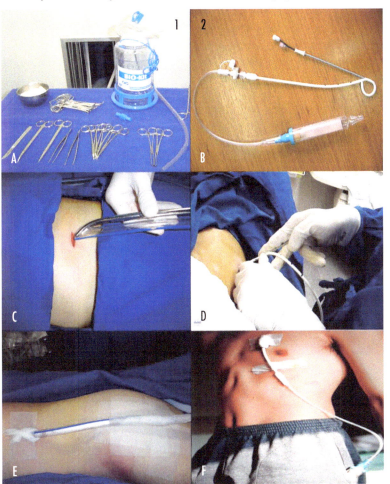

Dois estudos brasileiros demonstraram que a pleurodese ambulatorial, com talco ou nitrato, é um procedimento seguro e factível, mesmo em pacientes com baixa *performance status* (KPS < 70).

Dresler e colaboradores, por meio de um estudo prospectivo randomizado, compararam a pleurodese com talco, via VATS e TS, realizada em 501 pacientes e concluíram que não houve diferença estatística entre as duas formas de tratamento (VATS: 78% × TS: 71%; p = 0,169). O mesmo foi observado em outro estudo prospectivo brasileiro com 60 pacientes.

Avaliação de sucesso e falha da pleurodese

O conceito de efetividade não é algo uniforme e claramente definido na maioria dos trabalhos publicados a respeito de pleurodese no DPN. O critério de efetividade da pleurodese mais utilizado na literatura é realmente a expansão pulmonar completa à radiografia de tórax e a manutenção desta durante o seguimento. Entretanto, a expansão pulmonar após pleurodese e sua evolução pode não ter, necessariamente, correlação com aspectos clínicos.

Nosso grupo realizou alguns estudos que avaliaram o resultado radiológico da pleurodese, tanto por VATS quanto por TS, em pacientes com DPN. Num primeiro trabalho foram incluídos pacientes com expansão pulmonar completa (> 90%) após toracocentese esvaziadora. Apesar disso, somente 45% apresentaram expansão pulmonar total à tomografia de tórax (TC) após a pleurodese, confirmando a alta taxa de expansão incompleta que os estudos radiológicos prévios já sugeriam. Um estudo posterior incluiu pacientes com expansão pulmonar prévia > 70% e que receberam pleurodese por TS. Foram calculados os volumes do espaço pleural por meio de TC logo após a drenagem e 30 dias após a pleurodese. Quase 40% dos pacientes apresentaram espaço pleural > 500 mL na TC inicial, ou seja, expansão pulmonar incompleta. Contudo, mais da metade desses casos evoluíram com redução significativa desse volume na TC de seguimento. Além disso, não foi encontrada correlação entre os volumes pleurais residuais e a necessidade de nova intervenção (falha clínica). Esses resultados sugerem que a expansão pulmonar, tanto inicial quanto após a pleurodese, é menos signifcativa na evolução pós-pleurodese do que se espera, e não apresenta uma correlação clara com o sucesso clínico do procedimento, confirmando, portanto, a premissa de que o desfecho radiológico não é o melhor método para avaliar o resultado da pleurodese.

Desse modo, a recidiva dos sintomas juntamente com piora radiológica são, juntos, os melhores parâmetros para se definir falha da pleurodese. Nessa situação, novos procedimentos serão necessários e, conforme o quadro clínico e *performance status* do paciente, consideraremos redrenagem com nova pleurodese, videotoracoscopia, drenagem com cateter de longa permanência ou toracocenteses repetidas.

Drenagem pleural de longa permanência

A literatura mostra que a utilização dos cateteres pleurais de longa permanência tem sido uma boa alternativa à pleurodese no tratamento do DPN, uma vez que permite o tratamento domiciliar, evita os efeitos colaterais dos agentes esclerosantes, reduz tempo de hospitalização e tem efetividade semelhante no controle dos sintomas e melhora da qualidade de vida. Por outro lado, não há como negar que este tratamento demanda maior estrutura familiar e cuidados domiciliares, uma vez que o paciente permanece com o dreno por tempo prolongado.

O cateter pleural tunelizado de longa permanência foi introduzido no mercado, em 1997, pela Denver Miomedical, nos Estados Unidos. Trata-se de um cateter de 15,5 Fr, com 66 cm de comprimento, feito de silicone com fenestrações em sua porção distal. Sua colocação é feita pela técnica de Seldinger, por meio da introdução de um fio guia flexível na cavidade pleural, usualmente realizada no sexto ou sétimo espaço intercostal na linha axilar média. A seguir, duas incisões de 1 cm a 2 cm são realizadas na pele: a primeira no local de entrada do fio guia, e a segunda à cerca de 5 cm inferior e lateralmente ao local de entrada do fio guia e por onde será inserido o cateter no túnel subcutâneo. A porção fenestrada do cateter é então conectada a um tunelizador, o qual é passado através do túnel subcutâneo pela incisão inferior em direção à incisão do fio guia. Um introdutor *peel way* é colocado na cavidade pleural através do fio guia. Este último, é então removido para que o cateter possa finalmente entrar na cavidade pleural (Figura 14.4).

A maior série na literatura conta com 223 pacientes submetidos a 250 drenagens pleurais. O controle dos sintomas foi completo em 38,8% dos casos, parcial em 50% e ausente em 3,5%. A pleurodese espontânea foi obtida em 42,9% dos casos após um tempo médio de 56 dias com o cateter e 45,8% dos cateteres permaneceram até a morte. Nenhum procedimento pleural adicional foi necessário em 90,1% dos casos e as taxas de complicações foram baixas. Outra série, com 231 pacientes tra-

Figura 14.4. (A-D) Cateter de longa permanência e reservatório a vácuo

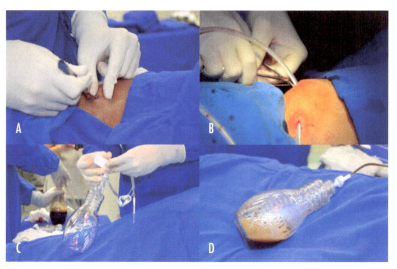

tados com cateteres pleurais de longa permanência, relatou remoção do cateter em 58% após cessação espontanea da drenagem com 3,8% de recidiva do derrame e 2,2% de infecção.

Acredita-se que a presença do dreno no espaço pleural estimule uma reação inflamatória e os frascos de drenagem a vácuo conectados ao dreno em intervalos regulares auxiliam na reexpansão e na obliteração do espaço pleural, o que muitas vezes propicia a remoção do dreno num período relativamente mais curto de tempo. Em casos em que o pulmão não expande nem após muito tempo de drenagem, a melhora sintomática é creditada ao retorno do mediastino à posição normal, melhor mobilidade do diafragma e das costelas.

Bibliografia Consultada

1. Antevil JL, Putnam JB Jr. Talc pleurodesis for malignant effusions is preferred over the pleur x catheter (Pro Position). Ann Surg Oncol. 2007; 14(10):2698-9.

2. Burrows CM, Mathews WC, Colt HG. Predicting survival in patients with recurrent symptomatic malignant pleural effusions: an assessment of the prognostic values of physiologic, morphologic, and quality of life measures of extent of disease. Chest. 2000; 117:73-8.

3. Campos JR, Vargas FS, de Campos Werebe E, Cardoso P, Teixeira LR, Jatene FB, et al. Thoracoscopy talc poudrage: a 15-year experience. Chest. 2001; 119:801-6.

4. Cardillo G, Facciolo F, Carbone L, Regal M, Corzani F, Ricci A, et al. Long-term follow-up of video-assisted talc pleurodesis in malignant recurrent pleural effusions. Eur J Cardiothorac Surg. 2002; 21:302-5.

5. de Araujo PHXN, Terra RM, Santos TS, Chate RC, de Paiva AFL, Pego-Fernandes PM. What happens to the pleural space affected by malignant effusion after bedside pleurodesis? J Surg Oncol; 2018.

6. Dresler CM, Olak J, Herndon JE 2nd, Richards WG, Scalzetti E, Fleishman SB, at al. Phase III intergroup study of talc poudrage vs talc slurry sclerosis for malignant pleural effusion. Chest. 2005; 127:909-15.

7. Foresti V, Scolari N, Villa A, et al. Malignant pleural effusions: meaning of pleural-fluid pH determination. Oncology. 1990; 47:62-4.

8. Neto JDA, Oliveira SFQ, Vianna SP, Terra RM. Efficacy and safety of iodopovidine pleurodesis in malignat pleural effusions. Respirology. 2010; 15:115-8.

9. Roberts ME, Neville E, Berrisford RG, Antunes G, Nbeel JA. Management of malignant pleural effusion: British Thoracic Society pleural desease guideline 2010. Thorax. 2010; 65:32-40.

10. Terra RM, Junqueira JJ, Teixeira LS, Vargas FS, Pego-Fernandes PM, Jatene FB. Iss full postpleurodesis lung expansion a determinant of a successful outcome after talc pleurodesis? Chest. 2009; 136:361-8.

11. Terra RM, Teixeira LS, Bibas BJ, Pego-Fernandes PM, Vargas FS, Jatane FB. Effectiveness and safety of outpatient pleurodesis in patients with malignant pleural effusion and low performance status. Clinics. 2011; 66:211-6.

Capítulo 15

Empiema e fístula broncopleural

Miquelline da Silva Almeida
Alessandro Wasum Mariani

Introdução

Define-se empiema como a coleção de líquido purulento entre os dois folhetos pleurais. Na maioria dos casos, origina-se como consequência de infecções pulmonares, o chamado derrame pleural parapneumônico. Todavia, também pode, de maneira consideravelmente menos frequente, originar-se de infecções provenientes da parede torácica, infecções abdominais (p. ex., abcesso subdiafragmático), infecções do mediastino (mediastinite) e da abertura da cavidade pleural, seja cirúrgica ou traumática acidental.

O empiema pleural, notadamente o parapneumônico, representa um problema mundial de saúde pública. Mesmo em países desenvolvidos, esta afecção permanece como causa importante de morbimortalidade. Mesmo com diagnóstico precoce e melhora da antibioticoterapia, estudos comprovam aumento da incidência nas últimas décadas. Sabe-se que até 40% dos pacientes com pneumonia evoluirão com derrame pleural parapneumônico durante o curso da infecção, todavia, a resolução com antibioticoterapia ocorrerá na maioria dos casos. Para os casos que necessitam de intervenção, utilizamos a classificação da fase evolutiva do empiema pleural proposta pela American Thoracic Society (ATS) como modo de selecionar a modalidade de intervenção.

» **Fase I** (exsudativa): caracteriza-se pela presença de líquido livre na cavidade (exsudato), e classicamente corresponde a 1 a 2 semanas de evolução. O derrame é causado pela irritação dos folhetos pleurais, logo, apresenta pouca ou nenhuma quantidade de microrganismos no líquido. Estão indicadas, nessa fase, a toracocentese e/ou drenagem pleural fechada (Figura 15.1).

» **Fase II** (fibrinopurulenta): caracteriza-se pelo aparecimento de conteúdo espessado, aderências em formação, que irão determinar o encarceramento pulmonar, além da maior presença de microrganismos. Em geral, ocorre entre 2 e 3 semanas da evolução. Nesta fase, para a maioria dos autores, a videotoracoscopia com limpeza da cavidade é o melhor tratamento, uma vez que a drenagem pleural pode não ser eficaz em muitos casos (Figura 15.2).

» **Fase III** (crônica): caracteriza-se pelo estabelecimento do encarceramento pulmonar que ocorre pela atividade de fibroblastos e deposição de colágeno. Geralmente, ocorre após 3 a 4 semanas do início do quadro. Nessa fase, a decorticação pulmonar (aberta

Figura 15.1. Caso ilustrativo de empiema fase I.
(A) Radiografia de tórax PA com derrame livre;
(B) Tomografia de tórax com derrame livre

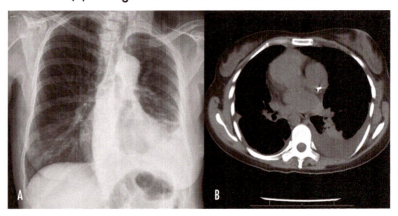

ou minimamente invasiva) e a pleurostomia (para pacientes não canditados a decorticação) são os dois tratamentos classicamente indicados (Figura 15.3).

**Figura 15.2. Caso ilustrativo de empiema fase II.
(A) Radiografia de tórax PA com derrame loculado;
(B) Tomografia de tórax com derrame loculado**

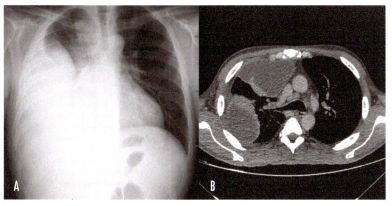

**Figura 15.3. Caso ilustrativo de empiema fase III.
(A) Radiografia de tórax PA com derrame loculado;
(B) Tomografia de tórax com derrame loculado
e espessamento pleural**

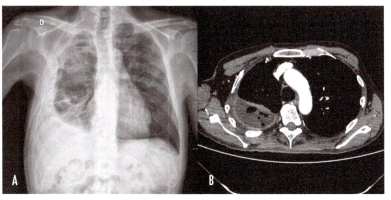

Clínica e diagnóstico

Os sintomas mais frequentes são tosse, dor torácica, febre, queda do estado geral, prostração e desconforto respiratório (a depender do volume da coleção). Muitas vezes, estes sintomas já estão em evolução devido ao quadro pneumônico, e se intensificam com o aparecimento do empiema ou não se resolvem no tempo esperado, mesmo com tratamento clínico adequado. Nessas situações, sempre devemos pensar no empiema como complicação da pneumonia.

A radiografia do tórax sugere, fortemente, o diagnóstico com opacificação do hemitórax comprometido; se presente uma fístula/abscesso pulmonar, pode-se identificar imagens com nível hidroaéreo. A incidência de "Laurell", que foi muito utilizada para verificar se o derrame está livre, encontra-se em desuso frente as melhores informações dadas pela tomografia ou pela ultrassonografia de tórax. A tomografia de tórax pode ser chamada exame padrão-ouro, pois, além de demonstrar muito bem a presença da coleção, permite verificar a presença de loculações e do espessamento pleural, o que é fundamental na programação da conduta.

A ultrassonografia tem sido cada vez mais utilizada, pois é um exame que pode ser realizado beira-leito, não expõe o paciente à radiação e permite verificar a presença de loculações, espessamento pleural, consolidação parenquimatosa e presença de "debris". É extremamente útil para auxiliar a punção ou a drenagem torácica, aumentando a efetividade da intervenção.

Uma vez confirmada a presença de derrame, a toracocentese é classicamente indicada. O aspecto do líquido pode variar de seroso a purulento. A análise do líquido pleural resulta em exsudato com predomínio neutrofílico (padrão de pleurite aguda), pH ácido (< 7,2), DHL alto (> 1.000 U/L), glicose baixa (< 40 mg/dL) e/ou presença de patógenos na bacterioscopia ou cultura são parâmetros que correspondem aos critérios de complicação e determinam a necessidade da completa evacuação da coleção pleural.

Tratamento

Os pilares do tratamento do empiema pleural são:
» *Antibioticoterapia adequada:* deve ser guiada pela situação clínica (pneumonia hospitalar × nosocomial; infecção proveniente de

Figura 15.4. Algoritmo comentado com opções de tratamento para cada fase do derrame parapneumônico (classificação da ATS)

FASE I → **FASE II** → **FASE III**

FASE I
Toracocentese
- Preferencialmente guiada por USG

Drenagem torácica[#]
- Preferencialmente guiada por USG
- Sugerido uso de cateteres de menor calibre
- Preferência na recidiva, mesmo se derrame livre

FASE II
Drenagem torácica[#]
- Preferencialmente guiada por USG
- Sugerido uso de cateteres de menor calibre e lavagem diária com solução salina

VATSS – "deloculação"
- Operação realizada por videotoracoscopia com lise de aderências e retirada de material purulento e necrótico sem a necessidade de ressecar espessamento pleural
- Opção preferencial, nesta fase, para a maior parte dos autores

FASE III
Decorticação pulmonar
- VATSS – via de acesso preferencial, sempre que viável tecnicamente
- Toracotomia – na impossibilidade logística ou técnica da VATS

Pleurostomia
- Pacientes sem condições clínicas para suportar a decorticação
- Com ou sem prótese de silicone

VAC – pleurostomia[&]
- Alternativa à pleurostomia para pacientes selecionados

[#]: drenagem torácica, também chamada toracostomia com drenagem fechada; [$]: VATS (Video Assisted Thoracic Surgery) – videotoracoscopia; [&]: VAC (pleurostomia – minipleurostomia com curativo a vácuo)

---

outro sítio, p. ex., abscesso subfrênico etc.). Sempre que possível, a antibioticoterapia deve ser redirecionada pelos achados das culturas, que devem ser colhidas no momento da abordagem da coleção pleural.

» *Evacuação do espaço pleural:* sempre que houver patógenos presentes no líquido pleural, denotado pelo aspecto purulento ou por critérios de derrame complicado na análise do líquido, faz-se necessária a remoção desse conteúdo pleural. A modalidade de intervenção depende da fase clínica do empiema e tem sua progressão indicada da Figura 15.4.

Toracocentese

É considerada a forma menos invasiva de intervenção. Pode ser realizada com intuito diagnóstico ou terapêutico (somente considerada assim para a fase I e nos casos em que a completa evacuação do conteúdo for obtida). Não existem estudos controlados comparando toracocentese terapêutica repetida com drenagem torácica fechada para o tratamento do empiema pleural na fase I, todavia, é praticamente unânime a preferência, por não repetir toracocentese em caso de falha ou recidiva, optando-se então pela drenagem torácica fechada ou pela indicação de videotoracoscopia.

O consenso European Association for Cardio-Thoracic Surgery (EACTS), de 2015, considerou a toracocentese, com a tentativa de evacuação total/subtotal do líquido, uma opção terapêutica válida no empiema fase I, todavia, para casos de recidiva, falha ou nas fases mais avançadas, o objetivo da toracocentese deve limitar-se à obtenção de material para exames.

Uma observação importante é que os derrames parapneumônicos sem repercussão clínica (pequenos) e que a amostra coletada numa toracocentese somente diagnóstica que não apresentem sinais de complicação, tanto no aspecto quanto nos critérios laboratoriais, podem ser tratados de forma conservadora com antibioticoterapia adequada e controle radiológico rigoroso, todavia, qualquer sinal de piora deve indicar abordagem para evacuação do líquido.

Drenagem torácica fechada

Para muitos, a forma mais importante de tratamento do empiema pleural apresentou grande evolução nos últimos anos, com o advento dos novos modelos de cateteres e drenos pleurais que tornaram o procedimento mais simples e mais tolerável para paciente. Apesar do conceito clássico do uso de drenos com grande calibre (36 F e 38 F), devido a possibilidade de obstrução por material espesso, diversos trabalhos têm nos mostrado que cateteres de menor calibre podem ser utilizados com alto grau de sucesso, mesmo para casos com secreção francamente purulenta.

O cateter de silicone com curvatura distal, comumente chamado *pigtail*, tem sido muito utilizado e está comercialmente disponível, no Brasil, sob a forma de conjuntos completos com cateter e material para inserção. A técnica de inserção mais utilizada pelos cirurgiões brasileiros é a de inserção direta com agulha e obturador plástico, todavia, existem também modelos onde a inserção é feita por técnica de Seldinger (punção, fio guia, dilatação).

No consenso de 2010, da British Thoracic Society (BTS), existe a recomendação do uso de cateteres de menor calibre (10 F a 14 F) como primeira opção para a drenagem do empiema pleural, associada à realização de lavagem diária do dreno, por instilação de 20mL a 30 mL de solução salina a cada seis horas; apesar da ressalva que não existem estudos comparativos para considerações definitivas.

Drenagem torácica fechada associada ao uso de fibrinolíticos

A utilização de fibrinolíticos intrapleurais foi proposta com o intuito de aumentar fluidez do líquido, desfazer lojas e melhorar os resultados da drenagem torácica. Apesar dos primeiros trabalhos com estreptoquinase demonstrarem bons resultados, trabalhos aleatorizados de maior impacto, sobretudo o MIST1, demonstraram baixa eficácia, o que para muitos significou inutilidade do método. Mesmo assim, o assunto foi explorado novamente com a troca do fibrinolítico (MIST2); neste trabalho, encontrou-se algum benefício somente quando utilizada associação de fibrinolíticos (t-PA + DNase), dessa maneira, mais estudos são necessários para uma conclusão definitiva.

O consenso da BTS não preconiza o uso rotineiro de fibrinolíticos no tratamento do empiema pleural (grau de recomendação A); todavia, o mesmo considera como uma opção aceitável para pacientes em que não ocorra resolução após a drenagem e que tenham elevado risco cirúrgico.

Videotoracoscopia

É, atualmente, o mais versátil método de tratamento cirúrgico do empiema pleural, sendo indicada desde a leve loculação até casos com encarceramento pulmonar.

Inicialmente, a videotoracoscopia era usada somente em empiemas em fase II, ou seja, casos sem espessamento pleural; no entanto, o avanço técnico e a maior experiência dos cirurgiões permitiram que a videotoracoscopia fosse também utilizada como acesso para a decorticação pulmonar em casos na fase III.

A eficácia da videotoracoscopia, como método de tratamento dos casos de empiema fase II comparado com a drenagem torácica associada ou não ao uso de fibrinolíticos, já está demonstrada em diversos trabalhos, o que faz com que, para muitos, este seja o método de tratamento ideal para casos em fase II, exceto os de alto risco cirúrgico anestésico.

A indicação depende não somente das condições clínicas do paciente, mas também da expertise da equipe cirúrgica e da logística hospitalar. Por não existirem parâmetros objetivos determinantes sobre o momento ideal de indicação cirúrgica, a BTS sugere precoce avaliação por um cirurgião torácico para os pacientes com empiema pleural, o que garante a melhor *timing* na indicação do procedimento (grau de recomendação C).

Decorticação pulmonar

Significa a ressecção cirúrgica do espessamento pleural visceral, que restringe o pulmão como um envelope, e parietal, que gera a retração da parede também conhecida como fibrotórax. Decorticação pode ser realizada por duas vias de acesso: toracotomia ou videotoracoscopia, sendo que a primeira tem sido evitada devido a maior agressão à parede torácica.

Estudo retrospectivo de 2012, avaliou 206 pacientes com empiema pleural submetidos à decorticação pulmonar comparando videotoracoscopia ou toracotomia como via de acesso. Segundo os autores, a videotoracoscopia como via de acesso associou-se com menor índice de complicações, permanecendo inalteradas as taxas de mortalidade e reoperação, mesmo em pacientes de maior risco.

O consenso publicado pela EACTS sustenta o uso da videotoracoscopia como via de acesso no tratamento do empiema mesmo em fases mais avançadas. Sendo a videotoracoscopia, como via de acesso para a decorticação (sem a necessidade de conversão), efetiva entre 68% e 93% dos casos. A taxa de conversão é mais frequente em pacientes com história superior a cinco semanas.

A decorticação representa um procedimento cirúrgico de grande porte, com diversas alterações à homeostase do paciente, como a perda de sangue volumosa, por ser a ventilação transitoriamente prejudicada pelas eventuais lesões pulmonares com fístulas, além da ocorrência, não infrequente, de uma piora no estado infeccioso após manipulação do foco. Isto faz com que a seleção dos casos a serem decorticados considere a condição clínica do paciente e que a recuperação em unidade de terapia intensiva seja indicada na maioria dos casos.

Pleurostomia

Também chamada toracostomia com drenagem aberta, é um procedimento indicado para pacientes com empiema pleural fase III, com má condição clínica e elevado risco cirúrgico para a decorticação pulmonar. A pleurostomia é indicada para esses casos críticos devido ao menor porte cirúrgico associado a uma boa efetividade para a resolução do quadro infeccioso. O procedimento, todavia, é considerado mutilante, pois consiste na confecção de um estoma torácico, em geral de 12 × 12 cm, com ressecção de dois ou três arcos costais, cujo fechamento pode levar anos ou requerer cirurgia adicional.

Toracostomia com prótese de silicone

É uma variação da técnica, visando reduzir o impacto na qualidade de vida permitindo uma menor alteração da parede por meio da utilização da prótese de silicone.

A prótese é um dispositivo de silicone com formato de tubo corrugado com 2 cm de diâmetro interno, e o procedimento para sua colocação consiste em uma incisão de 4 cm e ressecção de um pequeno segmento de arco costal ± 3 cm, diferente da técnica clássica que necessita da ressecção de, pelo menos, dois arcos costais. Quando ocorrida a resolução do empiema, a prótese pode ser retirada sem necessidade de anestesia geral, e o fechamento espontâneo ocorre na maioria dos pacientes. As desvantagens são: necessidade do dispositivo, custo e maior dor referida por alguns pacientes.

Um trabalho com 44 pacientes, com empiema crônico de etiologias diversas, demonstrou taxas de sucesso diferentes para cada etiologia: empiema parapneumônico, 100% (20 de 20 pacientes); empiema pós-lobectomia, 75% (3 de 4 pacientes); pós-pneumonectomia, 85% (6 de 7 pacientes); empiema associado a tuberculose, 100% (6 de 6 pacientes); empiema associado a neoplasia pleural, 83% (4 de 6 pacientes).

Pleurostomia associada ao curativo a vácuo

Hofmann e colaboradores, descreveram uma técnica minimamente invasiva utilizando dispositivo de curativo a vácuo como alternativa à pleurostomia. As vantagens são: não ressecção de arco costal, tempo de fechamento reduzido, aparente menor impacto na qualidade de vida. As desvantagens apontadas são: necessidade de troca do curativo e o custo elevado. Foram estudados 15 pacientes com empiema pleural de etiologia parapneumônica ou pós-operatória com má condição clínica (índice de Karnofsky inferior a 50%) excluindo-se casos com fístula aérea. Os autores concluíram que, considerando a gravidade desse grupo de pacientes, o uso do vácuo intrapleural relacionou-se a boa eficácia com pouca morbidade.

Complicações

As complicações decorrentes do empiema pleural podem ocasionar retração da parede torácica (fibrotórax), fibrose pulmonar, empiema por necessidade, fístula broncopleural, osteomielite, pericardite, abscesso mediastinal e abscesso subfrênico.

Fístula broncopleural

A fístula broncopleural pode ser definida como a descontinuidade da pleura visceral, ocasionando o "escape do ar do pulmão para o espaço pleural". Um pneumotórax fechado não deixa de ser uma fístula do tecido pulmonar com a pleura, todavia, o termo fístula broncopleural é aplicado a casos em que existe comunicação do brônquio de qualquer ordem com o espaço pleural, o que ocasiona perda de ar mais acentuada e, frequentemente, a contaminação do espaço pleural por secreção brônquica.

As principais causas são pós-cirúrgicas (falha técnica, ou defeito de cicatrização em ressecções pulmonares) e infecções com destruição do tecido pulmonar (abscessos e pneumonia necrosante).

Clinicamente, pode ocorrer como evolução no quadro de infecção pulmonar em geral com piora clínica súbita: dispneia, a depender do volume de pneumotórax, e descontrole do quadro infeccioso. No pós-operatório, pode ocorrer nos primeiros dias (p. ex., com aumento do escape aéreo, o que em geral indica falha técnica) ou tardiamente (indicando defeito de cicatrização do brônquio).

Para o diagnóstico, é fortemente sugerida a radiografia ou tomografia de tórax, por aparecimento de novo nível hidroaéreo ou surgimento de espaço aéreo intrapleural previamente estável. A broncoscopia é principalmente útil nos casos pós-operatório ou nos casos por infecção com suspeita de lesão central, porque, além do diagnóstico, existem algumas intervenções endoscópicas (uso de cola ou dispositivos) para o fechamento das fístulas.

A fístula broncopleural é classificada pelo tempo de persistência: aguda (até 12 dias) ou crônica; e pela localização: central ou periférica.

O tratamento depende do tamanho da fístula e do impacto clínico, variando desde conservador, com manutenção da drenagem torácica aguardando a resolução espontânea, aspiração no dreno torácico, tentativa de resolução endoscópica com uso de selantes ou dispositivos de oclusão, até a abordagem cirúrgica para sutura brônquica com ou sem o uso de retalho para proteção da sutura.

Bibliografia Consultada

Bernard A, Nichols FC III, et al. Empyema and bronchopleural fistula after pneumonectomy: factors affecting incidence. Ann Thorac Surg. 2001; 72:243-8.

Davies HE, Davies RJ, Davies CW; BTS Pleural Disease Guideline Group. Management of pleural infection in adults: British Thoracic Society Pleural Disease Guideline 2010. Thorax. 2010; 65(Suppl 2):ii41-53.

Filomeno LT, Campos JR, Machuca TN, das Neves-Pereira JC, Terra RM. Prosthesis for open pleurostomy (POP): management for chronic empyemas. Clinics. 2009; 64(3):203-8.

Finley C, Clifton J, Fitzgerald JM, Yee J. Empyema: an increasing concern in Canada. Can Respir J. 2008; 15(2):85-9.

Hofmann HS, Neu R, Potzger T, Schemm R, Grosser C, Szöke T, Sziklavari Z. Minimally invasive vacuum-assisted closure therapy with instillation (Mini-VAC-Instill) for pleural empyema. Surg Innov; 2014. pii: 1553350614540811.

Lois M, Noppen M. Bronchopleural fistulas. An overview of the problem with special focus on endoscopy management. Chest. 2005; 128:3955-65.

Scarci M, Abah U, Solli P, Page A, Waller D, van Schil P, Melfi F, Schmid RA, Athanassiadi K, Sousa Uva M, Cardillo G. EACTS expert consensus statement for surgical management of pleural empyema. Eur J Cardiothorac Surg. 2015; 48(5):642-53.

Terra RM, Waisberg DR, Almeida JL, Devido MS, Pêgo-Fernandes PM, Jatene FB. Does videothoracoscopy improve clinical outcomes when implemented as part of a pleural empyema treatment algorithm? Clinics. 2012; 67(6):557-64.

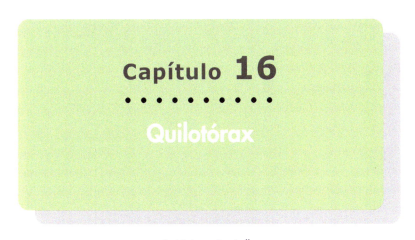

Capítulo 16

Quilotórax

Letícia Leone Lauricella
Paulo Manuel Pêgo-Fernandes

Introdução

O quilotórax é uma causa incomum de derrame pleural definida pela presença de quilo no espaço pleural. Sua prevalência entre pacientes com derrame pleural, de acordo com diversas séries publicadas, varia de 0,5% a 2,5%.[1] Vários fatores etiológicos são descritos na literatura: no adulto os mais importantes são as doenças neoplásicas e iatrogenias associadas a procedimentos cirúrgicos, enquanto na criança as causas mas frequentes são as traumáticas, mas também se destacam algumas patologias congênitas.[2]

A relevância dessa afecção é decorrente de sua gravidade e dificuldade de manejo. Dispneia, seja súbita ou progressiva, é a manifestação inicial mais comum. Entretanto, é na drenagem quilosa prolongada que reside o maior risco, visto que esta resulta em depleção nutricional, comprometimento do sistema imunológico e distúrbios hidroeletrolíticos por perda de proteínas, lipídios, imunoglobulinas, eletrólitos e água. A imunossupressão decorrente da perda de imunoglobulinas e linfócitos T pode também predispor a infecções oportunistas. Dessa maneira, o diagnóstico precoce e tratamento adequado são extremamente importantes para redução da morbimortalidade nesses pacientes.[2]

Etiologia

Para melhor manejo do quilotórax, a compreensão de sua origem é fundamental. Didaticamente, dividimos as etiologias do quilotórax em cinco grupos: congênita, traumática, neoplásica, infecciosa e miscelânea.

O quilotórax congênito é a principal causa de derrame pleural no neonato. Pode estar relacionado a trauma no parto e/ou defeitos congênitos do ducto torácico. Diversas síndromes também têm sido associadas: síndrome de Down, síndrome de Noonan, linfedema hereditário, síndrome das unhas amarelas, entre outras. Patologias cardíacas congênitas que cursam com aumento das pressões da veia cava superior, obstrução e/ou agenesia dos vasos que drenam o ducto torácico também estão descritas. No entanto, na criança, a principal etiologia do quilotórax está relacionada às complicações pós-operatórias de cirurgias cardíacas para correção de defeitos congênitos.[3]

A lesão traumática do ducto torácico pode ocorrer em traumas fechados, penetrantes ou durante procedimentos cirúrgicos. As lesões cirúrgicas podem ocorrer em diversos procedimentos na caixa torácica, principalmente quando se manipula a porção superior esquerda do tórax, como na mobilização do arco aórtico, da artéria subclávia e, especialmente, nas ressecções do esôfago. Em uma série retrospectiva com 47 pacientes com quilotorax pós-operatório, a incidência foi de 2,9% pós-esofagectomia, 0,37% pós-pneumonectomia e 0,26% pós-lobectomia.[1] Dissecções cervicais e biópsia de linfonodos cervicais também são descritas como fatores precipitantes de quilotórax, assim como a cateterização venosa central nas veias jugular ou subclávia.[4]

O quilotórax de origem neoplásica ocorre pela obstrução do ducto torácico. Representa a etiologia mais comum de quilotórax não traumático em adultos, sendo o linfoma responsável por até 70% dos casos.[4] Outras causas malignas são linfossarcomas e neoplasias primárias do pulmão. Neoplasias benignas também podem associar-se ao quilotórax: linfangiomas, higromas mediastinais e linfangioleomiomatose.

Doenças infecciosas podem cursar com aumento dos linfonodos mediastinais e obstrução do ducto torácico. São elas: tuberculose, lifangites, filariose e mediastinites.

Entre outras causas raras de quilotórax, podemos incluir a ruptura espontânea do ducto torácico associada a episódios de vômitos ou tosse intensa após refeições, trombose de veia subclávia, amiloidose e ascite quilosa.[4]

Estratégia diagnóstica
Definição e características bioquímicas do quilotórax

A presença de líquido pleural de aspecto leitoso é o achado mais significativo para a hipótese de quilotórax. No entanto, nem sempre esta característica está presente, o que pode dificultar o diagnóstico. O quilotórax também pode se manifestar como secreção serosa, amarelada ou serossanguínea.[5] Esta última, em geral, se associa a situações de pós-operatório. Em um estudo envolvendo 74 pacientes com quilotórax, cujo diagnóstico havia sido confirmado pela presença de quilomícrons, apenas 44% apresentaram o aspecto leitoso clássico no momento da drenagem ou punção.[5] O líquido pleural com aspecto leitoso também pode ser encontrado no empiema e no pseudoquilotórax; portanto, o diagnóstico por meio da análise bioquímica e citológica é muito importante para o diagnóstico diferencial.[2]

Classicamente, a confirmação do quilotórax é feita quando a dosagem de triglicérides no líquido pleural está acima de 110 mg/dL.[5] No entanto, valores altos podem ser encontrados no pseudoquilotórax devido a presença de cristais de colesterol. Nessa situação, a dosagem do colesterol pode ajudar no diagnóstico diferencial: valores acima de 200 mg/dL, níveis de colesterol mais altos do que os de triglicérides ou razão entre colesterol no líquido pleural e sérico > 1 confirmam pseudoquilotórax.[2] Este último, ocorre em derrames pleurais crônicos, como na tuberculose pleural e na artrite reumatoide.

O quilotórax típico é descrito como um exsudato linfocítico;[2] porém, também pode se apresentar como transudato em casos associados à cirrose hepática, insuficiência cardíaca, síndrome nefrótica, síndrome de veia cava superior e pericardite constritiva. Pode também ter um predomínio neutrofílico, principalmente em casos associados a pós-operatório.[5]

A presença de quilomícrons no líquido pleural, detectada por meio da coloração com Sudam III, ou da eletroforese de lipoproteínas é considerada padrão-ouro no diagnóstico, uma vez que estes estão apenas no quilo.[2] No entanto, também existem situações de falso-negativo que ocorrem, principalmente, em pacientes desnutridos ou que ficaram em jejum prolongado, como nos pós-operatórios de esofagectomias.[6] A Figura 16.1 demonstra o algoritmo para o diagnóstico de quilotórax.

Figura 16.1. Algoritmo para confirmação de quilotórax

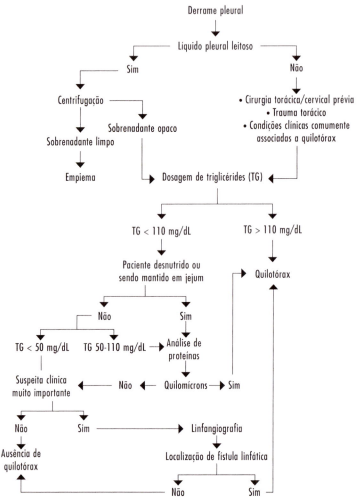

Definição da etiologia e identificação de fístula linfática

Uma vez confirmado o quilotórax, a busca pela etiologia é o próximo passo, pois influenciará a conduta a ser tomada (Figura 16.2).

História de procedimento cirúrgico recente, próximo ao trajeto do ducto torácico ou de trauma após uma refeição pesada, levantam a suspeita de lesão direta do ducto. Nos casos em que haja a necessidade de confirmação ou localização da lesão, exames como a linfangiografia e a linfocintigrafia têm sido indicados.[6,7]

Na ausência de antecedentes cirúrgicos ou trauma, a etiologia neoplásica deve ser pesquisada ativamente com tomografia e/ou ressonância magnética de abdome e tórax com o objetivo de detectar presença de linfonodomegalias, tumores mediastinais, alterações do parênquima

Figura 16.2. Algoritmo para investigação da etiologia do quilotórax

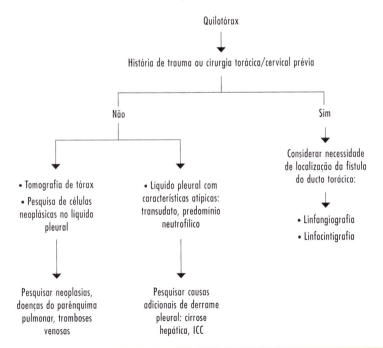

pulmonar e tromboses venosas. A pesquisa de células neoplásicas no líquido pleural também pode estabelecer a etiologia neoplásica.

Excluídas as causas neoplásicas e traumáticas, a investigação deve se voltar para outras etiologias, principalmente se o líquido pleural não revelar um exsudato linfocítico. A presença de um transudato pode estar associada à insuficiência cardíaca, síndrome nefrótica e cirrose, enquanto o predomínio neutrofílico é esperado não apenas em casos de trauma como também em situações de doenças inflamatórias agudas ou embolia pulmonar.

Abordagem terapêutica

Independentemente do fator causal, o esvaziamento pleural, por drenagem ou toracocentese, deve ser a primeira medida a ser realizada, permitindo a reexpansão pulmonar e obliteração do espaço pleural. A sequência do tratamento depende da etiologia do quilotórax mas, em geral, se inicia com o tratamento conservador, que pode ser associado a adjuvantes como radioterapia, quimioterapia e octreotida.[4,8] Na falência da abordagem conservadora, a conduta é bastante variável e envolve alguma forma de tratamento cirúrgico ou por radiologia intervencionista.

Tratamento conservador

O manejo conservador do quilotórax consiste na prevenção de desidratação, manutenção de nutrição adequada, correção de distúrbios hidroeletrolíticos e redução do débito quiloso. O paciente pode ser mantido com dieta hipogordurosa e triglicérides de cadeia média (TCM) que, por serem absorvidos diretamente do intestino para o sistema portal, não são transportados através do ducto torácico. Porém, quando este tratamento não reduz completamente a produção de quilo, a instituição de jejum e nutrição parenteral total (NPT) se faz necessária.

Não há consenso, na literatura, a respeito do índice de eficácia do tratamento conservador, assim como o tempo que deve ser mantido até que outras medidas terapêuticas sejam instituídas. Em uma série com 47 pacientes adultos com quilotórax no pós-operatório, essa abordagem conservadora foi bem sucedida em 27% dos casos com uma duração média de 2 a 15 dias de tratamento.[1] Em contrapartida, outro estudo com 29 pacientes envolvendo crianças e adultos, sendo a maioria dos casos relacionados a trauma cirúrgico, reportou 79% de sucesso com tratamento conservador com uma média de 13,3 dias, variando de 1 a

62 dias.[9] Outros estudos sugerem que a insistência no tratamento conservador pode levar a resolução da maioria dos casos, porém, às custas de um tempo de internação mais prolongado e com maiores riscos de infecção e desnutrição.

Outra questão a ser considerada, é a taxa de sucesso do tratamento conservador com relação à etiologia do quilotórax. Até o presente momento, a maioria dos estudos se relaciona a casos de quilotórax traumáticos iatrogênicos tanto em adultos quanto em crianças.[3,8] Não há dados suficientes para se concluir qual a real efetividade dessa abordagem no quilotórax de causa maligna, pois esses pacientes, em geral, também são tratados precocemente com quimio e/ou radioterapia, o que dificulta a análise individualizada de cada tipo de tratamento.

A somatostatina e seu análogo sintético, a octreotida, têm sido bastante estudados como medicações adjuvantes ao tratamento conservador. Seu uso foi iniciado em 1990 e o mecanismo de ação até o momento não está claro, mas acredita-se que esteja relacionado à redução do fluxo de linfa no ducto pela diminuição da absorção de triglicérides induzida com droga. Sua utilização clínica tem sido descrita, na literatura, em relatos de casos isolados ou pequenas séries, principalmente em pacientes pediátricos e neonatos com quilotórax congênito ou pós-operatório. Até o presente momento, não há ensaio clínico controlado abordando essa opção terapêutica e ainda não há consenso sobre a dose ideal a ser administrada, o tempo de início e a duração do tratamento. Uma revisão sistemática, publicada em 2006, reuniu 35 casos de quilotórax em crianças, em 25 publicações, e revelou grandes variações no regime terapêutico com a octreotida, sendo o efeito do tratamento evidenciado, em média, após 5 a 6 dias do início da medicação.[10] Em adultos, a utilização da octreotida ou somatostatina no tratamento do quilotórax também é pouco sustentada na literatura, havendo apenas alguns relatos de casos.

Quilotórax secundários a neoplasias podem se beneficiar da radioterapia e da quimioterapia como adjuvantes ao tratamento conservador; no entanto, há relatos em que a melhora da doença neoplásica com a quimioterapia não se associou à redução do débito quiloso.[11]

Tratamento cirúrgico

Uma das questões mais controversas no manejo do quilotórax é o momento certo de indicar o tratamento cirúrgico. As recomendações divergem, principalmente, com relação a quanto tempo se deve aguardar o tratamento conservador que, entre a maioria das séries, varia de 5 a 14 dias, e qual quantidade drenada por dia é indicativa de cirurgia, variando desde 500 mL/dia até 1.500 mL/dia em adultos.[1,3]

O fator etiológico é outro motivo de divergência na literatura. De maneira geral, o tratamento invasivo parece ter melhores resultados nas fístulas persistentes após trauma cirúrgico em que o tratamento conservador não surte efeito, principalmente nos casos relacionados a esofagectomias.[1,4] Em estudo retrospectivo, com 74 pacientes adultos com quilotórax de causas traumáticas e não traumáticas, ambos os tratamentos, conservador e cirúrgico, obtiveram maior taxa de sucesso no primeiro grupo. Essa série também mostrou que a maioria dos pacientes com quilotórax de causas não traumáticas em algum momento necessitou de intervenção cirúrgica e, apesar disso, um terço deles continuou sem resolução do problema.[8]

Diversas técnicas cirúrgicas já foram descritas com o objetivo de controlar a fístula quilosa: ligadura direta do ducto torácico, ligadura supradiafragmática em massa do ducto torácico, ligadura infradiafragmática em massa, anastomose do ducto torácico a veia ázigos, aplicação de cola de fibrina sobre a fístula. Classicamente, esses procedimentos são realizados por toracotomia direita (preferivelmente) ou esquerda, e, eventualmente, por laparotomia. Recentemente, a videotoracoscopia tem se tornado mais frequente como via de acesso para ligadura do ducto, mas não existem estudos comparando esta via de acesso com a toracotomia.[12]

Quando há presença de encarceramento pulmonar, a decorticação pode ser necessária para sua reexpansão. A pleurectomia parietal também pode ser um adjuvante ao tratamento cirúrgico quando nenhuma fístula for encontrada.

A pleurodese, procedimento já bem estabelecido no tratamento paliativo de derrames pleurais neoplásicos, é uma alternativa para o controle do quilotórax de origem neoplásica ou não. O índice de sucesso varia de 83% a 100% após pleurodese com talco por videotoracoscopia.

Outra opção é o *shunt* pleuroperitoneal. Trata-se de um dispositivo que transfere o líquido pleural para a cavidade peritoneal, melhorando, assim, a dispneia e mantendo o estado nutricional do paciente. A oclusão do *shunt* pode ocorrer em 13,5% a 26% dos casos, levando à necessidade de reabordagem cirúrgica.[13]

Linfangiografia e embolização do ducto torácico

Estudos recentes têm utilizado a linfangiografia no fechamento de fístulas, tanto como ferramenta única, como no auxílio à cateterização do ducto torácico. Pequenas séries de casos mostraram resolução espontânea das fístulas após a administração do lipiodol no sistema linfático, sugerindo que seu extravasamento está associado a uma reação granulomatosa, promovendo o fechamento da lesão.[7]

A embolização do ducto torácico com molas metálicas e/ou cola é feita por meio da cateterização da cisterna do quilo por via percutânea guiada por radioscopia ou tomografia. Isso é possível após a realização da linfangiografia convencional, que permite a localização da cisterna contrastada. Nos casos em que a cateterização não é possível, por dificuldades técnicas ou por variações anatômicas, pode ser realizada uma laceração percutânea na junção da cisterna do quilo com o ducto torácico ou nos vasos linfáticos retroperitoneais vizinhos, criando supostamente uma fístula linfática distal ao ducto torácico no retroperitôneo.[6]

Conclusão

Devido à ocorrência incomum do quilotórax, não há estudos comparativos na literatura sobre este assunto, e a maior parte das informações disponíveis é proveniente de pequenas séries de casos retrospectivos. Além disso, o quilotórax traumático pós-cirúrgico tem sido mais extensivamente estudado do que o não traumático.

Apesar de não existirem diretrizes e as opções cirúrgicas variarem extensivamente nas diversas séries, o consenso geral sugere uma abordagem conservadora inicial seguida pelo tratamento cirúrgico. Nos casos associados a doenças malignas, a radioterapia com ou sem quimioterapia seguida por pleurodese com talco, quando necessário, parece ser uma boa opção terapêutica.

Na prática clínica, a condução de pacientes com quilotórax ainda é um desafio, principalmente nos casos não associados a lesões traumáticas do ducto torácico, pois estes são os que apresentam maior refratariedade ao tratamento conservador e cirúrgico.

Finalmente, o real papel da octreotida, o uso da linfangiografia e da embolização do ducto torácico como adjuntos ao tratamento do quilotórax, parecem ser os novos desafios nessa área.

Referências bibliográficas

1. Cerfolio RJ, Allen MS, Deschamps C, Trastek VF, Pairolero P. Postoperative chylothorax. J Thorac Cardiovasc Surg. 1996; 112:1361-6.
2. Light RW. Chilothorax and pseudochylothorax. In: Light RW, editor. Pleural diseases. 5 ed. Philadelphia: Lippincott Williams & Wilkins. 2007; 346-61.
3. Buttiker V, Fanconi S, Burger R. Chylothorax in children: guidelines for diagnosis and managment. Chest. 1999; 116:68287.
4. McGrath EE, Blades Z, Anderson PB. Chylothorax: aetiology, diagnosis and therapeutic options. Respiratory Med. 2010; 104:1-8.
5. Maldonado F, Hawkins FJ, Daniels CE. Pleural fluid characteristics of chylothorax. Mayo Clin Proc. 2009; 84:129-33.
6. Boffa DJ, Sands MJ, Rice TW, Murthy SC, Mason DP, et al. A critical evaluation of a percutaneous diagnostic and treatment strategy for chylothorax after thoracic surgery. Eur J Cardiothorac Surg. 2008; 33:435-9.
7. Kos S, Haueisen H, Lachmund U, Roeren T. Lymphangiography: forgotten tool or rising star in the diagnosis and therapy of postoperative lymphatic vessel leakage. Cardiovasc Intervent Radiol. 2007; 30:968-73.
8. Maldonado F, Cartin-Ceba R, Hawkins FJ, Ryu JH. Medical and surgical management of chylothorax and associated outcomes. Am J Med Sci. 2010; 339:314-8.
9. Marts BC, Naunheim KS, Fiore AC, Pennington DG. Conservative versus surgical management of chylothorax. AM J Surg. 1992; 164(5):532-4.
10. Roehr CC, Jung A, Proquitté H, Blankenstein O, Hammer H, Lakhoo K, Wauer R. Somatostatin or octreotide as treatment options for chylothorax in Young children: a systematic review. Intensive Care Med. 2006; 32:650-7.
11. O'Callaghan AM, Mead GM. Chylothorax in lymphoma: mechanisms and managment. Ann Oncol. 1995; 6:603-7.
12. Watanabe A, Koyanagi T, Nakashima S, Higami T. Supradiaphragmatic thoracic duct clipping for chylothorax trough left-sided viseo-assisted thoracoscopic surgery. Eur J Cardiothorac Surg. 2007; 31:313-4.
13. Little AG, Kadowaki MH, Ferguson MK, Staszek VM, Skinner DB. Pleuro-peritoneal shunting: alternative therapy for pleural effusions. Ann Surg. 1988; 208:443-50.

Parte 4

Traqueia e vias aéreas

Capítulo 17

Traqueostomia

Juliana Mol Trindade
Hélio Minamoto
Benoit J. Bibas

Introdução

A traqueostomia consiste em procedimento cirúrgico para abertura da traqueia e sua exteriorização através da pele em região cervical.

Historicamente, os primeiros procedimentos de traqueostomia foram realizados com intuito de garantir a via aérea após obstrução das vias aéreas superiores. Atualmente, as principais indicações estão relacionadas ao paciente crítico internado em ambiente de terapia intensiva com necessidade de suporte ventilatório artificial por período prolongado.

A traqueostomia permite que pacientes em ventilação mecânica recebam melhores cuidados com a via aérea, aumentando o conforto, reduzindo necessidade de sedação, reduzindo a resistência da via aérea e facilitando o manejo de secreções do trato respiratório. Apesar dos estudos não serem equivalentes, em resultados finais de assistência ao paciente crítico, a traqueostomia é capaz de reduzir o tempo de dependência de ventilação mecânica (desmame precoce) e de internação hospitalar.

Indicações de traqueostomia

As principais indicações de traqueostomia estão listadas na Tabela 17.1 e são destaque, em ordem decrescente de prevalência:
1. Insuficiência respiratória aguda e necessidade de ventilação mecânica prolongada (2/3 dos casos).
2. Lesão neurológica grave, traumática ou não, necessitando ventilação mecânica.

Apesar das vantagens da traqueostomia em pacientes críticos com necessidade de ventilação mecânica prolongada, ainda não existe consenso sobre o melhor momento a se realizar o procedimento. Deve-se considerar a expectativa de tempo em ventilação mecânica e probabilidade de extubação, tendo em vista a doença de base do paciente.

A definição de traqueostomia precoce é controversa. Todavia, considera-se traqueostomia precoce aquela realizada em até 4-10 dias da intubação orotraqueal. Tem como benefício evitar a exposição do paciente a lesões laringotraqueais provocadas pela presença do tubo oro-

Tabela 17.1. Indicações de traqueostomia

Intubação prolongada

Falha de extubação, permitindo melhor desmame de ventilação mecânica

Facilidade em higienizar vias aéreas (aspirar secreções)

Obstrução das vias aéreas superiores com os seguintes achados:
- Estridor, dispneia e esforço respiratório
- Apneia obstrutiva do sono com hipoxemia
- Paralisia de prega vocal bilateral

Impossibilidade de intubação

Via aérea difícil com necessidade de ventilação mecânica

Manutenção de via aérea em cirurgia de cabeça e pescoço

Via aérea cirúrgica no trauma de face e pescoço

Proteção de via aérea (doença neurológica ou TCE)

traqueal por período prolongado. A população que se beneficiaria da traqueostomia precoce seria aquela em que não se tem expectativa de extubação em curto prazo, como vítimas de trauma cranioencefálico, politrauma, trauma raquimedular, pacientes submetidos à neurocirurgia e pacientes portadores de DPOC em ventilação mecânica.

Técnica cirúrgica

A traqueostomia pode ser realizada de forma aberta (cirúrgica) ou percutânea, e a escolha de uma ou outra vai depender da anatomia, condições clínicas associadas, experiência do cirurgião e contexto em que a traqueostomia é realizada (eletivo ou emergencial).

Existem diversas técnicas cirúrgicas para a traqueostomia aberta (Figura 17.1), e a técnica preconizada pela Cirurgia Torácica do HC-FMUSP consiste em:

» Cervicotomia vertical iniciada abaixo da cartilagem cricoide, aproximadamente 3 cm de extensão.
» Dissecção e afastamento lateral da musculatura cervical da linha mediana.
» Ligadura e secção do istmo da glândula tireoide.
» Traqueotomia (incisão traqueal) vertical a partir de segundo anel traqueal – dois a quatro anéis traqueais.

Figura 17.1. Técnica cirúrgica da traqueostomia aberta. (A) Anatomia cirúrgica; (B) Local de incisão na traqueia (2-4° anel traqueal)

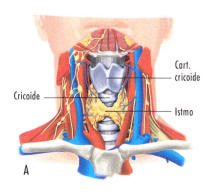
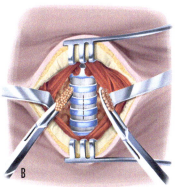

- » Reparo da pele na parede traqueal por meio de quatro pontos cardinais (dois pontos de cada lado) e um ponto extra na extremidade inferior da abertura traqueal e pele. Tais pontos facilitam a colocação da cânula de traqueostomia, principalmente em casos de perda inadvertida da cânula, além de evitar falso trajeto na colocação da mesma.
- » Está contraindicada a ressecção da parede anterior da traqueia. Além de não ser necessária para introdução da cânula, pode levar à estenose e/ou ao desabamento da parede anterior da traqueia.

Da mesma maneira que na traqueostomia cirúrgica, são descritas várias técnicas para traqueostomia percutânea, com resultados equivalentes (Figura 17.2). Em linhas gerais, a técnica percutânea consiste em cervicotomia vertical (extensão: 1 a 1,5 cm) e punção traqueal guiada por imagem. Habitualmente, utiliza-se a broncoscopia. Assim, visualiza-se o ponto de punção traqueal, a fim de guiar a introdução da agulha na parede anterior da traqueia, e evita-se lesão inadvertida da parede posterior. É realizada dilatação progressiva da parede traqueal e inserção de cânula de traqueostomia. Em pacientes dependentes de ventilação mecânica em unidade de terapia intensiva (UTI) essa técnica é a escolhida, caso o paciente tenha os critérios para a realização da mesma com segurança.

Figura 17.2. Traqueostomia percutânea

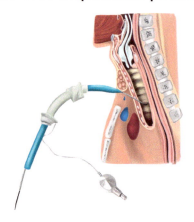

Os critérios necessários à traqueostomia percutânea são:
- Habilidade de hiperextensão do pescoço.
- Presença de pelo menos 1 cm entre a extremidade inferior da cricoide e o ângulo supraesternal.
- Paciente tolera hipercapnia e hipoxemia transitórios.

São contraindicações à traqueostomia percutânea:
- Acesso à via aérea de emergência.
- Anatomia desfavorável (relativa):
    - Obesidade mórbida com pescoço curto.
    - Movimento limitado do pescoço.
    - Lesão de coluna cervical, presumida ou confirmada.
    - Vasos sanguíneos anômalos ou aumentados.
    - Doença traqueal ou tireóidea.
- Coagulopatia ou distúrbio de coagulação:
    - Plaquetas < 50.000.
    - INR ou TTPa > 1,5.
- Distúrbio de troca gasosa necessitando FiO_2 > 0,6 ou PEEP > 10 cmH_2O.
- Infecção de tecidos moles do pescoço.
- Necessidade de cânulas de traqueostomia de tamanhos especiais.

A decisão entre traqueostomia percutânea ou aberta depende, em primeiro lugar, da indicação do procedimento e ausência de contraindicações a alguma técnica específica. Em condições permissivas a ambas, a traqueostomia percutânea tem sido considerada procedimento seguro e associado a menor custo e de menor duração, por isso, preferida com relação à técnica aberta.

Componentes e particularidades das cânulas de traqueostomia

As cânulas estão disponíveis em uma variedade de tamanhos, tipos e desenhos, com diferentes fabricantes e projetos. É importante que os profissionais de saúde que cuidam de pacientes com traqueostomia entendam essas diferenças e selecionem um tubo que se encaixe perfeitamente para cada paciente (Figura 17.3).

Figura 17.3. Componentes básicos de uma cânula de traqueostomia

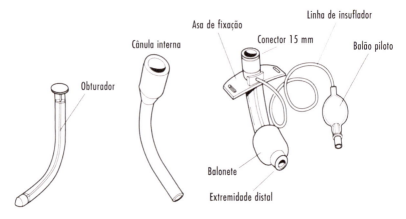

As características mais importantes para a decisão da escolha de uma cânula de traqueostomia são:
» Cânula única ou cânula dupla (com cânula interna).
» Com balonete ou sem balonete.
» Com fenestra ou sem fenestra.

Ao selecionar um tubo de traqueostomia para o paciente, os diâmetros interno e externo devem ser verificados. Se o diâmetro interno for muito pequeno, aumentará a resistência através do tubo, tornará a higienização das vias aéreas mais difícil e aumentará a pressão do balonete necessária para criar um selo na traqueia. Se o diâmetro externo for muito grande, o vazamento com o balonete desinsuflado será diminuído, e isso afetará a capacidade de usar a via aérea superior com desinsuflação do balonete (p. ex., na fala), além de ter inserção mais difícil através do estoma.

Comprimento da cânula de traqueostomia

Os tubos de traqueostomia disponíveis tem, habitualmente, um comprimento padrão. Alguns fabricantes disponibilizam produtos com comprimento extralongo. Os tubos de comprimento extralongo são construídos com comprimento extra na porção proximal (comprimento extra horizontal) ou com comprimento extra na porção distal (comprimento extra vertical).

Tubos de comprimento extralongo na porção proximal facilitam a colocação em pacientes com pescoço aumentado (maior distância entre a pele e a parede da traqueia, p. ex., em indivíduos com IMC > 30).

Em contrapartida, os tubos de comprimento extralongo na porção distal facilitam a colocação e posicionamento em pacientes com lesão de traqueia distal ou anomalias traqueais. Deve-se evitar o uso inadequado destes tubos, pois pode levar à obstrução distal do tubo ou intubação seletiva e ventilação monopulmonar não desejavel.

Curvatura da cânula

Os tubos de traqueostomia podem ser angulados ou curvos. A forma do tubo de traqueostomia deve ser a mais próxima da anatomia da via aérea. Desse modo, se o tubo com curva não se ajustar à forma da traqueia, pode provocar lesão por compressão da parede posterior membranácea da traqueia, levando à fístula traqueoesofagica. Por outro lado, a ponta da extremidade distal pode traumatizar a parede anterior da traqueia, podendo levar à fístula arterial traqueoinominada.

Após a colocação do tubo de traqueostomia, deve ser verificado se a extremidade distal está centralizada com relação à luz da traqueia distal. Esta situação deve ser confirmada por broncoscopia (Figuras 17.4 a 17.6).

Figura 17.4. Diferentes angulações de tubos de traqueostomia

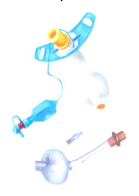

Figura 17.5. Complicações possíveis de traqueostomia. (A) Cânula mal posicionada na parede traqueal anterior, com possibilidade de fístula arterial traqueoinominada; (B) Cânula mal posicionada na parede traqueal posterior, devido a uma massa cervical, com possibilidade de fístula traqueoesofágica

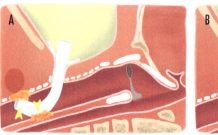 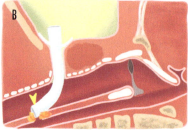

Figura 17.6. Avaliação endoscópica do tubo de traqueostomia. (A) Cânula centrada e bem posicionada; (B) Extremidade distal da cânula em contato com a parede anterior da traqueia; (C) Extremidade distal da cânula mal posicionada (não centrada)

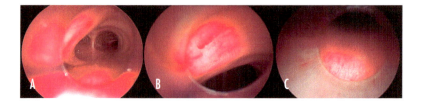

Cânula de traqueostomia com fenestras

O tubo de traqueostomia fenestrado possui uma abertura na face posterior, acima do balonete, que permite ao paciente respirar através da via aérea superior quando a cânula interna for removida. Isso permite avaliar a capacidade respiratória do indivíduo através da via oral/nasal normal (preparando o paciente para decanulação) e permite que o ar passe pelas cordas vocais (permitindo a fonação).

Infelizmente, os tubos de traqueostomia fenestrados, muitas vezes, não se ajustam à via aerea (alinhamento da fenestra com relação à luz da traqueia e o mau posicionamento da fenestra no trajeto da estomia). O risco desta complicação pode ser diminuído se for utilizado um tubo com várias fenestras em vez de uma única, e a verificação do posicionamento por meio de broncoscopia.

Dupla cânula (cânula interna)

Os tubos de traqueostomia com cânula interna são chamados tubos de traqueostomia com cânula dupla. A cânula interna pode ser removida para restaurar uma via aérea patente se o tubo ocluir, o que pode ser uma vantagem para o uso em longo prazo fora de um centro de cuidados intensivos. Os tubos de traqueostomia de cânula dupla e sem balonete são considerados padrão para o uso ambulatorial.

Orifício de sucção supraglótica ou aspiração suprabalonete

Os tubos de traqueostomia estão disponíveis com um orifício acima do balonete para facilitar a aspiração das secreções subglóticas e, desse modo, minimizar a descida destas secreções para baixo do balonete e, assim, diminuir o risco de pneumonia associada ao ventilador.

Medição da pressão do balonete

Os tubos com balonete oferecem alguma proteção contra a aspiração pulmonar, e a ventilação com pressão positiva pode ser aplicada com mais eficiência quando o balonete está insuflado. São considerados padrão para o uso hospitalar, e não devem ser utilizados após a alta hospitalar; portanto, não são adequados para uso ambulatorial.

A pressão de perfusão capilar da parede traqueal é normalmente de 25-35 mmHg. As altas pressões da parede traqueal exercidas pelo balonete insuflado podem produzir lesão da mucosa traqueal. Como a pressão transmitida do balonete para a parede traqueal é, geralmente, menor que a pressão no interior do balonete, é consenso que 25 mmHg (ou 34 cmH$_2$O) é a pressão intrabalonete máxima aceitável (mais baixa que a pressão de perfusão capilar da parede traqueal). Portanto, recomenda-se que a pressão do balonete seja mantida em 20-25 mmHg (ou 25-35 cmH$_2$O).

A pressão intrabalonete deve ser monitorizada e registada regularmente. A pressão do balonete é medida com um dispositivo constituído por uma seringa, uma torneira de três vias e um manômetro.

Complicações da traqueostomia

As complicações da traqueostomia podem ser divididas em três fases: imediata, precoce e tardia (Tabela 17.2).

Tabela 17.2. Complicações da traqueostomia

Imediata	Precoce	Tardia
Hemorragia	Hemorragia	Estenose traqueal
Aspiração pulmonar	Perda da cânula de traqueostomia	Perda da cânula de traqueostomia
Perda da via aérea	Pneumotórax	Aspiração/pneumonia
Falso trajeto	Pneumomediastino	Tecido de granulação
Laceração de parede posterior	Enfisema subcutâneo	Traqueomalácia
Hipoxemia, hipercapnia	Infecção do estoma	Fístula traqueoesofágica
Óbito	Ulceração do estoma	Fístula traqueoinominada
	Disfagia	Disfagia

Decanulação de traqueostomia

Não há consenso geral sobre quando um tubo de traqueostomia pode ser removido com segurança. Embora a traqueostomia seja considerada o procedimento cirúrgico mais comumente realizado em pacientes críticos, sendo relatado que aproximadamente 10% a 20% dos pacientes criticamente enfermos mecanicamente ventilados precisam de traqueostomia por via aérea prolongada e suporte ventilatório, a frequência de traqueostomia no manejo de pacientes em ventilação mecânica contrasta com a falta de evidências de quando um tubo de traqueostomia deve ser removido.

O principal critério para a decanulação é que a necessidade que levou à colocação do tubo de traqueostomia tenha sido resolvida, quando a necessidade médica para a traqueostomia não existe mais. Em geral, a maioria dos pacientes com traqueostomia que recebem alta das UTIs pode ser decanulada com sucesso.

Na literatura, não há diretrizes sobre a decanulação de pacientes traqueostomizados. A falha de decanulação tem sido definida como a necessidade de reinserir uma via aérea artificial dentro de 24 horas (Choate, 2009), 48 horas (Thompson-Ward, 1999) e 48-72 horas (Heffner, 1995) ou dentro de três dias (Bach, 1996). Outros, relatam um período de tempo de uma semana ou a necessidade de uma segunda traqueostomia durante a internação hospitalar. Portanto, atualmente, não há definição aceita para falha de decanulação.

Essa situação destaca a necessidade de estudos clínicos em cuidados de traqueostomia para orientar a tomada de decisão clínica. Aponta para a necessidade de um estudo prospectivo randomizado controlado para estudar os vários fatores que influenciam o processo de decanulação e compará-los com os controles. Outro problema a ser abordado é o manejo dos problemas associados à colocação de tubo de traqueostomia em longo prazo (estenose traqueal, granulações, sangramento, fístulas e traqueomalácia).

Em conclusão, a decanulação é, geralmente, bem tolerada pelos pacientes com traqueostomia que recebem alta das UTIs e quando a necessidade médica que levou à realização da traqueostomia foi resolvida e não existe mais. Uma abordagem prévia sistemática e endoscópica para avaliação do paciente é necessária. E, após a decanulação, os pacientes precisam de um monitoramento em modo contínuo e atento com oximetria e telemetria cardíaca por, pelo menos, 24 horas para identificar sinais de comprometimento das vias aéreas.

Conclusão

A traqueostomia é um procedimento necessário e rotineiro. Todavia, não deve ser menosprezado. O uso de uma cânula de traqueostomia é um processo difícil e estigmatizante para o paciente. Todo esforço deve ser feito para melhorar a qualidade de vida do indivíduo com traqueostomia. Para tal, os profissionais de saúde que lidam com esses pacientes devem conhecer as particularidades de cada produto para escolher o que melhor se adapte a cada situação. Isso permitirá uma melhor adaptação do paciente à traqueostomia.

Bibliografia Consultada

Antonello N, Grazia PIM, Paolo B. Tracheostomy Decannulation. Phys Med Rehabil Int. 2015; 2(6):1-5.

Cheung NH, Napolitano LM. Tracheostomy: epidemiology, indications, timing, technique, and outcomes. Respir Care. 2014; 59(6):895-915.

Cooper JD, Grillo HC. The evolution of tracheal injury due to ventilator assistance through cuffed tubes: a pathologic study. Ann Surg. 1969; 169(3):334-48.

Freeman BD. Tracheostomy update when and how. Crit Care Clin. 2017; 33:311-22.

Hess DR, Altobelli NP. Tracheostomy tubes. Respir Care. 2014; 59(6):956-73.

Maruvala S, Chandrashekhar R, Rajput R. Tracheostomy decannulation: when and how? Res Otolaryng. 2015; 4(1):1-6.

Monnier P. Pediatric Airway Surgery. Management of laryngotracheal stenosis in infants and children. Berlin Heidelberg: Springer-Verlag; 2011.

Capítulo 18

Estenose de traqueia e malácia

Juliana Mol Trindade
Hélio Minamoto

Estenose de traqueia

Conceito

A estenose de traqueia é uma doença caracterizada pelo estreitamento anatômico das vias aéreas. Produz um quadro clínico de obstrução traqueal e causa um grande impacto na qualidade de vida dos pacientes.

Anatomia cirúrgica da traqueia

A traqueia do adulto mede, aproximadamente, 11 cm de comprimento, desde a borda inferior da cartilagem cricoide até o esporão da carina principal. É constituída por 18 a 22 anéis cartilaginosos, sendo aproximadamente dois anéis por centímetro. A porção subglótica da laringe mede 1,5 a 2 cm. O único anel cartilaginoso completo numa via aérea normal é a cartilagem cricoide, as demais cartilagens têm forma de ferradura e ocupam a porção anterolateral da via aérea, com a finalidade de manter a traqueia normal permeável, mesmo durante o esforço da tosse.

O terço superior da traqueia recebe suprimento sanguíneo da artéria tireóidea inferior, e o terço inferior da traqueia através de ramos das artérias brônquicas. Estes vasos penetram na traqueia através dos pedículos laterais. Assim, durante a liberação cirúrgica longitudinal, deve se ter o cuidado de evitar a dissecção das paredes laterais da traqueia, para não ocorrer a desvascularização do órgão.

O nervo laríngeo recorrente sobe pelo sulco formando entre a traqueia e o esôfago bilateralmente, passando medial e inferiormente ao corno da cartilagem tireoide e, por fim, penetra na laringe na junção com a cartilagem cricoide posterior e adjacente à junção cricoaritenoide. É fundamental que o trajeto do nervo seja preservado durante a cirurgia de ressecção traqueal, para não provocar paralisia das pregas vocais.

Etiologia

A obstrução das vias aéreas pode ter causas benignas e malignas.

A causa benigna mais frequente é a estenose pós-intubação orotraqueal e traqueostomia. Nesses casos, a irritação física (presença do tubo endotraqueal e balonete) desencadeia uma lesão direta da mucosa traqueal num processo inflamatório e isquêmico, com ulceração e tecido de granulação, culminando no aumento da matriz extracelular, fazendo com que o tecido cicatricial se torne rígido e inelástico, ao contrário do tecido normal da via aérea. Ainda como agravante, essa destruição da mucosa pode se ampliar para as camadas mais profundas, com destruição da cartilagem, levando à perda da estrutura de sustentação da via aérea, e colapso durante expiração ou tosse.

Entre as outras etiologias da estenose benigna, estão a estenose pós-infecciosa, colagenoses, trauma cervical e a estenose idiopática.

A estenose de etiologia maligna compreende a neoplasia primária da traqueia, que é bastante rara, e a neoplasia secundária por invasão direta ou metástase de tumores malignos de origem no pulmão, esôfago e tireoide, ou as massas mediastinais e linfonodomegalias, que podem obstruir o fluxo aéreo por invasão tumoral direta ou compressão extrínseca.

Quadro clínico

O quadro clínico de obstrução traqueal é caracterizado por dispneia e cornagem. Desse modo, todos os pacientes apresentam sintomas e sinais semelhantes, apesar das diferentes etiologias possíveis (congênita, traumática, pós-intubação, neoplásica e infecciosa).

Os pacientes com obstrução traqueal procuram o serviço médico por dispneia progressiva aos esforços, seguida por cornagem e estridor laríngeo. Na estenose de traqueia pós-intubação, os pacientes contam sempre um antecedente de intubação orotraqueal prolongada ou traqueostomia prévia.

Diagnóstico

O diagnóstico de estenose das vias aéreas é realizado por meio da anamnese e exame físico, em que a história da evolução de sinais e sintomas, associado ou não a manipulação prévia da via aérea, é capaz de estabelecer uma hipótese diagnóstica que deve ser confirmada por exame de imagem e exame endoscópico. Os sinais e sintomas podem se desenvolver logo após extubação ou lentamente, durante meses ou anos.

Os principais sintomas são estridor, dispneia associada ao aumento do esforço respiratório, e incapacidade de expectorar secreções devido a tosse ineficaz. Algumas vezes, o diagnóstico não é simples e o paciente pode permanecer anos com diagnóstico inadequado, como, por exemplo, de asma. Isso ocorre, frequentemente, quando a apresentação clínica com estridor e dispneia, complementada por uma radiografia de tórax normal, leva a um diagnóstico errôneo de asma, e o paciente acaba sendo tratado por meses com broncodilatadores e corticoides, desnecessariamente.

Por esse motivo, os pacientes com dispneia persistente e mal esclarecida têm indicação de tomografia computadorizada de via aérea e broncoscopia.

Qualquer paciente com antecedente de intubação orotraqueal prolongada ou traqueostomia prévia que desenvolva sintomas de obstrução das vias aéreas deve ser, obrigatoriamente, considerado para o diagnóstico diferencial de estenose de traqueia pós-intubação. A lesão pós-intubação, geralmente, se apresenta uma a seis semanas após a extubação.

A prova de função pulmonar mostra uma restrição ao pico inspiratório e expiratório; entretanto, não apresenta alta sensibilidade ou especificidade.

Tomografia computadorizada de laringe (pescoço) + traqueia e pulmões (tórax) com reconstrução sagital e coronal

O exame de imagem mais utilizado para avaliação das vias aéreas é a tomografia computadorizada com reconstrução, que é útil também para programar e planejar o tratamento endoscópico ou cirúrgico. O exame deve mostrar detalhes e precisão dos seguintes pontos críticos: localização e extensão longitudinal da lesão, extensão total da traqueia e as lesões das estruturas adjacentes (Figuras 18.1 e 18.2).

Figura 18.1. Tomografia em corte axial

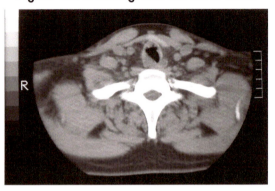

Figura 18.2. Tomografia com reconstrução

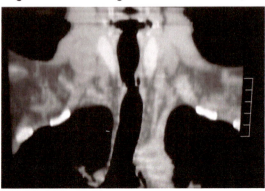

Broncoscopia

A broncoscopia é o exame padrão-ouro para avaliação das vias aéreas, sendo utilizado no diagnóstico e, como descrito adiante, ao mesmo tempo, também exerce um papel importante no tratamento dessas lesões.

Durante a broncoscopia, é importante:

- » Observar alterações na mucosa traqueobrônquica, como tecido de granulação, tecido cicatricial frouxo ou fibrótico, inflamação da mucosa ou invasão tumoral.
- » Localizar a lesão e caracterizar se a mesma é concêntrica ou excêntrica, intrínseca ou extrínseca, assim como a relação e a medida das distâncias a partir das estruturas adjacentes.
- » Em uma situação de diagnóstico, o cuidado deve ser não avançar o aparelho além do segmento com lesão, pois isto pode precipitar um edema de mucosa e obstrução aguda da via aérea. A broncoscopia rígida na sala de operações do centro cirúrgico pode ser utilizada tanto para o diagnóstico como para o tratamento.

Tratamento

O tratamento da estenose traqueal pode ser endoscópico, cirúrgico ou ambos, em conjunto, numa abordagem minimamente invasiva.

No tratamento endoscópico, utiliza-se laringoscopia de suspensão e dilatação, broncoscopia rígida e ressecção endoscópica, e colocação de prótese traqueal.

No tratamento cirúrgico, o procedimento tem como base a ressecção do segmento com estenose e anastomose terminoterminal da via aérea normal. Em adultos, é considerado ressecável 40% a 50% do comprimento total da traqueia.

É importante lembrar que, numa condição de obstrução aguda das vias aéreas, se não estão disponíveis materiais ou médico treinado para dilatação das vias aéreas, algumas vezes, o tratamento imediato necessário é a traqueostomia.

Alguns cuidados são importantes no pós-operatório para evitar complicações precoces e tardias. É desejável a extubação precoce, se possível ainda na sala de operações, e lembrar que o estridor no pós-operatório pode estar associado à paresia do nervo laríngeo recorrente pela manipulação, assim como o edema de laringe. A broncoscopia no pós-operatório está indicada para avaliar estridor e aspirar secreções, caso sejam persistentes (Figuras 18.3 a 18.6).

Figura 18.3. Incisão cervical

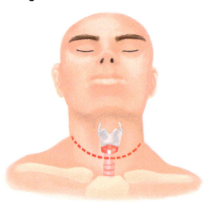

Figura 18.4. Identificação da lesão

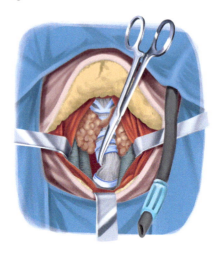

Indicação das endopróteses

As endopróteses estão indicadas para os casos de obstrução de via aérea em que o paciente apresenta alguma contraindicação para ressecção cirúrgica e reconstrução.

Figura 18.5. (A-B) Intubação distal através do campo operatório

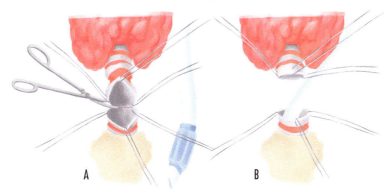

Figura 18.6. (A-B) Anastomose traqueotraqueal

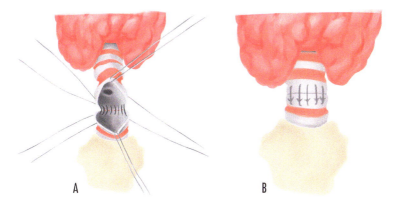

Tipos de endopróteses

São dois tipos: as endopróteses de silicone rígido e as endopróteses metálicas autoexpansíveis. Entre os diferentes modelos de endopróteses, a maior experiência é com tubo de silicone rígido; as endopróteses metálicas autoexpansíveis foram introduzidas na prática clínica mais recentemente (Figuras 18.7 a 18.10).

Figura 18.7. Tubo T

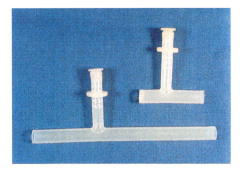

Figura 18.8. Endoprótese bifurcada em Y

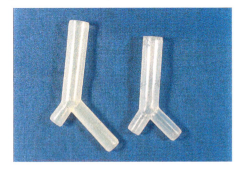

Figura 18.9. Endoprótese de Dumon

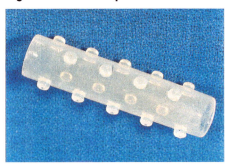

Figura 18.10. Endoprótese metálica autoexpansivel – Ultraflex

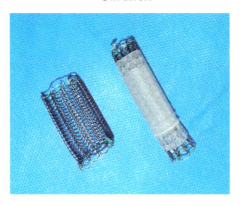

Traqueobroncomalácia

Conceito

A traqueobroncomalácia (TBM) é uma doença específica das vias aéreas, que apresenta um ponto em comum: as paredes da traqueia estão em posições muito próximas. Esta condição, muitas vezes citada excessivamente, necessita de um diagnóstico preciso. Portanto, o diagnóstico de TBM deve ser feito por exclusão de todas as outras condições e formas que podem levar as paredes da traqueia a estarem numa posição muito próxima.

Etiologia

A TBM é causada por um dos dois mecanismos abaixo:
1. Alteração da estrutura da parede traqueal (alteração da arquitetura do tecido ou das características elásticas da cartilagem), por exemplo, nas colagenoses e doenças das cartilagens da traqueia – policondrite crônica recidivante familiar e vasculite de Wegener.
2. Fatores secundários adquiridos com colapso de via aérea excessivo e dinâmico (EDAC – *excessive dynamic airway collapse*) ou compressão extrínseca.

A primeira é uma doença da cartilagem e pode ser comprovada por meio de biópsia direta da parede traqueal; a segunda, é um sintoma ou sinal da doença subjacente à parede da traqueia.

Diagnóstico

A TBM pode afetar a traqueia em toda a sua extensão, apenas em certos segmentos ou em múltiplos segmentos não contíguos, podendo se estender até os brônquios principais.

Os pacientes portadores de TBM apresentam queixas respiratórias crônicas inespecíficas, entre as quais dispneia, tosse e infecções recorrentes. Não é possível fazer diagnóstico de TBM com base apenas nos sintomas clínicos.

Provas de função pulmonar podem proporcionar suporte para evidência de TBM, mas não é diagnóstica, pois não existe correlação significativa entre colapso traqueal expiratório e qualquer medição da função pulmonar.

A broncoscopia está indicada para se observar o estreitamento das vias aéreas durante o ciclo respiratório; lembrando que o paciente necessita manter respiração espontânea e, por isso, não é recomendado exame sob anestesia geral nesses casos.

Desse modo, não existe uma abordagem padronizada para avaliar TBM de maneira objetiva nos pacientes com dispneia refratária a terapias tradicionais. Além disso, falta uma definição precisa ou classificação de TBM, além de um método diagnóstico não invasivo para avaliar os pacientes antes e depois do tratamento.

Estenose de laringe e traqueia subglótica
Conceito

A estenose de laringe e traqueia subglótica é a estenose caracterizada pelo comprometimento da cartilagem cricoide e, muitas vezes, também da cartilagem tireoide. São as estenoses de traqueia alta ou da traqueia subglótica que apresentam uma incidência cada vez mais frequente, e exigem um tratamento cirúrgico complexo.

Classificação da estenose de traqueia alta

A estenose de traqueia alta pode ser classificada em:

Figura 18.11. (A-D) Classificação da estenose de traqueia alta com lesão de laringe. (Mathisen DJ. Subglottic stenosis. Operat Tech Thorac Cardiovasc Surg. 1998; 3(3):143.)

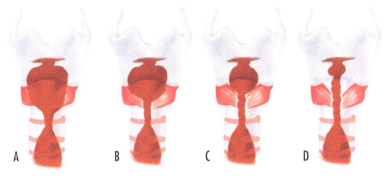

» Estenose de traqueia alta sem comprometimento da borda inferior da cartilagem cricoide, com tratamento por meio de ressecção do segmento e anastomose traqueotraqueal.
» Estenose com comprometimento da borda inferior da cartilagem cricoide.
» Estenose de laringe – subglote baixa e traqueia alta (a extensão da lesão envolve a porção anterior da cartilagem cricoide).
» Estenose de laringe com comprometimento da glote (não existe espaço na subglote para que possa ser realizada uma anastomose) (Figura 18.11).

Pontos-chave do diagnóstico e tratamento

1. O conhecimento completo e preciso da extensão da estenose e anatomia laringotraqueal é decisivo para a compreensão e execução do procedimento cirúrgico.
2. A placa posterior da cricoide deve ser preservada para evitar a lesão do nervo laríngeo recorrente.
3. A atenção detalhada na geometria do encaixe das extremidades proximal e distal a serem anastomosadas é necessária para evitar pontos de abertura e falhas na anastomose.
4. A utilização de manobras de liberação é necessária se a anastomose estiver sob muita tensão.

5. Ressecção e reconstrução de traqueia subglótica alta (junto às pregas vocais) podem ser complexas e devem ser realizadas por centros com maior experiência.

Ressecção e anastomose cricotraqueal

A ressecção subglótica é complexa porque a cartilagem cricoide é a única com suporte cartilaginoso circunferencial completo (anel completo) na via aérea, e mantém uma relação próxima com o nervo laríngeo recorrente.

A dissecção circunferencial não é possível se a lesão compromete a cartilagem cricoide, por causa da entrada dos nervos laríngeos recorrentes na parede posterior da cartilagem cridoide para dentro da laringe.

Figura 18.12. Estenose anterolateral alta.
(A-B) A margem distal da lesão é identificada e seccionada em um plano oblíquo (inclinado). A porção anterior (e lateral) da cartilagem cricoide é removida, deixando a porção posterior no local. Essa situação é produzida em razão da proximidade dos nervos laríngeo recorrentes (*setas abertas*). (C-D) A extremidade distal da traqueia com o preparo do contorno apropriado é anastomosado na cricoide remanescente e na cartilagem tireoide. A sutura posterior deveria compreender toda a espessura do plano da mucosa, mas pode envolver apenas a espessura parcial da cartilagem cricoide; isso torna mais fácil o posicionamento e ajuda na proteção do nervo laríngeo recorrente (*seta aberta*)

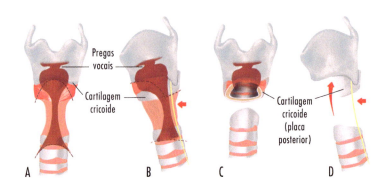

Ressecção e anastomose tireotraqueal

As paredes anterior e lateral da cartilagem cricoide podem ser ressecadas, e a porção posterior é mantida na posição.

A traqueia distal é moldada de modo oblíquo, com um formato desenhado para ser anastomosado com a cartilagem tireoide, anteriormente, e com a cartilagem cricoide remanescente, posteriormente (Figura 18.12).

Bibliografia Consultada

Gaissert HA, Patterson GA. Tracheobronchial stents. In: Pearson FG (ed.). Thoracic Surgery. Philadelphia: Churchill Livingstone. 1995; 223-34.

Grillo HC. Surgical anatomy of the trachea and techniques of resection. In: Shields HD (ed.). General Thoracic Surgery. Philadelphia: Lippincott Williams & Wilkins. 2000; 873-83.

Keshavjee S, Pearson FG. Tracheal resection. In: Pearson FG (ed.). Thoracic Surgery. Philadelphia: Churchill Livingstone. 1995; 333-44.

Kugler C, Stanzel F. Tracheomalácia. Thorac Surg Clin. 2014; 24:51-8.

Mathisen DJ. Subglottic stenosis. Operat Tech Thorac Cardiovasc Surg. 1998; 3(3):143.

Minamoto H, Terra RM, Tedde ML. Tratamento operatório das afecções traqueais. In: Gama-Rodrigues JJ, Machado MCC, Rasslan S (eds.). Clínica Cirúrgica – Hospital das Clínicas FMUSP. Manole. 2008; 324-42.

Murgu SD, Colt HG. Description of a multidimensional classification system for patients with expiratory central airway collapse. Respirology. 2007; 12:543-50.

Pearson F, Cardoso PFG, Keshavjee S. Primary Tracheal Tumors. In: Pearson FG (ed.). Thoracic Surgery. 2 ed. Philadelphia: Churchill Livingstone. 2002; 347-62.

Zeeshan A, Detterbeck F, Hecker E. Laryngotracheal resection and reconstruction. Thorac Surg Clin. 2014; 24(1):67-71.

Capítulo 19

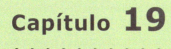
Fístula traqueoesofágica

Paulo Francisco Guerreiro Cardoso
Hélio Minamoto
Benoit J. Bibas

Definição, etiologia e fisiopatologia

A fístula traqueoesofágica (FTE) foi descrita inicialmente em 1916, por Heiderich, e compreende a comunicação anormal entre a traqueia e o esôfago que resulta de uma variedade de entidades que incluem desde as anomalias congênitas (Capítulo 20 – Afecções Congênitas de Traqueia e Brônquios) como as adquiridas, como trauma, neoplasias, linfadenopatia mediastinal, lesões cáusticas do esôfago, complicações de procedimentos cirúrgicos e complicações traqueais associadas à intubação prolongada. Atualmente, predominam as causas iatrogênicas, traumáticas e por doenças malignas. Dentre as causas benignas, mais de 75% estão relacionadas à lesão causada pelo balonete do tubo orotraqueal. A erosão secundária das paredes do esôfago e da traqueia ocorrem em 0,3% a 3% dos pacientes submetidos à ventilação mecânica.[1] O dano isquêmico inicial à traqueia resulta de pressão no balonete que excede a pressão de perfusão da mucosa no local, levando à ulceração e perfuração da mucosa. Tais fatores, quando adicionados da presença de sonda nasogástrica/nasoenteral, instabilidade hemodinâmica, anemia, hipoproteinemia, sepse, entre outras, típicas do paciente crítico em ventilação mecânica, potencializam o dano tecidual local favorecendo o desenvolvimento da FTE.[2] As FTE causadas por doenças malignas resultam de invasão direta da parede traqueal, sendo mais frequente por neoplasia de esôfago e pulmão (77% e 16%, respectivamente), mediastino e adenopatias malignas adjacentes.[3]

Localização e evolução

A FTE pode situar-se na região subglótica, cervical ou mediastinal. A maioria das FTE adquiridas localizam-se na junção cervicotorácica, no local correspondente do balonete de tubo orotraqueal ou da traqueostomia. Em contraste com a evolução rápida e prognóstico reservado dos pacientes portadores de FTE secundárias à neoplasia maligna, a FTE benigna evolui de forma insidiosa e com quadro clínico progressivo. A combinação entre sintomas inespecíficos e a baixa frequência das FTE benignas podem levar a longos períodos sem diagnóstico e tratamento. A evolução típica de uma FTE inicia-se com episódios de engasgos e aspiração, resultando em pneumonia que requer tratamento com antibióticos. A ausência de suspeição diagnóstica de FTE na presença de infecções respiratórias de repetição pode evoluir para formação de bronquiectasias ou abscesso pulmonar.

Diagnóstico

O diagnóstico clínico inclui a presença de aumento da secreção traqueobrônquica, distensão abdominal em pacientes sob ventilação mecânica e pneumopatia. No paciente decanulado e em ventilação espontânea, a disfagia e engasgos durante a alimentação são frequentes e agravados por determinadas posições e decúbito. Usualmente, seguem-se de pneumopatias de repetição e perda ponderal expressiva. Os exames diagnósticos incluem tomografia computadorizada (TC), broncoscopia, endoscopia digestiva alta e exame contrastado do esôfago. A TC é particularmente útil, pois, além de localizar com precisão a FTE, avalia o parênquima pulmonar. A broncoscopia flexível é fundamental para a estimativa de extensão e confirmação da localização a partir da distância dos pontos de referência anatômicos (pregas vocais nas fístulas proximais e a carena traqueal nas fístulas distais) (Figura 19.1). A endoscopia

Figura 19.1. (A) Reconstrução sagital de tomografia computadorizada do tórax demonstrando a fístula traqueoesofágica (*seta*); (B) Aspecto da fístula traqueoesofágica à broncoscopia

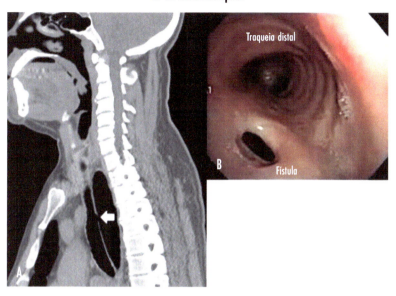

digestiva alta auxilia na avaliação da extensão da FTE, uma vez que a extensão da lesão na broncoscopia pode ser diferente. O exame contrastado do esôfago não é essencial tanto para o diagnóstico como para a decisão e planejamento de conduta.

Tratamento clínico

O planejamento terapêutico requer investigação completa para que se determine a exata localização, extensão e coexistência de estenose traqueal. A perda ponderal e as pneumopatias de repetição devem ser tratadas, inicialmente, com a interrupção da via oral e administração de nutrição enteral via sonda nasoenteral, gastrostomia ou, para as fístulas mais distais, a jejunostomia. A otimização da condição clínica do paciente inclui obrigatoriamente uma correção do estado nutricional do paciente. Concomitantemente, inicia-se o tratamento da pneumopatia com antibióticos e a fisioterapia para a remoção efetiva da secreção traqueobrônquica. Em casos nos quais haja sialorreia importante e aspiração salivar que mantém a broncopatia, medidas xerostômicas para redução da salivação devem ser empreendidas, como anticolinérgicos (brometo de propantelina, atropina e toxina botulínica).

Tratamento endoscópico

A oclusão da FTE é obtida por meio da aplicação de *stents* autoexpansíveis na traqueia, no esôfago ou em ambos. A obliteração do trajeto da fístula pode ser feita com selantes fibrínicos, com ou sem a colocação de prótese ou *stent*, com resultados reportados em relatos e séries de casos.[4] As próteses endotraqueais autoexpansíveis recobertas com silicone podem ser utilizadas para esse fim, como método de oclusão temporária da FTE até que o tratamento definitivo possa ser realizado (Figura 19.2).

Figura 19.2. (A) Reconstrução sagital de tomografia computadorizada do tórax em paciente portador de fístula traqueoesofágica na traqueia proximal (*seta*); (B) Aspecto tomográfico da oclusão do trajeto (*seta*) após a colocação de órtese de silicone (tubo em T de Montgomery)

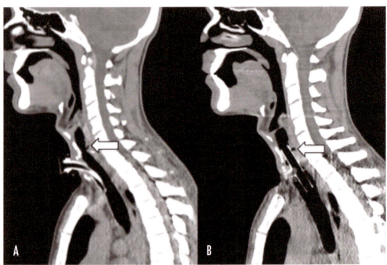

Blackmon e colaboradores[5] obtiveram sucesso na metade dos casos tratados, porém ao custo de uma elevada taxa de migração das próteses (43%). Em pacientes traqueostomizados e com impossibilidade ou alto risco para tratamento cirúrgico definitivo, a colocação de órteses de silicone, como o tubo em T, pode ser considerada.[6] A vantagem do tubo em T de Montgomery reside na facilidade em ajustar-se à extensão para cobrir a face traqueal da FTE, permitindo assim a preservação da fonação, fato este que não ocorre quando se utiliza apenas a cânula de traqueostomia convencional com balonete. Os *stents* esofágicos, autoexpansíveis ou não, também podem ser utilizados para ocluir a FTE pelo esôfago por via endoscópica, sendo mais frequentemente empregados nas FTE secundárias à doença maligna do esôfago.

Tratamento cirúrgico

O tratamento definitivo das FTE benignas adquiridas é cirúrgico, e inclui o fechamento do trajeto fistuloso, associado ou não a ressecção traqueal com anastomose, quando houver estenose traqueal. Adiciona-se uma interposição de tecido viável (retalho muscular ou gordura mediastinal) entre as rafias traqueal e esofágica para evitar o contato entre as linhas de sutura, diminuindo-se assim a possibilidade de recidiva no caso de uma deiscência. As estratégias de tratamento cirúrgico variam de acordo com a localização e as dimensões da FTE, assim como da condição clínica do paciente.[7]

Preparo pré-operatório

1. Desmame e retirada do paciente de ventilação mecânica é fundamental.
2. Tratamento da infecção respiratória.
3. Nos traqueostomizados, a cânula com o balonete insuflado deve estar posicionada de modo que a extremidade esteja localizada acima da carina traqueal e abaixo do trajeto fistuloso.
4. Retirada da sonda nasoenteral e substituição por uma gastrostomia ou jejunostomia para um suporte nutricional adequado.

Correção cirúrgica

Deve ser planejada e realizada conforme a coexistência ou não de estenose traqueal.

Figura 19.3. Correção de FTE com estenose traqueal associada. (A) Acesso à traqueia cervical através de incisão transversa, ou à traqueia cervicomediastinal por meio de prolongamento vertical; **(B)** Acesso transtraqueal com ventilação pelo campo operatório e rafia da fístula na parede do esôfago; **(C)** Proteção da rafia do esôfago com retalho muscular; **(D)** Anastomose traqueal terminoterminal

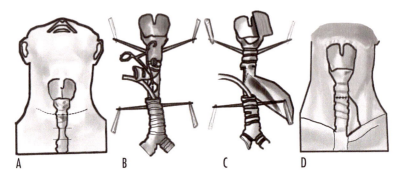

FTE com estenose traqueal

1. Abordagem por cervicotomia anterior, cervicoesternotomia ou toracotomia direita, de acordo com a localização (cervical, cervicomediastinal ou mediastinal, respectivamente).
2. Ressecção da estenose traqueal.
3. Fechamento da fístula por meio de rafia do esôfago (dois planos).
4. Proteção da área de sutura com um retalho muscular.
5. Anastomose traqueal terminoterminal (Figura 19.3).

FTE sem estenose traqueal

A abordagem transtraqueal por técnica similar à descrita para portadores de estenose traqueal concomitante está indicada quando a FTE é demasiado longa, dificultando a correção sem secção traqueal concomitante. Os demais casos de FTE cervical sem estenose da via aérea podem ser abordados por cervicotomia lateral esquerda. A abordagem inclui a dissecção do trajeto da FTE, rafia do esôfago em dois planos seguida de proteção da sutura com retalho muscular cervical, preferencialmente, utilizando o músculo esterno-hióideo ou esternotireóideo,

Figura 19.4. Correção de FTE sem estenose traqueal associada. (A) Acesso por cervicotomia oblíqua; (B) Isolamento e rafia da fístula; (C) Proteção da rafia por meio da interposição de retalho muscular pediculado

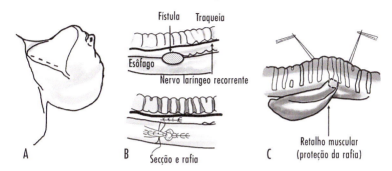

seguido da rafia da porção membranosa da traqueia (Figura 19.4). Esta abordagem requer um cuidado especial com o nervo laríngeo recorrente, cujo trajeto situa-se no sulco traqueoesofágico adjacente à area da dissecção (Figura 19.4).

Exclusão esofágica

Excepcionalmente, na FTE benigna ou maligna, a exclusão esofágica com *bypass* utilizando estômago ou cólon é uma alternativa reservada como opção paliativa para os casos de FTE por neoplasia irressecável ou nas FTE benignas consideradas tecnicamente inabordáveis. Entretanto, a mortalidade operatória é elevada devido à complexidade do procedimento em um paciente consumido pela infecção respiratória e desnutrição.

Resultados e complicações

O tratamento cirúrgico da FTE benigna requer ressecção traqueal em 41% a 60% dos casos. A recidiva da FTE após o tratamento cirúrgico oscila entre 5% e 11%.[7,8] Os principais fatores relacionados à recidiva são cirurgia traqueal, esofagectomia ou laringectomia prévia.

Na série de vinte pacientes tratados no InCor-HCFMUSP, três haviam sido submetidos a reparos prévios de FTE, e apenas um recuperou-se sem complicações após tratamento cirúrgico da recidiva, enquanto os dois restantes necessitaram de órteses traqueais (*stents*) para tratamento de reestenose traqueal. Não obstante, no tratamento cirúrgico das recidivas após correção de FTE benigna, o índice de complicações do tratamento cirúrgico varia de 22% a 55% na dependência de fatores como a presença de estenose traqueal, traqueostomia e outras comorbidades.[7,9]

Referências bibliográficas

1. Diddee R, Shaw I. Acquired trachea-oesophageal fistula in adults. Continuing Education in Anaesthesia, Crit Care Pain. 2006; 6(3):911-5.

2. Berlauk JF. Prolonged endotracheal intubation vs. tracheostomy. Crit Care Med. 1986; 14(8):742-5.

3. Burt M, Diehl W, Martini N, Bains MS, Ginsberg RJ, McCormack PM, et al. Malignant esophagorespiratory fistula: management options and survival. Ann Thorac Surg. 1991; 52(6):1222-8; discussion 8-9.

4. Ke M, Wu X, Zeng J. The treatment strategy for tracheoesophageal fistula. J Thorac Dis. 2015; 7(Suppl 4):S389-97.

5. Blackmon SH, Santora R, Schwarz P, Barroso A, Dunkin BJ. Utility of removable esophageal covered self-expanding metal stents for leak and fistula management. Ann Thorac Surg. 2010; 89(3):931-6; discussion 6-7.

6. Tran C, Fink DS, Kunduk M, McWhorter AJ. Minimally invasive management of tracheoesophageal fistula with T-tube. Laryngoscope. 2015; 125(8):1911-4.

7. Bibas BJ, Guerreiro Cardoso PF, Minamoto H, Eloy-Pereira LP, Tamagno MF, Terra RM, et al. Surgical management of benign acquired tracheoesophageal fistulas: a ten-year experience. Ann Thorac Surg. 2016; 102(4):1081-7.

8. Muniappan A, Wain JC, Wright CD, Donahue DM, Gaissert H, Lanuti M, et al. Surgical treatment of nonmalignant tracheoesophageal fistula: a thirty-five year experience. Ann Thorac Surg. 2013; 95(4):1141-6.

9. Macchiarini P, Verhoye JP, Chapelier A, Fadel E, Dartevelle P. Evaluation and outcome of different surgical techniques for postintubation tracheoesophageal fistulas. J Thorac Cardiovasc Surg. 2000; 119(2):268-76.

Capítulo 20

Afecções congênitas de traqueia e brônquios

Hélio Minamoto
Isaac de Faria Soares Rodrigues
Paulo Francisco Guerreiro Cardoso

Estenose congênita de traqueia

A estenose congênita de traqueia é uma anomalia rara, que se apresenta clinicamente com sintomas de estridor e infecção respiratória de repetição. Representa menos de 1% das etiologias das afecções de traqueia. A incidência dessas lesões ao nascimento é de 1 para cada 50 a 60 mil nascidos vivos.[1]

Conceito e etiologia

Define-se como traqueia ou brônquio com estenose congênita quando se apresenta com um diâmetro de menos de 4 mm nos nascidos a termo[2] e menos de 3 mm de diâmetro nos prematuros.

Na embriologia, ocorre por uma falha da recanalização da luz laringotraqueal durante a 10ª semana de gestação e, quase sempre, com o desenvolvimento de um anel cartilaginoso completo da traqueia, e não apenas de partes moles.[3] Desse modo, a estenose congênita de traqueia se caracteriza pela ausência da parede membranácea na porção

Figura 20.1. (A) Corte histológico do anel cartilaginoso completo e circular em "O"; (B) Peça cirúrgica – anéis cartilaginosos completos

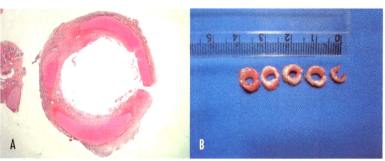

afetada da traqueia. O segmento de traqueia com estenose está composto por anéis cartilaginosos completos e circulares em forma de "O" (*O-ring*) (Figura 20.1).[5]

Classificação

São classificadas, pela extensão, em três tipos: 1) estenose longa e difusa (hipoplasia completa), que representa 30% dos casos; b) em formato de funil, em 20% dos casos; e c) estenose congênita segmentar (curta e localizada), representando os 50% restante dos casos (Figura 20.2).

Manifestação clínica

Um estridor bifásico, ou predominantemente inspiratório, é o sintoma típico de apresentação da estenose congênita de traqueia. Chiado ou cornagem recorrente, ou persistente ocorre nas crianças aos seis meses de idade ou mais cedo. O edema associado a infecção do trato respiratório superior, ou a eventos laringofaríngeos por refluxo gastroesofágico, compromete a via aérea, que já é estreita.

Em mais da metade dos pacientes, a estenose congênita de traqueia pode ser acompanhada de muitas outras malformações, incluindo anomalias cardíacas, doença da membrana hialina, anomalias pulmonares, hérnias inguinais, ânus imperfurado e anomalias de ureter. A estenose segmentar da traqueia distal pode estar associada a uma artéria pul-

Figura 20.2. (A-C) Tipos de estenose congênita

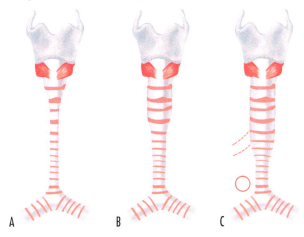

Figura 20.3. *Sling* de artéria pulmonar

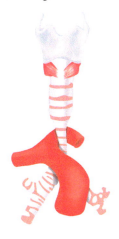

monar esquerda aberrante conhecida como *sling* de artéria pulmonar (complexo *ring-sling*). A artéria pulmonar esquerda se origina da porção proximal da artéria pulmonar direita e cruza por trás da traqueia em direção ao pulmão esquerdo (Figura 20.3).

Diagnóstico

A estenose laringotraqueal se manifesta, em 90% dos casos, no primeiro ano de vida da criança ou recém-nascido.

Para o diagnóstico de estenose congênita de traqueia e de outras anomalias obstrutivas, é necessário alto grau de suspeita sobre os recém-nascidos e crianças com problemas respiratórios. Em alguns casos, a dificuldade na intubação conduz ao diagnóstico (não progressão do tubo após a laringe).

A tomografia computadorizada é o exame capaz de demonstrar, com detalhes, a extensão e a localização, o que é fundamental no planejamento da correção cirúrgica. Além disso, a tomografia computadorizada com contraste (angiotomografia) pode diagnosticar outras anomalias congênitas cardiovasculares que, com frequência, estão associadas à estenose congênita de traqueia.

A broncoscopia deve ser realizada imediatamente antes da correção cirúrgica, já na sala de operações do centro cirúrgico. Isto se aplica também aos pacientes menos críticos. O cirurgião sempre deve realizar a broncoscopia antes da operação, independentemente de exames realizados previamente.[6] Deve ser executado com o broncoscópio rígido pediátrico com ótica telescópica e acoplada ao ventilador. Um broncoscópio flexível pediátrico (2,7 mm) ou uma ótica telescópica longa (OD 2 mm) permite o exame da porção distal com relação a estenose. Esse aparelho pode ser inserido através de um broncoscópio rígido maior acoplado ao ventilador e posicionado proximalmente à estenose, ou através de um laringoscópio pediátrico de suspensão.

Não deve ser tentada qualquer manobra para dilatação da estenose congênita, em razão da cartilagem com anel completo (*O-ring*). Anéis cartilaginosos completos e circulares em forma de "O" são vistos nas estenoses congênitas de traqueia, e são claramente identificados na broncoscopia (Figura 20.4).

Tratamento

O tratamento é determinado pela gravidade da obstrução. Como a maioria dos casos de estenose congênita é cartilaginosa (anel completo – *O-ring*), a dilatação endoscópica não é eficaz e não deve ser realizada. A traqueostomia não deve ser tentada.

O tratamento cirúrgico e reconstrução de via aérea devem ser indicados com o uso de circulação extracorpórea ou ECMO.

Figura 20.4. Broncoscopia com anéis cartilaginosos completos

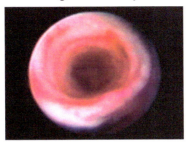

Anomalia congênita traqueobrônquica baixa

Brônquios ectópicos e supranumerários são as duas formas mais comuns das anomalias congênitas da ramificação traqueobrônquica. São condições frequentemente assintomáticas, mas que também podem cursar com atelectasia, aprisionamento aéreo, infecções de repetição e hemoptise.

O brônquio ectópico mais comum é o brônquio traqueal (*pig bronchus*), condição na qual o brônquio do lobo superior direito ou do segmento apical do lobo superior direito se origina diretamente da parede lateral direita da traqueia (Figura 20.5).

Figura 20.5. *Pig bronchus*

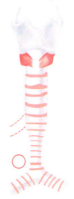

Figura 20.6. *Bridge bronchus*

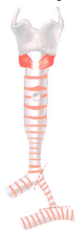

Outra malformação da árvore traqueobrônquica baixa é o brônquio horizontal ou em ponte (*bridge bronchus* – acometendo lobo médio ou lobo inferior direito) (Figura 20.6).

Além desses, existem casos de trifurcação brônquica (geralmente, com saída própria do brônquio do lobo superior direito), e os casos de hipoplasia ou agenesia do parênquima pulmonar que cursam com atresia ou agenesia de algum segmento brônquico.[4]

A tomografia computadorizada com contraste (angiotomografia) e reconstrução 2D e 3D permitem demonstrar toda a anatomia traqueobrônquica, bem como anomalias vasculares e pulmonares associadas.

Anel vascular

Outra anomalia anatômica que pode cursar com estenose de via aérea são as malformações vasculares, neste caso, causando compressão extrínseca. Possuem uma incidência geral de 3% (Figura 20.7).[4]

Existem dois tipos: o anel vascular incompleto e o completo.

Dos anéis completos, que envolvem a traqueia em 360º, o principal é o duplo arco aórtico (Figura 20.8). Os anéis vasculares incompletos são mais frequentes (56% dos casos de compressão extrínseca), sendo a artéria inominada aberrante a mais prevalente, seguida pela artéria subclávia direita aberrante e o *sling* da artéria pulmonar esquerda.

Figura 20.7. Anel vascular – artéria pulmonar esquerda

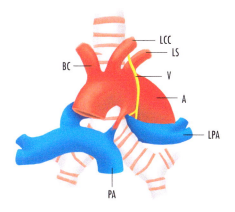

Figura 20.8. Anel vascular – duplo arco aórtico

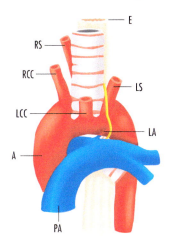

Quadro clínico

Há uma grande associação com prematuridade (mais de 50% dos casos são prematuros), e o principal para o diagnóstico é a suspeição clínica sistemática. Na sala do parto, pode-se ter o recém-nascido com cianose, estridor, choro inaudível e insuficiência respiratória, geralmente

Figura 20.9. Classificação Floyd – agenesia traqueal

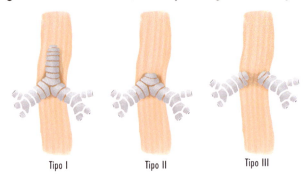

Tipo I   Tipo II   Tipo III

com impossibilidade de intubação orotraqueal. Por vezes, consegue-se manter a ventilação através de máscara laríngea; no entanto, ao tentar colocar o tubo orotraqueal, não consegue progredir abaixo da laringe, além das pregas vocais. A sobrevivência em casos mais dramáticos é, geralmente, com intubação pelo esôfago e ventilação através de uma fístula traqueoesofágica comunicante ou através de uma traqueostomia (abaixo da atresia da via aérea) (Figura 20.9).

Diagnóstico e tratamento

A confirmação diagnóstica da via aérea necessita de exames de imagem como ressonância magnética e tomografia computadorizada. A tomografia computadorizada com contraste (angiotomografia) é a mais utilizada, particularmente com contraste nas fases venosa e arterial e com reconstrução tridimensional, o que permite maior precisão e avaliação da traqueia.

O estudo endoscópico completo para a avaliação pode ser realizado por meio de nasofibrobroncoscopia, laringoscopia de suspensão ou broncoscopia rígida. Deve ser feita da maneira que se possa assegurar a máxima segurança da ventilação e estabilidade da criança, sem riscos de perder o controle da via aérea. A broncoscopia deve ser realizada com extrema cautela e por mãos experientes em endoscopia respiratória infantil, pois qualquer trauma ou manuseio inadvertido pode desencadear edema ou lesão com comprometimento irreversível. Mesmo em recém-nascido sem estenose, a realização de broncoscopia pode levar à insuficiência respiratória, intubação orotraqueal ou mesmo traqueostomia.

O tratamento deve ser realizado e acompanhado por centros de referência.[4] Protocolos em países norte-americanos e europeus sugerem, inclusive, estabilização com ECMO (*extracorporeal membrane oxygenation*) ou *bypass* cardiopulmonar para o transporte até hospitais, e equipes especializadas em cirurgia cardiotorácica e de via aérea pediátrica.[1,3]

Referências bibliográficas

1. Monnier P. Congenital anomalies of the larynx and trachea. In: Pediatric Airway Surgery. Springer. 2011; 99-179.
2. Hofferberth SC, Walters K, Rahber R, Fynn-Thompson F. Management of congenital tracheal stenosis. Pediatrics. 2015; 136(3):e660-9.
3. Grillo HC. Congenital and acquired tracheal lesions in children. In: Surgery of the Trachea and Bronchi. BC Decker. 2004; 173-205.
4. Coran AG. Lesions of the larynx, trachea, and upper airway. In: Pediatric Surgery. 7 ed. Elsevier. 2012; 65:837-54.
5. Windsor A, Clemmens C, Jacobs IN. Rare upper airway anomalies. Paediatr Respir Rev. 2016; 17:24-8.
6. Minamoto H, Terra RM, Tedde ML. Tratamento operatório das afecções traqueais. In: Gama-Rodrigues JJ, Machado MCC, Rasslan S (eds). Clínica Cirúrgica – Hospital das Clínicas FMUSP. Manole. 2008; 324-42.

Capítulo 21

Tratamento cirúrgico e endobrônquico das neoplasias

Benoit J. Bibas

Introdução

As obstruções neoplásicas da árvore traqueobrônquica podem ser classificadas em endoluminal, extraluminal ou mista (Figura 21.1). Na obstrução endoluminal, a mucosa respiratória está acometida por tumor. O lúmen normal é obstruído por tecido exofítico. Assim, torna-se

Figura 21.1. Classificação didática da obstruções neoplásicas das vias aéreas

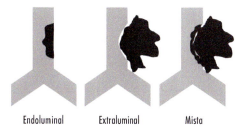

Endoluminal   Extraluminal   Mista

necessária a remoção mecânica da neoplasia e mecanismos para realizar hemostasia. Na obstrução extraluminal, a mucosa respiratória está intacta, porém o lúmen é comprometido por compressão extrínseca, ou estenosado devido a espessamento da mucosa. Neste caso, não há a necessidade de ressecção, mas sim de reestabelecer o diâmetro normal da via aérea. Na obstrução mista, há tanto compressão extrínseca como invasão do lúmen, e o tratamento baseia-se na ressecção da massa tumoral, hemostasia e do reestabelecimento do diâmetro da via aérea.

Sinais e sintomas

Lesões envolvendo a traqueia ou carina podem ser praticamente assintomáticas até que o grau de obstrução da via aérea se torne crítico, com ameaça à vida pelo risco de obstrução respiratória aguda. Pacientes com obstrução dos brônquios principais ou brônquio intermédio apresentam perda progressiva de função pulmonar, atelectasia e pneumonia pós-obstrutiva. Todavia, o risco de obstrução aguda da ventilação é menor.

A falta de ar é o principal sintoma apresentado pelos pacientes com obstrução das vias aéreas centrais. No entanto, é preciso atenção, pois no momento em que apresenta sintomas significantes, o paciente pode estar severamente comprometido e com risco iminente de insuficiência respiratória. Uma vez que dispneia é um sintoma comum em pacientes com neoplasias em estado avançado (especialmente no câncer de pulmão), deve-se ter alto índice de suspeição para realização de um diagnóstico precoce e evitar emergência médica.

O estridor ocorre devido à passagem do ar através da árvore traqueobrônquica obstruída, resultando em som agudo, característico de obstrução respiratória alta. É, geralmente, mais bem percebido na inspiração e denota quadro obstrutivo respiratório grave, podendo evoluir para oclusão total das vias aéreas. Outros sintomas que devem chamar a atenção para quadro mais grave são: hemoptise, rouquidão recente, pneumonia obstrutiva, ou combinação destes.

Avaliação pré-procedimento

A tomografia computadorizada de pescoço e tórax é o exame inicial mais efetivo para avaliação da obstrução traqueobrônquica. Mostra

Figura 21.2. A) Tomografia de tórax mostra massa pulmonar e mediastinal com compressão extrínseca da traqueia distal e carina principal; B) Aspecto endoscópico da lesão durante broncoscopia rígida.
(Modificada de: Bibas BJ, Minamoto H. Obstrução traqueobrônquica. In: Altair da Silva Costa Júnior, Ilka Lopes Santoro, José Rodrigues Pereira, Paulo Pêgo-Fernandes, Teresa Tae Takagaki (Org.). Oncologia Torácica. Atheneu. 2011; 4:249-66.)

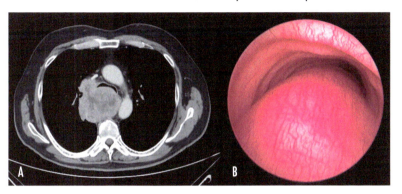

a localização do tumor primário, o grau de compressão extrínseca e intrínseca das vias aéreas, e a extensão da lesão (Figura 21.2A).

Por meio da broncoscopia flexível, é possível avaliar a extensão da lesão, a relação com estruturas importantes como a cartilagem cricoide, carina e brônquios-fonte, e medir o diâmetro da obstrução. A presença de inflamação, eritema e hipervascularização, acima ou abaixo da lesão, sugere extensão tumoral pela mucosa (Figura 21.2B).

Quando houver sinais radiológicos e sintomas de obstrução traqueobrônquica crítica, a broncoscopia flexível deve ser feita com cautela. Deve ser realizada idealmente no centro cirúrgico, com equipe de anestesiologistas e equipamento de broncoscopia rígida montado e preparado em sala. Isso é importante, principalmente, nos casos de lesões acima da carina, quando qualquer mínimo trauma com sangramento pode desencadear obstrução total aguda da ventilação.

Tabela 21.1. Etiologia das obstruções malignas das vias aéreas

Tumores primários	Carcinoma adenoide cístico Carcinoma de células escamosas Tumor carcinoide
Tumores adjacentes	Câncer de pulmão Câncer de esôfago Tumores do mediastino Tumores de cabeça e pescoço
Doença metastática	Câncer renal Câncer de mama Câncer de cólon Sarcomas

Diagnóstico

Obstrução central de vias aéreas pode ser causada por tumores malignos primários de vias aéreas, extensão de tumores primários adjacentes ou doença metastática (Tabela 21.1). A causa mais comum de obstrução neoplásica é a extensão de tumores adjacentes à traqueia, mais comumente o carcinoma broncogênico, seguido pelos tumores esofagianos e da glândula tireoide. Tumores primários da traqueia são raros, com incidência estimada em 600 a 700 casos por ano, nos Estados Unidos. A maioria deles é maligna, sendo os mais comuns o carcinoma de células escamosas e o carcinoma adenoide cístico. A evolução é insidiosa e o diagnóstico, frequentemente, tardio. O tratamento deve ser cirúrgico, sempre que a ressecção traqueal for factível. Os tumores carcinoides são o tipo histológico mais comum abaixo da carina, e o tratamento é eminentemente cirúrgico (Figura 21.3).

Técnicas de desobstrução traqueobrônquica mecânica

Traqueobroncoscopia rígida

A ferramenta mais segura para o tratamento das obstruções neoplásicas das vias aéreas é o broncoscópio rígido (Figura 21.4). Oferece uma série de vantagens quando comparado ao broncoscópio flexível.

Figura 21.3. Tumor carcinoide em brônquio intermédio. Realização de lobectomia média + broncoplastia, com preservação do lobo inferior direito

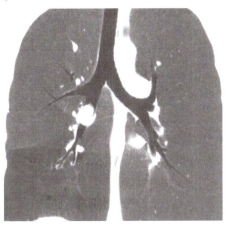

Figura 21.4. Ilustração de um broncoscópio rígido na via aérea

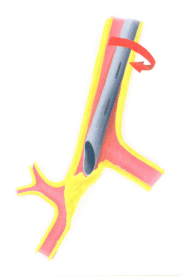

Fornece excelente visualização, ventilação eficiente, aspiração e controle de sangramentos por tamponamento. Além disso, permite a passagem de outros intrumentos pelo tubo, como pinças de biópsia, e mesmo o broncoscópio flexível. O próprio broncoscópio rígido pode ser utilizado como instrumento de desobstrução; por meio da ponta em bisel, é possível ressecar a lesão obstrutiva da via aérea ao mesmo tempo em que se faz a hemostasia local.

O laringoscópio de suspensão com adição de óticas rígidas de 5 mm pode ser utilizado para avaliação das lesões obstrutivas da laringe e traqueia proximal. Assim como a broncoscopia rígida, deve ser realizada em centro cirúrgico, sob anestesia geral. Permite excelente visualização e documentação da via aérea durante o procedimento, e pode ser uma alternativa para a realização de procedimentos diagnósticos e terapêuticos traqueobrônquicos quando da indisponibilidade de equipamentos de traqueobronscoscopia rígida. Uma vez que a laringoscopia de suspensão fornece um acesso direto e retilíneo à via aérea, pode ser utilizada de forma similar a uma broncoscopia rígida para a avaliação e desobstrução de lesões neoplásicas da traqueia, aplicação/retirada de próteses endotraqueais e outros procedimentos endoscópicos.

Técnicas de desobstrução traqueobrônquica pelo calor

Eletrocautério

O uso de eletrocautério na via aérea implica na aplicação de corrente elétrica de alta frequência para cortar, coagular ou vaporizar tecidos. O grau de destruição tecidual depende da configuração do aparelho, da duração do contato com o tecido, da superfície de contato e da densidade e umidade do tecido a ser tratado. Os efeitos histológicos do eletrocautério incluem necrose coagulativa com inflamação aguda e fibrose tardia. A penetração nos tecidos varia de 5 a 8 mm. Pode ser utilizado tanto por broncoscopia rígida como por broncoscopia flexível. Deve-ser ter cuidado ao trabalhar com o eletrocautério, pelo risco de combustão. A FiO_2 do paciente deve ser mantida em 0,4 ou menos, e não pode haver qualquer objeto inflamável na via aérea, como, por exemplo, o tubo orotraqueal ou qualquer outro componente de silicone.

Laser

A palavra *laser* é um acrônimo para *light amplification of stimulated emission of radiation*. O Nd:YAG *laser* causa coagulação, quando utilizado com baixa potência (20-30 W), e vaporização ou combustão com alta potência (> 40 W). A energia do *laser* pode penetrar de 5 a 8 mm em profundidade e coagular vasos de até 2 mm de diâmetro.

Deve-se ter cuidado especial ao lidar com lesões localizadas na parede membranácea, pacientes com irradiação prévia do mediastino, obstrução bilateral dos brônquios-fonte e pacientes em pós-operatório de pneumonectomia. Contraindicações absolutas incluem a ausência de doença endoluminal (compressão externa) e obstrução traqueal ou brônquica completa. Contraindicações relativas incluem hipoxemia, fístula traqueoesofágica e coagulopatia. Dentre as complicações, hipoxemia, sangramento, perfuração, formação de fístula e queimaduras são as mais comuns. Devido ao risco de combustão, a fração inspirada de O_2 (FiO_2), deve ser mantida em, no máximo, 0,4 durante todo o procedimento.

Coagulação por argon plasma

A coagulação por argon plasma é método de eletrocoagulação sem a necessidade do contato entre o *probe* e o tecido. Utiliza-se gás de argônio eletricamente condutivo (chamado plasma), como um meio de transmitir uma corrente de alta frequência através de um eletrodo monopolar. O argon plasma desvitaliza os tecidos gradualmente, produzindo altas temperaturas que coagulam e dissecam. O efeito varia de acordo com a potência e com o tempo utilizado. Maior potência resultará em um efeito hemostático maior. Como a penetração nos tecidos é de apenas 2 a 3 mm, a ressecção prévia da massa tumoral com o broncoscópio rígido ou pinças de biópsia é imperativa. No entanto, é extremamente efetivo na hemostasia e cauterização de lesões em conjunto com o broncoscópio rígido. A corrente de alta frequência segue a impedância elétrica menor e, como o sangue é melhor condutor do que o tecido seco, o argon plasma tem efeito preferencial em tecidos sangrantes.

Crioterapia e braquiterapia endoluminal

Crioterapia e braquiterapia endoluminal são métodos de tratamento endobrônquicos com diferentes indicações. Induzem resposta tardia e, portanto, não são indicados no tratamento agudo da obstrução traqueobrônquica.

Crioterapia

A crioterapia é um método singular de tratamento de tumores endobrônquicos. Utiliza-se de baixíssimas temperaturas para induzir efeito citotóxico. É seguro, e os riscos de perfuração da via aérea são pequenos. É usada, principalmente, no tratamento de tumores infiltrativos, incluindo carcinomas *in situ*. A crioterapia pode ser aplicada por meio do broncoscópio rígido ou flexível.

Braquiterapia endoluminal

Braquiterapia endobrônquica envolve o implante temporário de sementes radioativas encapsuladas (usualmente irídio-192 em alta dose) dentro ou próximo ao tumor. Um ou mais cateteres são posicionados por broncoscopia flexível, geralmente com auxílio de fluoroscopia. Após o posicionamento dos cateteres, o paciente é levado ao setor de radioterapia. O irídio-192 é implantado nos cateteres, com proteção dos membros da equipe médica e de enfermagem contra radiação. Assim, o procedimento pode ser realizado sem internação hospitalar e em pacientes com *performance status* ruim. Duas complicações tardias são bem documentadas: bronquite actínica (com subsequente estenose traqueal) e hemoptise maciça.

Endopróteses traqueobrônquicas

O paciente ideal para o tratamento com endopróteses deve ter obstrução por compressão extrínseca de vias aéreas. Essa compressão pode ocorrer por crescimento da massa neoplásica fora da parede brônquica ou compressão por metástases linfonodais. No entanto, habitualmente, os pacientes apresentam elementos mistos de compressão extrínseca e doença endoluminal. Nesses casos, é necessária ressecção prévia da lesão com broncoscópio rígido ou outros métodos endoscópicos descritos anteriormente.

As propriedades desejáveis para as endopróteses de vias aéreas são a recuperação de um diâmetro de luz suficiente para ventilação, passagem do fluxo de ar através da laringe para proporcionar a umidificação do ar inspirado e a fonação, interferência mínima na expectoração evitando o acúmulo das secreções traqueais, e procedimento de limpeza da endoprótese simples. As indicações para colocação de endopróteses em obstruções malignas das vias aéreas estão demonstradas na Tabela 21.2.

Tabela 21.2. Indicações de endopróteses traqueais na obstrução maligna de vias aéreas

Obstrução por compressão extrínseca ou mista

Tratamento complementar após outras terapias endoscópicas, visando manutenção da luz traqueobrônquica

Falha do controle local com outras terapias endoscópicas

Tratamento da fístula traqueoesofágica maligna

Tipos de endoprótese

Existem basicamente dois tipos de endopróteses: as endopróteses de silicone rígido e as endopróteses metálicas autoexpansiveis. Entre os diferentes tipos de endopróteses, a maior experiência é com tubos de silicone rígido, pois as endopróteses metálicas autoexpansiveis foram introduzidas na prática clínica mais recentemente. As endopróteses de silicone rígido constituem tubos rígidos de silicone moldados sob pressão, e estão disponíveis em vários diâmetros e comprimentos.

As endopróteses metálicas autoexpansiveis são constituídas de filamentos de metal ou ligas metálicas trançadas em malhas em forma de tubo. Para evitar o crescimento de tecido entre as malhas e para o interior da endoprótese, foram desenvolvidos modelos recobertos por uma fina membrana plástica. Possuem dispositivos de aplicação que permitem a introdução da endoprótese por dentro do aparelho de broncoscopia e a liberação após o correto posicionamento.

Tubo de silicone em T (Montgomery)

O tubo de silicone em T de Montgomery é o método mais seguro e eficiente para o tratamento temporário da obstrução traqueobrônquica. Tem, no entanto, o inconveniente de necessitar uma traqueostomia prévia para colocação e posicionamento. O tubo em T é um cilindro oco de silicone. É produzido em diferentes tamanhos de diâmetro externo (Figura 21.5). Diferentemente da cânula de traqueostomia convencional, o ramo lateral do tubo em T deve ser mantido fechado para evitar o acúmulo e ressecamento da secreção.

Figura 21.5. Tubo de silicone em T de Montgomery. O tamanho do tubo deve ser adaptado às necessidades de cada paciente

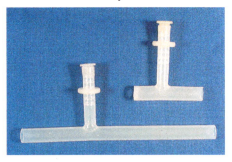

Endoprótese de Dumon

A prótese de Dumon é um tubo de silicone rígido, que apresenta na superfície externa quatro linhas de saliências separadas em 90°, com a finalidade de prevenir deslocamentos (Figura 21.6). É a endoprótese mais utilizada no tratamento da obstrução traqueobrônquica das vias aéreas, e considerada por muitos autores o padrão-ouro para tal, com o qual os outros tipos de próteses mais recentes devem ser comparados.

A partir da endoprótese de Dumon, outros tipos de endoprótese de silicone foram criadas, como a endoprótese bifurcada em Y. É utilizada no tratamento de estenoses de traqueia distal que acometem carina e brônquios-fonte. Apesar da inserção ser mais trabalhosa que uma endoprótese de Dumon, esta prótese tem uma taxa de migração menor, visto que fica ancorada na carina.

Figura 21.6. Endoprótese de silicone de Dumon

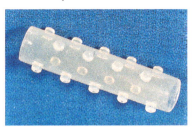

Endopróteses metálicas autoexpansíveis

As endopróteses metálicas autoexpansíveis são mais recentes que as de silicone; porém, o uso vem crescendo exponencialmente. A aplicação pode ser feita tanto por broncoscopia flexível como rígida, o que é uma vantagem com relação às próteses de silicone. Frequentemente, utiliza-se a radioscopia para auxiliar o posicionamento.

A endoprótese Ultraflex® (Boston Scientific, Watertown, MA) consiste em uma malha cilíndrica com as extremidades abertas, construída com um único filamento e configurado como um entrelaçado de alças circunferênciais. É fabricada com uma liga de níquel e titânio, chamada nitinol. Esta endoprótese é disposta em posição a partir de um cateter de aplicação, introduzido fechado e liberado através de um fio tracionado, como uma sutura. O modelo recoberto com uma película de plástico evita o crescimento de granulomas e tumor maligno entre as malhas, e é particularmente útil para o tratamento paliativo de fístulas malignas entre o trato respiratório e o esôfago. Essas fístulas requerem a inserção concomitante de endopróteses no esôfago e na via aérea. A endoprótese metálica é muito difícil, quando não impossível, de ser removida; portanto, cuidadosa avaliação e consideração devem preceder a colocação (Figura 21.7).

Figura 21.7. Reconstrução coronal de tomografia computadorizada mostrando: obstrução completa do pulmão esquerdo por carcinoma adenoide cístico (A), e reexpansão do pulmão após tratamento com broncoscopia rígida e colocação de endoprótese metálica tipo Ultraflex® (B)

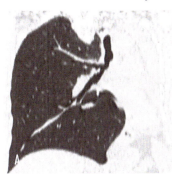
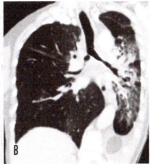

Conclusão

A maioria dos pacientes com obstrução traqueobrônquica neoplásica é irressecável devido à doença localmente avançada, doença metastática ou por outras comorbidades. Nesse grupo de pacientes, a broncoscopia terapêutica pode promover paliação das vias aéreas e qualidade de vida. Para tal, é necessário uma equipe multidisciplinar, com cirurgiões torácicos, endoscopistas, pneumologistas, anestesiologistas, radiologistas e oncologistas.

Idealmente, deve-se dispor de um centro de vias aéreas, com diversas modalidades endoscópicas terapêuticas. É imperativo programar o tratamento de acordo com um fluxograma sistemático (Figura 21.8), aplicando as terapias em uma sequência lógica ou combinada.

Figura 21.8. Fluxograma do tratamento da obstrução maligna das vias aéreas com os diferentes métodos endoscópicos disponíveis

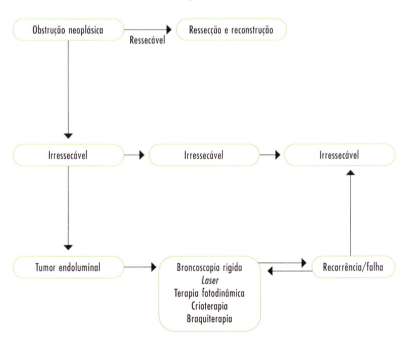

Bibliografia Consultada

Gorden JA, Ernst A. Endoscopic management of central airway obstruction. Semin Thorac Cardiovasc Surg. 2009; 21(3):263-73.

Razi SS, Lebovics RS, Schwartz G, Sancheti M, Belsley S, Connery CP, Bhora FY. Timely airway stenting improves survival in patients with malignant central airway obstruction. Ann Thorac Surg. 2010; 90(4):1088-93.

Theodore PR. Emergent management of malignancy-related acute airway obstruction. Emerg Med Clin North Am. 2009; 27(2):231-41.

Vergnon JM, Huber RM, Moghissi K. Place of cryotherapy, brachytherapy and photodynamic therapy in therapeutic bronchoscopy of lung cancers. Eur Respir J. 2006; 28(1):200-18.

Wood DE. Management of malignant tracheobronchial obstruction. Surg Clin North Am. 2002; 82(3):621-42.

Parte 5

Mediastino

Capítulo 22

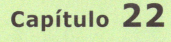

Neoplasias e cistos do mediastino

Letícia Leone Lauricella
Alberto Jorge Monteiro Dela Vega

Introdução

Os tumores primários do mediastino são raros, e podem ter origem em várias estruturas dessa região anatômica. Podem ser sólidos, císticos, benignos e malignos. A incidência de cada tipo de tumor varia de modo importante de acordo com o grupo etário do paciente.[1]

Os tumores do timo serão abordados no Capítulo 23 (Cirurgia do Timo).

Localização anatômica

Para o correto diagnóstico das lesões primárias do mediastino, é importante determinar em qual compartimento mediastinal está localizado o tumor, pois essa informação ajudará na determinação adequada da sua origem, como demonstrado na Tabela 22.1.

Tabela 22.1. Diagnóstico diferencial dos tumores mediastinais mais comuns de acordo com a sua localização no mediastino[2]

Anterior	Médio	Posterior
Timoma	Metástases linfonodais	Tumor neurogênico
Tumor de células germinativas	Linfoma	Cisto broncogênico
Linfoma	Granuloma	Cisto entérico
Bócio intratorácico	Cisto broncogênico	
Cisto tímico	Cisto entérico	
Carcinoma	Cisto pericárdico	
Lipoma		
Linfangioma		
Adenoma de paratireoide		

Principais sintomas

A maioria é assintomática ou oligossintomática, sendo o diagnóstico feito de maneira casual durante a investigação de sintomas vagos relatados pelo paciente, ou como achados em exame de imagem de rotina. Indivíduos sintomáticos têm maior chance de possuir uma neoplasia maligna, já que 85% dos tumores malignos levam a algum tipo de sintoma, comparado com 45% nos tumores benignos. Quando presentes, os sintomas podem estar relacionados à compressão ou invasão direta de estruturas, ou ser parte de síndromes paraneoplásicas. Queixas inespecíficas, como tosse, dispneia, dor e desconforto torácico, podem ocorrer. Síndrome de veia cava superior, síndrome de Horner, rouquidão e sinais neurológicos, geralmente, denotam infiltração de estruturas adjacentes.

Eventualmente, pode haver sintomas sistêmicos relacionados a síndromes específicas como Cushing (tumores carcinoides), tireotoxicose (bócio), *miastenia gravis* (timomas) ou hipertensão (feocromocitomas).

Exames de imagem

» Radiografia de tórax PA e perfil: alargamento de mediastino, localização da massa em mediastino anterior, médio e posterior.

- » TC de tórax com contraste: avaliação do tamanho, densidade, localização anatômica precisa, relação com estruturas adjacentes e possível ressecabilidade da lesão.
- » Ressonância nuclear magnética de tórax: quando for necessária, avaliação mais precisa de invasão de grandes vasos, pericárdio e canal medular.
- » PET-CT: pesquisa de metástases em casos específicos. Não é exame solicitado de rotina. Tem importante valor no diagnóstico e estadiamento de linfomas.

Exames laboratoriais

- » Marcadores tumorais: alfafetoproteina (AFP), beta-HCG, DHL. Auxiliam no diagnóstico diferencial dos tumores germinativos.
- » Exames pré-operatórios de rotina: hemograma e coagulograma completos, função renal com eletrólitos, glicemia de jejum, enzimas hepáticas e canaliculares (TGP, TGO, FA e gama-GT).

Biópsia pré-operatória

Modalidades

- » Biópsia percutânea guiada por TC ou ultrassom.
- » Mediastinoscopia cervical.
- » Videotoracoscopia.
- » Ultrassom endoscópico (EUS).
- » Ultrassom endobrônquico (EBUS).
- » Mediastinotomia anterior.

Indicação de biópsia

Para decidir sobre a indicação ou não da biópsia, é necessário considerar o tamanho da lesão, sua localização, características morfológicas e quadro clínico do paciente. De maneira geral, a biópsia pré-operatória deve ser realizada nos tumores grandes, em massas aparentemente irressecáveis pelos exames de imagem ou quando a suspeita clínica for de etiologia cujo tratamento principal não for operatório, como nos casos dos linfomas, alguns tumores germinativos e carcinomas tímicos de estadiamento avançado (Figura 22.1).

Figura 22.1. Fluxo inicial de avaliação de massas mediastinais

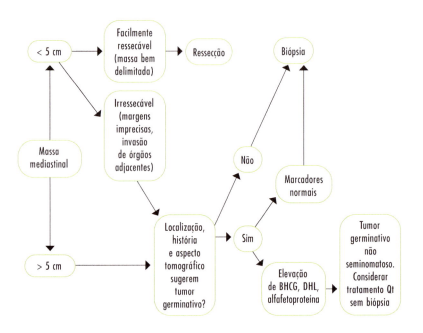

Tumores germinativos

Teratoma maduro mediastinal

São os tumores germinativos mais comuns no mediastino, geralmente benignos, mas pode haver transformação para malignidade. Na sua constituição, são encontrados tecidos de, pelo menos, duas das três camadas de tecido germinativo primitivo (ectoderme, endoderme e mesoderme). O diagnóstico é mais frequente na infância e na adolescência, e a incidência é igual entre os sexos.

Sintomas
» Sintomas inespecíficos: tosse, dispneia e dor torácica.
» Pode haver ruptura do cisto para pleura, pericárdio e árvore traqueobrônquica com consequente derrame pleural, pericárdico e tricoptise, respectivamente.

Exames de imagem
- » CT de tórax: cisto multiloculado e circunscrito no mediastino anterior, apresentando densidade líquida e de gordura.
- » Metade dos tumores apresenta calcificações pela presença de dentes e ossos.
- » Imagem radiológica é típica e quase sempre dispensa biópsia pré-operatória.

Marcadores tumorais
- » Beta-HCG, AFP e DHL são normais. Se houver elevação desses marcadores, trata-se de tumor de células germinativas não seminomatoso.

Tratamento
- » Ressecção cirúrgica é o tratamento principal.
- » Não responde à radio e quimioterapia.

Prognóstico
- » Excelente prognóstico, e ressecção cirúrgica completa é curativa, sem necessidade de seguimento em longo prazo, desde que a patologia confirme a presença de tecidos ectodérmicos, mesodérmicos e endodérmicos benignos.
- » Ocasionalmente, pode haver tecidos fetais indiferenciados (teratoma imaturo), o que implica seguimento clínico pela potencial recorrência local e a distância.

Seminoma mediastinal

São tumores semelhantes aos seminomas gonadais, porém podem apresentar restos de tecido tímico em áreas centrais ou periféricas do tumor e alterações císticas simulando cisto multilocular do timo. Representam 25% a 50% de todos os tumores germinativos malignos do mediastino, e ocorrem quase exclusivamente em homens com idades entre 20 e 40 anos, e na maioria dos casos é assintomática.

Sintomas
- » Dor torácica, dispneia e tosse.
- » Ginecomastia.
- » Perda ponderal, febre, fraqueza.

Exames de imagem

» CT de tórax: grandes massas, lobuladas e homogêneas, geralmente sem sinais de invasão local.
» PET-CT, RNM de crânio, cintilografia óssea: 60% a 70% dos pacientes têm metástases ao diagnóstico, principalmente para ossos, pulmões, fígado, baço e SNC.
» US de bolsa escrotal: indicada para investigação de neoplasia primária testicular.

Marcadores tumorais

» Beta-HCG: moderadamente elevado em até 10% dos casos.
» AFP: tipicamente normal; qualquer elevação leva ao diagnóstico de tumor germinativo não seminomatoso.

Tratamento

» Biópsia percutânea ou cirúrgica (mediastinotomia anterior ou pleuroscopia), usualmente indicada para definição histológica antes do início do tratamento.
» Quimioterapia: baseada em platina; tratamento de escolha com excelente resposta.
» Radioterapia: indicada, eventualmente, como tratamento de resgate após falha de segunda linha de quimioterapia.
» Cirurgia: usualmente não indicada, exceto como tratamento de resgate após falha de segunda linha de quimioterapia.
» Massas residuais após quimioterapia, usualmente, representam tumores sem células viáveis, sendo recomendado seguimento radiológico.

Prognóstico e sobrevida

» Quimioterapia baseada em platina apresenta taxa de resposta de até 100%, com sobrevida em cinco anos de 85%, mesmo na presença de doença metastática.

Tumores não seminomatosos

Os tumores germinativos não seminomatosos do mediastino são um grupo muito heterogêneo de tumores que compreende carcinoma de células embrionárias, tumor do seio endodérmico, coriocarcinoma e tumores mistos.

Epidemiologia
- » Correspondem a pouco mais da metade dos tumores malignos de células germinativas do mediastino.
- » Ocorre quase exclusivamente em homens entre 20 e 40 anos de idade.
- » Cerca de 20% dos pacientes é portador de síndrome de Klinefelter.

Sintomas
- » A maioria é sintomática.
- » Dor torácica, tosse, dispneia, síndrome da veia cava superior, ginecomastia.
- » Pode estar associado a outras neoplasias hematológicas.

Exames de imagem
- » CT de tórax: massas grandes e heterogêneas, podendo haver sinais de necrose e hemorragia, invasão de estruturas locais (pulmão, veia braquicefálica, veia cava superior, pericárdio, coração).
- » Derrame pleural e pericárdico são comuns, mas, usualmente, não malignos.
- » RNM de tórax: auxilia na avaliação de invasão de estruturas locais.
- » Ecocardiograma: avalição de invasão cardíaca.
- » US de bolsa escrotal: faz parte da avaliação inicial, apesar de mestástase isolada de tumor testicular não seminomatoso para mediastino anterior ser muito rara.

Marcadores tumorais
- » Beta-HCG, alfafetoproteína e DHL: significativamente elevados em até 95% dos casos.
- » Presença de marcadores tumorais elevados pode dispensar biópsia percutânea pré-tratamento em casos de massas heterogêneas em mediastino anterior.

Tratamento
- » Quimioterapia: é a base do tratamento, usualmente utiliza-se bleomicina, etoposídeo e cisplatina.
- » Cirurgia: indicada para ressecção das massas residuais pós-quimioterapia, sendo frequentemente necessária a ressecção de estruturas adjacentes como pericárdio, grandes vasos e pulmões.

Prognóstico e sobrevida
» Prognóstico significativamente pior em comparação com os tumores seminomatosos, com sobrevida em cinco anos de 48%.

Linfomas do mediastino

A maioria dos subtipos de linfomas pode, eventualmente, envolver o mediastino, sendo que o linfoma primário do mediastino representa somente 10% dos linfomas que acometem o mediastino; ou seja, normalmente, os linfomas de mediastino são parte de uma doença generalizada. Em 50% a 70% dos linfomas Hodgkin, há acometimento mediastinal, enquanto isso ocorre em 15% a 25% dos linfomas não Hodgkin.[3]

Sintomas
» Emagrecimento, febre, astenia, dispneia.
» Tosse, rouquidão, síndrome da veia cava superior, derrame pleural, tamponamento cardíaco.

Exames de imagem
» CT de tórax: conglomerados linfonodais.
» PET-CT: usado para estadiamento e seguimento.

Biópsia pré-tratamento
» Biópsia aspirativa com agulha fina (FNA): permite análise citológica da lesão; porém, é frequentemente insuficiente para determinar o subtipo do linfoma.
» Biópsia percutânea com agulha grossa: permite avaliação da arquitetura celular, com maior rendimento diagnóstico.
» Biópsia cirúrgica: pode ser feita por mediastinoscopia, medistinotomia anterior ou VATS.

Tratamento
» Baseia-se em quimio e/ou radioterapia.
» Cirurgia, eventualmente, indicada na ressecção de massas residuais pós-quimioterapia.

Tumores neurogênicos

Tumores neurogênicos podem derivar de qualquer tecido originário da crista neural, podendo acometer tecido nervoso periférico, autônomo ou paragangliônico (Tabela 22.2).[2] São responsáveis por 20% das massas mediastinais em adultos e 35% em crianças, e em 80% dos casos, são benignos.

Sintomas

» Estão associados a compressão medular, invasão ou crescimento do tumor para dentro do forame vertebral (tumores "em ampulheta").

Exames de imagem

» CT de tórax: localização mais habitual é o seio costofrênico e, geralmente, os tumores têm sua origem na cadeia simpática ou em ramos do nervo intercostal.
» Schwannomas são tumores encapsulados, com densidade semelhante ao tecido muscular.
» Neurofibromas não possuem cápsula, mas radiologicamente é difícil diferenciá-los dos schwannomas.
» Achados sugestivos de malignidade: áreas de baixa densidade, compressão de estruturas adjacentes, derrame ou nódulos pleurais, nódulos pulmonares.

Tabela 22.2. Origem dos tumores neurogênicos

Tipo celular	Benigno	Maligno
Bainha de nervo periférico	Neurilemoma (schwannoma)	Schwannoma maligno
	Neurofibroma	Sarcoma neurogênico
Sistema nervoso autônomo	Ganglioneuroma	Neuroblastoma, ganglioneuroblastoma
Sistema paragangliônico	Feocromocitoma, quemodectomas	Feocromocitoma, quemodectomas

- » RNM de coluna: exames de escolha para avaliação de extensão tumoral para o canal vertebral.

Tratamento
- » Cirurgia: tratamento de escolha em quase todos os subtipos de tumores neurogênicos.
- » Tumores com extensão intraespinhal podem necessitar de abordagem combinada (posterior sobre a coluna e torácica) para ressecção segura.
- » Tumores malignos podem ser extremamente agressivos, e radioterapia pode ser necessária após uma ressecção subtotal.

Prognóstico e sobrevida
- » Tumores benignos da bainha de nervo periférico têm crescimento lento e bom prognóstico, sendo a ressecção completa geralmente curativa.
- » Schwannomas malignos têm prognóstico mais reservado, com sobrevida em cinco anos de 16% em pacientes com neurofibromatose e 53% em pacientes sem neurofibromatose.

Cistos mediastinais

Cistos mediastinais são lesões que podem ter origem em várias estruturas do mediastino. Os mais comuns são cisto pericárdico e cisto de duplicação esofágica. A maioria é benigna, e os raros sintomas, quando presentes, resultam da compressão de estruturas adjacentes. Mais comumente, são descobertos acidentalmente em exames de imagem.[4] O tratamento dos cistos mediastinais, na maioria dos casos, é cirúrgico, pois permite um adequado diagnóstico, além do controle sintomático. A seguir, uma breve descrição das lesões mais comuns:
- » Cisto de duplicação esofágica: originário da formação anormal da parte dorsal do intestino primitivo, apesar do nome, raramente tem comunicação com a luz do esôfago. Geralmente, localizado em mediastino posterior. O tratamento é cirúrgico.
- » Cisto broncogênico: formado a partir do desenvolvimento anormal da parte ventral do intestino primitivo. A maior parte é localizada em mediastino médio e pode ter conteúdo denso no interior.[4] Na maioria das vezes, tem contato íntimo com a carina ou brônquios.

» Cisto pericárdico: geralmente formado por uma fina camada de células mesoteliais, mais comumente localizado no seio cardiofrênico à direita, embora possa ter localização variada no mediastino. Alguns casos com imagem muito característica, pacientes assintomáticos ou condição clínica ruim, podem ser seguidos com exames de imagem.

» Cisto tímico: pode ter origem congênita ou adquirida. Os cistos congênitos, geralmente, são de parede fina, com conteúdo líquido claro. Os cistos de origem adquirida, são secundários a tratamentos com radioterapia, cirurgias prévias, e condições inflamatórias ou infecciosas, incluindo miastenia, síndrome de Sjogren e infecção pelo vírus do HIV.[4]

Referências bibliográficas

1. Date H. Diagnostic strategies for mediastinal tumors and cysts. Thorac Surg Clin [Internet]. Elsevier. 2009; 19(1):29-35. Disponível em: http://dx.doi.org/10.1016/j.thorsurg.2008.09.001.
2. Lauricella LL, Fernandez A. Tumores de mediastino. In: Terra RM, Araújo PHXN, Pêgo-Fernandes PM, Jatene FB, editors. Manual de Cirurgia Torácica Oncológica. 2 ed. Manole. 2012; 90-102.
3. Strollo DC, Rosado-de-Christenson ML, Jett JR. Primary mediastinal tumors: Part II. Tumors of the middle and posterior mediastinum. Chest [Internet]. Am Coll Chest Phys. 1997; 112(5):1344-57. Disponível em: http://dx.doi.org/10.1378/chest.112.5.1344.
4. Vargas D, Suby-Long T, Restrepo CS. Cystic lesions of the mediastinum. Semin Ultrasound, CT MRI [Internet]. Elsevier. 2016; 37(3):212-22. Disponível em: http://dx.doi.org/10.1053/j.sult.2015.12.005.

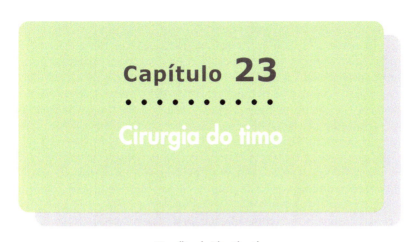

Miquelline da Silva Almeida
Paulo Manuel Pêgo-Fernandes

Introdução

As doenças malignas do timo (timomas, carcinomas tímicos e carcinoide tímico) são cânceres raros. Suas etiologias e fatores de risco ainda são pouco compreendidos; porém, já discutidos no capítulo anterior.

As indicações para timectomia (cirurgia de ressecção do timo) estão relacionadas com patologia tumoral (citadas acima) e com a terapêutica de doenças autoimunes, nomeadamente a *miastenia gravis* (MG).

Considera-se que a ressecção cirúrgica completa (R0) nas patologias do timo é o padrão-ouro no tratamento, mas o método mais seguro e efetivo para a ressecção ainda é controverso.

Breve histórico

A primeira timectomia foi realizada por Black e colaboradores em 1939, em um paciente com *miastenia gravis* e timoma. O relato da primeira abordagem toracoscópica para timectomia só foi descrito em 1993.

Vias de acesso cirúrgico

A via de acesso cirúrgico mais utilizada atualmente é a esternotomia mediana, em que todo o mediastino anterior e timo podem ser acessados, estando indicada principalmente em tumores de estádios mais avançados. Porém, essa abordagem tem a desvantagem da exposição limitada à região posterolateral da cavidade pleural e hilos pulmonares.

Para tumores em estádios iniciais, podemos utilizar diversas técnicas cirúrgicas, a depender da localização predominante da lesão. Inicialmente, os acessos por toracotomia lateral (tumores próximos ao hilo pulmonar) e transcervical eram mais utilizados; porém, com a evolução e preferência por técnicas de cirurgia minimamente invasiva, a videotoracoscopia e o acesso subxifóideo ganharam destaque. Ainda é comum a realização de acessos combinados. Outra técnica minimamente invasiva mais recente inclui a timectomia toracoscópica robótica (Tabela 23.1).

O lado direito é preferível, desde que haja um espaço intrapleural mais amplo que o lado esquerdo, que tem parte ocupada pelo coração. A localização da veia inominada também é mais fácil pelo lado direito, onde ela drena para veia cava.

O nervo frênico está localizado mais posteriormente no lado esquerdo, e é de difícil localização no acesso pela direita.

Tabela 23.1. Tipos de acesso

Esternotomia

Cervicotomia/transcervical

Acesso subxifóideo

Toracotomia lateral direita

Toracotomia lateral esquerda

Videotoracoscopia (VATS) pela direita

Videotoracoscopia (VATS) pela esquerda

Videotoracoscopia (VATS) acesso bilateral

Uniportal (VATS)

Robótica

Se o timoma está localizado próximo ao nervo frênico ou da janela aortopulmonar, o acesso pela esquerda é preferível.

Se o acesso bilateral for necessário, um portal adicional contralateral pode ser realizado. Se o timoma está localizado alto, próximo ao pescoço, pode-se realizar uma cervicotomia complementar.

Se o paciente já teve uma abordagem torácica previamente, isso pode influenciar na escolha do lado de acesso.

Muitos estudos descrevem o benefício de associar a insuflação com gás carbônico associado ao acesso toracoscópico, pois este provoca uma compressão do mediastino e pulmão ipsilateral, promovendo um melhor acesso para visualização da veia inominada e dissecção dos cornos superiores do timo; porém, devido à compressão cardíaca, alguns pacientes podem não tolerar o uso do CO_2.

Esternotomia × VATS

As principais vantagens da cirurgia minimamente invasiva são menor dor no pós-operatório, menor impacto da função pulmonar, melhor resultado estético e ausência de risco para infecção ou deiscência do esterno.

A desvantagem estaria na incapacidade de ressecção completa dos polos tímicos, risco de dor crônica associada à toracoscopia, além da falta de comprovação dos resultados oncológicos. Já existem estudos avaliando desfechos das técnicas minimamente invasivas comparáveis à técnica por esternotomia; entretanto, ainda não é possível comprovar o desfecho em longo prazo dessas técnicas.

Recomenda-se o uso de técnicas menos invasivas nos timomas em estádios iniciais, em que o risco de ruptura da cápsula é menor durante a dissecção e ressecção do tumor. Por outro lado, timomas associados a *miastenia gravis* necessitam ressecção completa do timo a fim de obter completa remissão da doença autoimune, e essas técnicas só devem ser empregadas se for possível a timotimectomia.

Robótica

A robótica está se tornando uma nova opção para o tratamento de neoplasias do timo. Alguns estudos verificaram que a cirurgia robótica possui um excelente resultado clínico em curto prazo, por exemplo, menor débito do dreno torácico, menor perda sanguínea, menor tempo com dreno e menor tempo de internação hospitalar. Porém, ainda são necessários estudos randomizados para avaliar os resultados em longo prazo, como recorrência local e reais benefícios oncológicos.

Extensão de ressecção cirúrgica
Ressecção do tumor × timectomia × timomectomia × timectomia estendida

Em casos de timomas encapsulados em estádio inicial, é possível realizar a ressecção exclusivamente do tumor, com boa resposta terapêutica, sem necessariamente retirar toda a glândula tímica.

A timectomia consiste na ressecção completa da glândula do timo, e está indicada em casos para controle da miastenia *gravis* e de neoplasias tímicas não encapsuladas. A timectomia parcial pode ser realizada para tratamento de neoplasias mais avançadas (irressecáveis, nos estádios III e IV), permitindo redução da massa tumoral e metástases, porém com necessidade de terapia adjuvante.

Em pacientes com miastenia *gravis*, portadores de timoma concomitantemente, indicamos a timomectomia, que consiste na total ressecção da neoplasia (timoma) e do timo (Tabela 23.2).

A ressecção de todo tecido tímico bem como em seus sítios ectópicos (janela aortopulmonar – 6,9%, gordura peritímica – 6,9%, gordura pericardiofrênica direita – 5,2%, gordura pericardiofrênica esquerda – 3,5% e recesso aortocaval – 3,5%), também conhecida como timectomia estendida, é o tratamento de escolha para os pacientes com miastenia

Tabela 23.2. Extensão da ressecção cirúrgica de acordo com a patologia

Extensão da ressecção	Indicações
Ressecção do tumor	Timoma encapsulado
Timectomia	Miastenia *gravis* Timomas (parcial ou completa, a depender do estádio)
Timomectomia	Miastenia *gravis* com timoma
Timectomia estendida	Miastenia *gravis*

gravis, com melhores resultados com relação à remissão dos sintomas e menor dependência de drogas imunossupressoras.

Miastenia gravis

A miastenia *gravis* (MG) é uma doença que provoca desordem neuromuscular autoimune envolvendo a produção de autoanticorpos contra os receptores de N-acetilcolina. É caracterizado pela fraqueza e fadiga dos músculos. Os músculos oculares são frequentemente envolvidos, causando ptose palpebral e diplopia.

Atualmente, acredita-se que o tratamento efetivo para MG deve incluir imunossupressores e cirurgia.

A timectomia é recomendada por neurologistas em paciente com MG não associada a neoplasia como uma alternativa para aumentar a probabilidade de remissão ou melhora dos sintomas. Fatores adicionais a serem considerados são idade do paciente, duração dos sintomas, gravidade da doença e aceitação do paciente com relação ao procedimento cirúrgico. A indicação de cirurgia em pacientes acima de 60 anos é controversa, e os benefícios naqueles pacientes com comprometimento ocular é incerto.

Atualmente, a timectomia por VATS é considerada uma boa alternativa com relação a cirurgia convencional aberta devido maior índice de aceitação, baixa morbidade e alta eficácia. Verificam-se taxas de remissão completa aceitáveis.

Quando os sintomas miastênicos permanecem após abordagem cirúrgica, uma reabordagem deve ser considerada devido a alta suspeita de permanência de tecido tímico remanescente. Alguns estudos sugerem que a rebordarem por videotoracoscopia facilita tal procedimento, principalmente quando a primeira abordagem foi por esternotomia ou transcervical.

O paciente portador da miastenia *gravis*, quando diagnosticado com uma massa de mediastino anterior, esse achado é patognomônico de timoma. Além disso, no grupo de pacientes com idade acima dos 50 anos, uma imagem típica define um timoma, diferentemente de massas de mediastino anterior em pacientes mais jovens.

O tratamento cirúrgico para miastenia *gravis* associada a timoma tem resultados piores do que aquele realizado para tratamento da miastenia sem timoma. Além disso, há evidência da exacerbação dos sintomas miastênicos após ressecção do timoma, com aumento dos anticorpos anti-AChR. Aproximadamente 20,6% apresentam deterioração da miastenia *gravis* no primeiro ano após timectomia.

Timoma

No tratamento do timoma, é fundamental tentar atingir a ressecção completa da lesão sempre que possível, mesmo se houver invasão de órgão adjacente.

A cirurgia constitui o tratamento principal nos tumores localizados (Masaoka I a IIB) e localmente avançados com estruturas invadidas potencialmente ressecáveis (Masaoka III). A ressecção completa R0 é o principal fator prognóstico.

Nos pacientes portadores de timomas irressecáveis nos estádios III e IV, a cirurgia ainda tem seu lugar, permitindo redução da massa tumoral e metástases.

O tratamento complementar ou alternativo à cirurgia nos timomas, seja quimioterapia e/ou radioterapia, está reservado para os casos mais avançados, em que a exérese completa do tumor não é considerada factível.

A radioterapia adjuvante está indicada naqueles casos em que a ressecção completa não é possível; portanto, não tem benefício em timomas estádios I e II, independentemente do tamanho do tumor ou da presença de aderências pleurais, já que a ressecção incompleta é rara nesses casos.

Por outro lado, nos timomas Masaoka III, ressecáveis, a radioterapia está recomendada na tentativa de reduzir a recorrência local, apesar de haver estudos questionando tal eficácia. Portanto, a radioterapia adjuvante deve ser individualizada e oferecida aos pacientes em que houver ressecção parcial do tumor ou a margem estiver comprometida.

A neoadjuvância nos pacientes com timomas irressecáveis, seja estádio III ou IV, permanece controversa, e sua defesa está baseada na quimiossensibilização e regressão da massa tumoral para posterior escolha da terapia complementar, radioterapia definitiva ou cirurgia. Entretanto, não há estudos comprovando seu benefício em comparação a outros tratamentos.

Os tratamentos com radio e quimioterapia exclusivos estão indicados nos timomas considerados irressecáveis, estádio III ou IV, sendo aplicados sequencialmente para reduzir a toxicidade. Foi mostrado em um estudo que tratamento não cirúrgico exclusivo, incluindo esquema de quimioterapia baseado em adriamicina, ciclofosfamida e platina associado a radiação com dose total 54 Gy, obteve taxa de resposta de 70% e sobrevida em cinco anos de 53%, sendo favorável à ressecção incompleta do tumor em alguns estudos.

Em todos os estádios, apesar da maioria das recidivas serem locais, nem sempre elas são contíguas às áreas prévias de invasão tumoral, como pleura e pericárdio, e a radioterapia direcionada à loja tímica falha em conter a disseminação pleural do tumor. Nesse contexto, a radioterapia hemitorácica foi lançada com a intenção profilática após ressecção do timoma e radioterapia focal adjuvante, com resultados melhores em termos de tempo livre de doença e sobrevida em cinco anos, apresentando uma taxa de pneumonite actínica em 13%; porém, ainda é controverso.

A recidiva do tumor ocorre em média quatro a cinco anos após tratamento, tendo sido descritas recorrências desde 3-4 meses até 10-15 anos após, dependendo do estádio inicial do tumor. Pela ITMIG, é definida como recorrência local a recorrência no mediastino anterior (sítio de localização do timo), recorrência regional a recorrência intratorácica não adjacente ao timo ou timoma prévio (nódulos pleurais ou pericárdicos) e recorrência a distância aqueles implantes extratorácicos ou intrapulmonares. Usando essa definição, 25% das recorrências são locais, 60% regionais e 10% a distância. Fígado e ossos são os locais mais comuns de metástases a distância.

A recorrência do timoma não significa mau prognóstico; porém, não são conhecidos os critérios daqueles tumores de prognóstico mais favorável. Recorrência mediastinal parece ter melhor sobrevida que recorrência intra ou extratorácica, e a possibilidade de ressecção completa de todos as metástases é o fator prognóstico mais importante, independentemente, nesses casos, do local de recorrência.

O estádio original do timoma e o tempo livre de doença também parecem não exercer influência sobre o prognóstico dos pacientes que recorrem o tumor, apesar do timoma estádios I e II apresentarem maior recorrência local, e III e IV mais recorrência em pleura, pericárdio e pulmão. Portanto, todos os esforços devem ser concentrados para tratamento da recidiva ou metástase. A ressecção completa das recorrências é o tratamento de escolha, sempre que possível, e pode ser alcançada em 62% (45-71%). Nos casos em que não é possível ressecção completa da recorrência, não está claro se a cirurgia para ressecção subtotal é melhor que rádio- e quimioterapia exclusivas.

A sobrevida aproximada em 10 anos é de 90%, 70% para estádios I e II, e 55% e 35% para timomas III e IVa, respectivamente; entretanto, nem toda mortalidade desses casos pode ser atribuída ao timoma, já que o seguimento é bastante longo e os pacientes são portadores de outras comorbidades. Portanto, a ITMIG considera a sobrevida livre de doença o melhor parâmetro para avaliar evolução do timoma, com taxas de recorrência de 3%, 11%, 30% e 43% para timomas ressecados nos estádios I, II, III e IVa, respectivamente, e tempo livre de doença em 10 anos de 94% e 88% para estádios I e II, e 56% e 33% para estádios III e IVa.

Timoma + miastenia gravis

Síndromes paraneoplásicas também estão associadas aos timomas, sendo a mais comum a miastenia *gravis*, presente em 45% dos timomas. Por outro lado, 10% a 15% dos pacientes com miastenia *gravis* têm diagnóstico associado de timoma.

Nos pacientes com miastenia *gravis* submetidos a timectomia, há um achado histopatológico de timoma em 25% das peças cirúrgicas. Provavelmente, os mecanismos da miastenia *gravis* associado a timoma são diferentes daqueles da miastenia não associada ao timoma.

O tratamento cirúrgico para miastenia *gravis* associado a timoma tem resultado piores do que aquele realizado para tratamento da miastenia sem timoma. Além disso, há evidência da exacerbação dos sintomas miastênicos após ressecção do timoma, com aumento dos anticorpos anti-AChR. Aproximadamente 20,6% apresentam deterioração da miastenia *gravis* no primeiro ano após timectomia.

Há descrição de pacientes submetidos a timectomia por timoma sem miastenia e que desenvolverem miastenia *gravis* no pós-operatório. Esse achado pode estar associado à recorrência do timoma, mas não é uma regra. O desenvolvimento de miastenia *gravis* no pós-operatório não parece ter relação com o tipo histológico do timoma ou procedimento cirúrgico realizado (ressecção do tumor, timomectomia ou timectomia estendida). Por fim, a presença de miastenia *gravis* não interfere na proporção de recorrência, intervalo livre de doença ou sobrevida após recorrência.

Conclusões

O conceito de cirurgia minimamente invasiva no mediastino está atualizando vários aspectos da cirurgia torácica, principalmente nas doenças malignas tímicas em estádio inicial, no qual é possível alcançar a ressecção completa da lesão (R0), por ser uma opção com menor morbidade que a cirurgia aberta e com menores perdas sanguíneas no intraoperatório e menor tempo de internação hospitalar.

Aguardaremos resultados de estudos para avaliar o desfecho, em longo prazo, dos pacientes para determinar a eficácia das diversas técnicas cirúrgicas.

Bibliografia Consultada

Deslauriers J, Patterson A, Cooper JD. Pearson's thoracic and esophageal surgery. 3 ed. Philadelphia: Churchill Livingstone; 2008.

Detterbeck FC, Parsons AM. Management of stage I and II thymoma. Thorac Surg Clin. 2011; 21:59-67.

Friedant AJ, Handorf EA, Su S, et al. Minimally invasive versus open thymectomy for thymic malignancies: systematic review and meta-analysis. J Thorac Oncol. 2016; 11:30-8. 10.1016/j.jtho.2015.08.004.

Jurado J, Javidfar J, Newmark A, et al. Minimally invasive thymectomy and open thymectomy: outcome analysis of 263 patients. Ann Thorac Surg. 2012; 94:974-81.

Limmer KK, Kernstine KH. Minimally invasive and robotic assisted thymus resection. Thorac Surg Clin. 2011; 21:69-83.

Masaoka A, Nagakoa Y, Kotabe Y. Distribution of thymic tissue at the anterior mediastinum – current procedure in thymectomy. J Thorac Cardiovasc Surg. 1975; 70:747-54.

Qi K, Wang B, Wang B, et al. Video-assisted thoracoscopic surgery thymectomy versus open thymectomy in patients with myasthenia gravis: a meta-analysis. Acta Chir Belg. 2016; 116:282-8.

Takeo S, Tsukamoto S, Kawano D, Katsura M. Outcome of an original video-assisted thoracoscopic extended thymectomy for thymoma. Ann Thorac Surg. 2011; 92: 2000-5.

Venuta F, et al. Surgical management of stage III thymic tumors. Thorac Surg Clin. 2011; 21:85-91.

Zielinski M. Management of myasthenic patients with thymoma. Thorac Surg Clin. 2011; 21: 47-57.

Capítulo 24

Tratamento cirúrgico da mediastinite aguda

Mariana Schettini Soares
Luís Gustavo Abdalla

Introdução

Definimos a mediastinite aguda como uma infecção do mediastino, sendo esta geralmente de origem secundária. A maioria dos casos está relacionada ao pós-operatório de esternotomia, com incidência entre 0,4% e 5% após cirurgias cardíacas, e alta mortalidade a depender da extensão da infecção. Perfuração esofágica, seja iatrogênica ou espontânea, também associa-se a mediastinite. Uma forma mais rara, porém com morbimortalidade de até 40%, ocorre após infecções orofaríngeas ou cervicais que se estendem até a região mediastinal, levando à mediastinite descendente necrosante.

Em caso de suspeita clínica de mediastinite aguda, a realização de exame de imagem é mandatória para confirmação diagnóstica e início da terapêutica. A radiografia de tórax pode mostrar alargamento mediastinal, níveis hidroaéreos e pneumomediastino, e quando a origem da infecção é cervical, a radiografia de pescoço pode apresentar alargamento do espaço retrovisceral, com a presença ou não de níveis hidroaéreos, e desvio anterior da traqueia. Entretanto, esses achados ocorrem mais tardiamente na evolução do quadro. O exame de escolha a ser realizado é a tomografia computadorizada de tórax com contraste endovenoso. Achados, como coleções mediastinais loculadas, presença de gás, aumento da atenuação da gordura mediastinal, derrame pleural e/ou pericárdico e linfonodomegalias, são compatíveis com o diagnóstico de mediastinite aguda. Importante frisar que a tomografia apresenta menor sensibilidade no caso de mediastinite pós-operatória nas primeiras duas a três semanas após o procedimento cirúrgico, já que essas mesmas alterações podem ocorrer no pós-operatório normal, sendo a suspeita clínica fundamental para o diagnóstico. Na hipótese de mediastinite descendente necrosante, devemos solicitar conjuntamente uma tomografia de cabeça e pescoço de modo a avaliar os planos cervicais profundos por onde se propaga este tipo de infecção.

Se confirmada a presença de mediastinite, deve-se iniciar antibioticoterapia de amplo espectro imediatamente, sendo a realização ou não e o tipo de procedimento cirúrgico a serem definidos de acordo com a provável causa. A seguir, abordaremos mais detalhadamente as principais formas de mediastinite aguda e o tratamento proposto para cada.

Mediastinite aguda pós-operatória (pós-esternotomia)
Etiologia

A mediastinite pós-operatória está relacionada a qualquer infecção do mediastino associada à abordagem cirúrgica recente deste sítio. É mais comumente relacionada a procedimentos que envolvam esternotomia, como é o caso da maioria das cirurgias cardíacas, com incidência entre 0,4% e 5%. A mortalidade por mediastinite pós-esternotomia varia entre 16,5% e 47%.

Na microbiologia deste tipo de mediastinite, diferentemente das outras duas formas abordadas adiante neste capítulo, predominam as bactérias encontradas na pele, sendo as mais comuns *Staphylococcus aureus* e *Staphylococcus* coagulase negativos, sendo este último responsável por 43% a 64% dos casos.

Manifestações clínicas

A hipótese diagnóstica de mediastinite pós-operatória deve ser considerada em pacientes com história recente de abordagem cirúrgica do mediastino associado a quadro clínico inespecífico, como febre e queda do estado geral, e sinais infecciosos em ferida operatória. Metade dos pacientes apresenta instabilidade do esterno ao diagnóstico, com história de intolerância ao decúbito lateral devido à inconsistência da rafia óssea.

Sinais de sepse, como febre, leucocitose e taquicardia, podem estar associados.

Fatores de risco

Os principais fatores associados ao maior risco de desenvolvimento de infecção pós-operatória profunda relacionados ao paciente são: diabetes *mellitus*, doença pulmonar obstrutiva crônica, obesidade, doença vascular periférica, insuficiência renal, tabagismo e desnutrição.

Com relação ao procedimento realizado, o tempo cirúrgico prolongado, a utilização de artérias mamárias uni ou bilateralmente na revascularização miocárdica, o maior tempo de circulação extracorpórea e a reabordagem por sangramento estão relacionados a maior chance de mediastinite.

Diagnóstico

Segundo o Centro de Controle de Doenças americano (Center of Disease Control – CDC), para o diagnóstico de mediastinite pós-operatória deve estar presente pelo menos um dos fatores listados a seguir: isolamento de microrganismo em cultura de tecido ou fluido mediastinal, mediastinite constatada durante procedimento cirúrgico e/ou sintomas como dor torácica, instabilidade esternal e febre acima de 38 ºC combinados com saída de secreção purulenta por ferida operatória ou isolamento de microrganismo em hemocultura ou líquido de drenagem mediastinal.

Os achados clínicos referidos anteriormente, em geral, são suficientes para o diagnóstico da mediastinite, principalmente no pós-operatório mais recente. Em caso de realização de tomografia computadorizada de tórax com contraste, é importante frisar, como abordado previamente, o aumento do rendimento diagnóstico após o décimo quarto dia de pós-operatório. Em exames realizados mais precocemente, os mesmos achados mediastinais podem corresponder a alterações pós-operatórias não necessariamente relacionadas a um quadro infeccioso, sendo observado em mais de 75% de pacientes assintomáticos. A clínica do paciente é fundamental para diferenciação etiológica das alterações radiográficas.

Tratamento

A partir do diagnóstico, deve-se iniciar antibioticoterapia de amplo espectro, abrangendo germes comuns de pele, com posterior descalonamento a partir dos resultados de cultura de material mediastinal coletado cirurgicamente.

O tratamento cirúrgico consiste em reabordagem mediastinal, desbridamento de tecidos desvitalizados e posterior reconstrução ou fechamento primário, a depender da técnica cirúrgica adotada.

As primeiras técnicas descritas, como manutenção de curativo aberto após desbridamento, foram abandonadas devido à alta morbimortalidade e taxa de recorrência. A técnica recomendada atualmente pela AATS (American Association for Thoracic Surgery) é a colocação de curativo a vácuo após a reabordagem inicial do mediastino, com fechamento primário esternal ou com utilização de retalhos musculares (principalmente, de peitoral maior e grande dorsal) ou de omento.

O curativo a vácuo aumenta o fluxo sanguíneo periesternal, promove a formação de tecido de granulação, diminui a carga bacteriana na ferida e favorece a aproximação das bordas esternais. Todos estes fatores, associados aos benefícios na ventilação, que não é tão prejudicada apesar da manutenção do esterno aberto devido a semioclusão torácica por curativo adesivo associado a esponja, levam a redução da mortalidade intra-hospitalar e em médio prazo, se comparado ao grupo tratado exclusivamente com técnicas conservadoras.

Mediastinite aguda após perfuração esofágica

Etiologia

A perfuração de esôfago cervical ou torácico pode levar a disseminação de bactérias do trato digestivo até o compartimento visceral do mediastino, levando à mediastinite. A principal causa é iatrogênica, correspondendo a 70% dos casos em lesões pós-procedimentos endoscópicos ou cirúrgicos. Em seguida, temos a perfuração espontânea (síndrome de Boerhaave) como segunda causa mais frequente.

A endoscopia digestiva alta isoladamente apresenta baixo risco de ruptura esofágica; entretanto, quando combinada a procedimentos terapêuticos como dilatação e colocação de *stent*, o risco aumenta substancialmente, sendo esses os principais pacientes em que ocorre este tipo de lesão. O risco de perfuração após colocação de *stent* como terapia paliativa em câncer de esôfago chega a 15%. Outros procedimentos esofágicos, como passagem de sonda enteral e ultrassonografia transesofágica, também estão raramente associados a este tipo de complicação. A perfuração observada após manipulação cirúrgica mediastinal e/ou esofágica corresponde a 2% dos casos.

A segunda causa mais observada, a perfuração espontânea, costuma estar associada a atividades que aumentem subitamente a pressão intraluminal contra esfíncteres esofagianos fechados, como tosse, vômitos e levantamento de peso. A microbiologia observada neste tipo de mediastinite, semelhante à mediastinite descendente, é polimicrobiana, sendo observados tanto anaeróbios quanto aeróbios, correspondente a microbiota encontrada no trato digestivo alto.

Na lesão de esôfago cervical, a disseminação ocorre pelos planos profundos cervicais, compatível com a mediastinite descendente necrosante, descrita mais adiante. Aqui, abordaremos mais especificamente a mediastinite ocasionada por lesão do esôfago torácico.

Manifestações clínicas

O principal sintoma encontrado é a dor torácica, precordial ou epigástrica, associado a febre, disfagia e desconforto respiratório. Sinais de sepse, como taquicardia e hipotensão, são frequentemente encontrados. Enfisema subcutâneo também pode ser encontrado.

Derrame pleural pode ser visualizado em mais de 50% dos pacientes com perfuração esofágica iatrogênica ou espontânea, direcionando o cirurgião quanto a altura da lesão e possível via de abordagem cirúrgica, já que lesões mais altas estão associadas a derrames à direita, enquanto lesões mais distais ocasionam derrame à esquerda, sendo este mais comum.

A gravidade dos sintomas varia com a extensão e a localização da perfuração, assim como o tempo decorrido entre o evento inicial e a avaliação clínica.

Diagnóstico

A suspeição clínica é fundamental, visto que a sintomatologia é inespecífica. No caso de lesões iatrogênicas, o paciente apresenta história recente de procedimentos endoscópicos ou cirúrgicos que possam levantar a suspeita de perfuração esofágica. Na perfuração espontânea, em geral, há relato de vômitos ou esforço físico que justifiquem a ruptura; entretanto, nem sempre uma história sugestiva é encontrada, dificultando o diagnóstico. A alta mortalidade após perfuração espontânea (36%) comparativamente a outras causas de perfuração, como a iatrogênica (19%) e traumática não iatrogênica (7%), está diretamente relacionada ao atraso no diagnóstico. O início do tratamento após 24 horas da perfuração está associado a maior morbimortalidade comparativamente aos casos em que o tratamento foi instaurado de forma precoce.

Outros fatores, como ingestão de corpo estranho ou elementos cáusticos, estão relacionados a causas menos frequentes de perfuração.

A radiografia de tórax está alterada em 90% dos casos; entretanto, pode ser normal se realizada precocemente. Entre os achados temos derrame pleural, pneumomediastino, alargamento mediastinal, enfisema subcutâneo e hidropneumotórax.

O exame padrão-ouro para o diagnóstico de perfuração esofágica é a esofagografia contrastada, por delimitar local e extensão da lesão. Inicialmente, deve ser realizada com contraste hidrossolúvel e, se negativo, deve-se realizar exame contrastado baritado, que apresenta maior detecção de vazamentos de pequena monta.

A tomografia computadorizada de tórax deve ser realizada se esofagografia negativa ou indisponível, sendo também útil para avaliação da extensão do processo infeccioso. Achados sugestivos de perfuração esofágica como etiologia da mediastinite são: espessamento de parede de esôfago, comunicação entre coleção mediastinal e luz esofágica, e abscessos paraesofágicos. A presença de derrame pleural à esquerda reforça esta hipótese. Essas alterações são visualizadas em menos de 24 horas após o evento traumático, sendo de grande utilidade no diagnóstico precoce de perfuração.

A endoscopia digestiva alta, apesar de possível causa de trauma esofágico, também pode ser realizada na investigação de lesões, principalmente no cenário de trauma esofágico não iatrogênico.

Na presença de derrame pleural, pode-se proceder a toracocentese, e um líquido rico em amilase com presença de restos alimentares ou pH menor que 6 confirmam a etiologia da mediastinite.

Tratamento

Os pilares do tratamento são: antibioticoterapia de amplo espectro, abordagem mediastinal com ampla drenagem e resolução de foco de contaminação e manutenção de boa nutrição.

Em pacientes com lesão iatrogênica com sintomatologia discreta, sem sinais de sepse, e com coleção localizada em exame de imagem podem ser submetidos a tratamento conservador, devendo sempre serem reavaliados quanto ao surgimento de sepse, choque, insuficiência respiratória, pneumotórax ou pneumomediastino, que demandam abordagem cirúrgica. O tratamento conservador constitui-se por dieta oral zero associada a nutrição parenteral e antibioticoterapia de amplo espectro.

Perfurações cervicais até o nível da carina podem ser abordadas por cervicotomia à esquerda. Em caso de lesão de terço médio, a melhor via de acesso é a toracotomia direita no sexto espaço intercostal. À esquerda, encontramos a aorta dificultando o acesso ao esôfago; entretanto, em seu terço distal, há desvio do esôfago para esquerda anteriormente à sua entrada no hiato diafragmático. Lesões nessa altura são mais bem abordadas por toracotomia à esquerda no sétimo espaço intercostal.

Independentemente da via de acesso, a sutura primária esofágica em dois planos, mucosa e camada muscular, é o tratamento de escolha. Devido ao risco de novo vazamento pela área rafiada, devemos reforçar a sutura com *patch* de pleura ou pericárdio, sendo outros tecidos utilizados: pedículo diafragmático, de omento e músculos romboide ou grande dorsal. Mesmo após reforço da rafia primária, o risco de novo vazamento pela área de sutura chega a 50%. Associado à rafia do esôfago, deve-se realizar lavagem do mediastino com desbridamento de tecidos desvitalizados e drenagem da cavidade. Em caso de obstrução distal e perfuração, esta deve ser corrigida.

Em caso de inviabilidade do tecido esofágico, a realização de esofagectomia parcial ou exclusão esofágica com esofagostomia cervical está indicada. Importante frisar que, a reconstrução não deve ser realizada no mesmo tempo cirúrgico, em caso de ressecção. Pacientes com obstrução por malignidade e impossibilidade de rafia primária devem ser, preferencialmente, submetidos à ressecção cirúrgica, se prognóstico favorável. A técnica de fistulização dirigida por drenagem em T tipo Kehr é uma outra opção nos casos em que a rafia não é possível, com boa taxa de sucesso.

O uso de toracoscopia para reparo de perfuração esofágica é limitado na literatura, assim como o uso de *stents* para oclusão de lesão.

É fundamental manter uma nutrição adequada, principalmente em caso de jejum oral prolongado, seja por administração de dieta parenteral, seja por confecção de gastrostomia ou jejunostomia durante procedimento cirúrgico, a depender de cirurgia esofágica realizada e programação cirúrgica futura.

Mediastinite descendente necrosante aguda
Etiologia

Essa forma rara de mediastinite se origina a partir de foco infeccioso odontogênico, sendo este o sítio primário mais comum, ou orofaríngeo, destacando-se neste último as infecções peritonsilares. A microbiota é geralmente polimicrobiana, contendo aeróbios e anaeróbios, refletindo a flora orofaríngea.

A disseminação da infecção até o mediastino ocorre por meio dos planos cervicais profundos, sendo este processo facilitado pela gravidade, pressão intratorácica negativa e respiração. O quadro se apresenta de forma mais difusa, contrapondo-se aos dois tipos de mediastinite previamente abordados que ocorrem de forma mais localizada. Para compreensão da propagação da mediastinite, é fundamental o entendimento da anatomia dos planos fasciais cervicais, até onde se estendem e, consequentemente, até onde o processo infeccioso tem potencial para se disseminar. Descreveremos, a seguir, as fáscias e compartimentos cervicais por elas delimitados, que podem ser visualizados na Figura 24.1.

A fáscia cervical superficial envolve todo o pescoço, envelopando músculos superficiais, como platisma, e músculos da mímica facial. A fáscia cervical profunda divide-se em três camadas: superficial, visceral ou média e pré-vertebral ou profunda. A fáscia profunda superficial envolve os músculos esternocleidomastóideo e trapézio, musculatura mastigatória e glândulas salivares parótida e submandibular. A fáscia profunda média ou visceral circunda as estruturas viscerais anteriores do pescoço, sendo elas a glândula tireoide, laringe, traqueia, faringe e esôfago, além da musculatura infra-hióidea. Essa fáscia se estende da base do crânio

Figura 24.1. Fáscias e compartimentos cervicais no nível do istmo da tireoide em esquema (A) e imagem em ressonância magnética (B). O asterisco (*) marca o *danger space*. (Adaptada de Guidera AK, Dawes PJD, Fong A, et al. Head and neck fascia and compartments: no space for spaces. Head Neck 2014; 36:1058-68.)

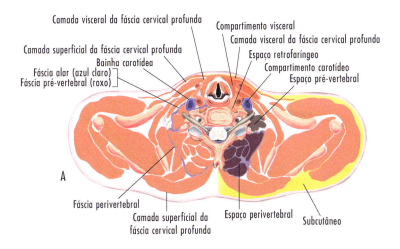
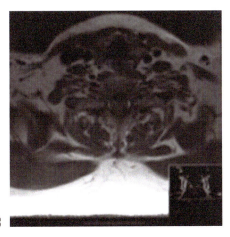

até pericárdio e pleura, no mediastino. Entre essa fáscia e a face anterior da traqueia, temos o espaço pré-traqueal, via anterior de disseminação da mediastinite descendente.

A fáscia cervical profunda pré-vertebral se divide em duas camadas: a fáscia pré-vertebral e a fáscia alar. A primeira, circunda firmemente a musculatura pré-vertebral e corpos vertebrais e delimita anteriormente o espaço pré-vertebral, se estendendo da base do crânio ao cóccix. A fáscia alar, localiza-se entre a fáscia visceral e a pré-vertebral, delimitando os espaços retrofaríngeo, anterior à fáscia alar e o *danger space*, posterior à mesma. O espaço retrofaríngeo estende-se da base do crânio à bifurcação traqueal, posteriormente à via aérea. Por fim, temos o *danger space*, localizado posteriormente à fáscia alar e anterior à fáscia pré-vertebral, possuindo esta denominação já que, ao se estender da base do crânio ao diafragma, forma a via de disseminação da mediastinite descendente necrosante ao mediastino posterior. A infecção deste espaço ocorre quando uma infecção do espaço retrofaríngeo rompe a fáscia alar, comunicando os dois compartimentos. O espaço pré-vertebral está usualmente relacionado a infecções dos corpos vertebrais, não sendo comum a disseminação para outros compartimentos cervicais ou seu acometimento na mediastinite que, geralmente, acomete os espaços pré-traqueal, retrofaríngeo e *danger space*.

A bainha carotídea é formada a partir da extensão lateral das três fáscias cervicais profundas, podendo ser acometida a partir da disseminação da infecção dos outros compartimentos profundos, sendo uma via de comunicação entre a região cervical e a intratorácica. Essa via de disseminação é chamada *Lincoln's highway*.

Manifestações clínicas

Uma vez que o sítio primário de infecção está geralmente situado em orofaringe ou pescoço, é comum que os pacientes relatem inicialmente sinais e sintomas nestes locais, como dor dentária ou em pescoço, trismo, halitose e enduração, hiperemia ou flutuação cervicais. Com a progressão da infecção para o mediastino, surgem sintomas como dor torácica ou em dorso, dispneia, tosse seca, odinofagia e enfisema subcutâneo.

Dada a rápida progressão do quadro, esses pacientes comumente apresentam sinais de sepse, como hipotensão e taquicardia. Febre e leucocitose estão frequentemente associados.

Fatores de risco

Aumentam o risco dessa forma de mediastinite: diabetes *mellitus*, higiene oral precária, uso de drogas, alcoolismo, desnutrição, AIDS ou qualquer forma de imunossupressão, e uso recente de esteroides. A mediastinite descendente necrosante é mais comum em homens (6:1) entre 35 e 40 anos.

Diagnóstico

O diagnóstico precoce é essencial em virtude da rápida progressão da infecção. É feito por meio da associação de infecção orofaríngea ou cervical e acometimento mediastinal comprovado em exame de imagem ou procedimento cirúrgico, como bem definido por Estrera e colaboradores, que determinaram os critérios diagnósticos apresentados na Tabela 24.1.

Tratamento

O tratamento clínico com antibioticoterapia de amplo espectro deve ser instaurado assim que possível, em unidade de terapia intensiva, devido a evolução fulminante do quadro e sua alta mortalidade. Entretanto, como todas as patologias necrosantes, o desbridamento cirúrgico é etapa fundamental. Nas infecções que se estendem até a vértebra T4, posteriormente, ou ao nível da carina, anteriormente, a abordagem do mediastino por meio de cervicotomia seria suficiente para a drenagem adequada. Infecções abaixo destes referenciais demandam abordagem torácica associada, como definido por Estrera e colaboradores. Mesmo

Tabela 24.1. Critérios de Estrera para o diagnóstico de mediastinite descendente necrosante aguda

Manifestações clínicas de infecção orofaríngea grave

Alterações em exame de imagem compatíveis com mediastinite

Documentação de mediastinite necrosante em intraoperatório e/ou *post-mortem*

Correlação entre infecção orofaríngea e surgimento da mediastinite necrosante nos casos em que, pelos parâmetros anatômicos, a cervicotomia é considerada suficiente, devemos ter um limiar baixo para abordagem torácica, posteriormente, dada a evolução descendente desse tipo de mediastinite. Em 80% dos pacientes, a abordagem cervical não é suficiente. Alguns grupos sugerem que a toracotomia deve ser realizada em todos os pacientes, independentemente do nível da infecção. A cervicotomia, em colar ou bilateral seguindo a borda medial do esternocleidomastóideo, deve ser realizada em todos os pacientes, assim como a abordagem do foco primário cervical. Consequentemente, o tratamento cirúrgico da mediastinite descendente necrosante é realizado por mais de uma especialidade cirúrgica, sendo fundamental o entrosamento entre as mesmas.

O acesso torácico ao mediastino não é consensual. A toracotomia posterolateral é considerada por muitos a via preferencial, por oferecer um bom acesso aos mediastinos anterior e posterior, além do espaço pleural e pericárdico. No caso de disseminação da mediastinite pelo *danger space*, a drenagem adequada do mediastino posterior é crucial. Em caso de acometimento das duas pleuras, a abordagem cirúrgica também deve ser idealmente bilateral, se a condição clínica do paciente assim permitir.

Outras formas de abordagem torácica descritas são a esternotomia mediana e a incisão de Clamshell, que permitem acesso simultâneo às duas cavidades torácicas e excelente visualização do mediastino anterior. Entretanto, o acesso ao mediastino posterior é prejudicado, e há o risco de disseminação da infecção até o esterno, levando a uma osteomielite, que aumenta a morbidade do quadro. A incisão de Clamshell, por ser mais mórbida, pode não ser tolerada em pacientes críticos. Para abordagem de casos em que só há acometimento do mediastino anterior, outra via possível é a subxifóidea.

Mais recentemente, encontramos na literatura relatos de procedimentos toracoscópicos para drenagem mediastinal, bilateral ou unilateralmente, neste último caso, associada à toracotomia contralateral, com bons resultados.

No acompanhamento pós-operatório são realizadas tomografias de pescoço e tórax a cada 48 a 72 horas, ou antes, se piora clínica. Novas abordagens devem ser realizadas em caso de coleção remanescente, seja cirúrgica ou percutânea. O seguimento tomográfico deve ser realizado até que não sejam constatadas coleções residuais e que não haja evidência clínica de infecção.

Bibliografia Consultada

Brinster CJ, Singhal S, Lee L, et al. Evolving options in the management of esophageal perforation. Ann Thorac Surg. 2004; 77(4):1475-83.

Estrera AS, Landay MJ, Grisham JM, et al. Descending necrotizing mediastinitis. Surg Gynecol Obstet. 1983; 157(6):545-52.

Exarhos DN, Malagari K, Tsatalou EG, et al. Acute mediastinitis: spectrum of computed tomography findings. Eur Radiol. 2005; 15(8):1569-74.

Goh SSC. Post-sternotomy mediastinitis in the modern era. J Card Surg. 2017; 32(9):556-66.

Guidera AK, Dawes PJD, Fong A, et al. Head and neck fascia and compartments: No space for spaces. Eisele DW, editor. Head Neck. 2014; 36(7):1058-68.

Johnson SB. Esophageal Trauma. Semin Thorac Cardiovasc Surg. 2008; 20(1):46-51.

Lazar HL, Salm TV, Engelman R, et al. Prevention and management of sternal wound infections. J Thorac Cardiovasc Surg. 2016; 152(4):962-72.

Marty-Ané CH, Berthet JP, Alric P, et al. Management of descending necrotizing mediastinitis: an aggressive treatment for an aggressive disease. Ann Thorac Surg. 1999; 68(1):212-7.

Sjögren J, Malmsjö M, Gustafsson R, et al. Poststernotomy mediastinitis: a review of conventional surgical treatments, vacuum-assisted closure therapy and presentation of the Lund University Hospital mediastinitis algorithm. Eur J Cardio-Thoracic Surg. 2006; 30(6):898-905.

Smith JK, Armao DM, Specter BB, et al. Danger space infection: infection of the neck leading to descending necrotizing mediastinitis. Emerg Radiol. 1999; 6(3):129-32.

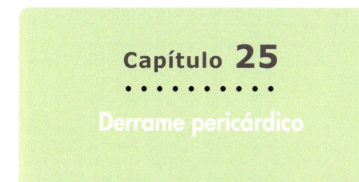

Pedro Henrique Xavier Nabuco de Araujo
Paulo Manuel Pêgo-Fernandes

Definição

Derrame pericárdico é o acúmulo de líquido no saco pericárdico. Ocorre quando há um desequilíbrio, e a produção de líquido pericárdico é maior que a sua absorção.

Epidemiologia

Etiologias benignas são responsáveis por menos de 25% dos derrames pericárdicos. Entre as causas, estão a pericardite aguda (especialmente de etiologias viral, idiopática e pós-operatório de cirurgia cardíaca), trauma, dissecção ou ruptura de aneurisma de aorta ascendente, radioterapia e infarto agudo do miocárdio.

Mais de 75% dos derrames pericárdicos são secundários a uma neoplasia, sendo as mais comuns de pulmão e mama. Podem ocorrer em 2% a 20% dos pacientes com neoplasia metastática. O prognóstico é ruim, e a sobrevida global é de poucos meses. Além disso, metade dos pacientes evolui para o tamponamento cardíaco. Estima-se que 36%

dos pacientes com metástases para o pericárdio morrem em decorrência deste acometimento.[1]

A exata prevalência do derrame pericárdico maligno não está bem estabelecida, uma vez que muitos pacientes com acúmulos subclínicos acabam sem diagnóstico.

Fisiopatologia

A irritação e inflamação da serosa produz uma reação exsudativa que leva ao aumento do líquido pericárdico. Da mesma maneira, células tumorais podem atingir os tecidos epicárdicos ou pericárdicos através de canais linfáticos, por disseminação hematogênica ou por invasão direta, impedindo a drenagem natural do fluido produzido. A invasão tumoral nos linfonodos mediastinais com bloqueio da drenagem linfática normal constitui outro mecanismo fisiopatológico.

O aumento da pressão do líquido no saco pericárdico pode comprometer o enchimento diastólico das câmaras cardíacas, interferindo no funcionamento normal do coração e de toda circulação. Tanto o volume do derrame quanto o ritmo do seu acúmulo são importantes para determinar o comprometimento da função cardiocirculatória.[2]

Exame físico

A apresentação clínica possui grande variação, desde um acúmulo assintomático de líquido ao quadro de tamponamento cardíaco. Entre esses extremos, há apresentações não específicas que podem ser facilmente confundidas com outros sintomas relacionados à progressão da doença de base. Por esse motivo, muitas vezes, o diagnóstico de derrame pericárdico só se faz tardiamente, quando o paciente encontra-se com instabilidade hemodinâmica grave.

O sintoma mais comum relacionado ao derrame pericárdico é dispneia, seguida por desconforto torácico, tosse, fadiga, fraqueza e edema periférico. Embora alguns pacientes possam ter grandes acúmulos de líquido e permanecerem assintomáticos, muitos se apresentam com taquicardia, hipotensão e insuficiência respiratória por tamponamento cardíaco. Até 50% dos pacientes se encontram nesse estado clínico ao diagnóstico.

Alguns sinais associados ao derrame pericárdico são o pulso paradoxal, abafamento das bulhas cardíacas, estase venosa jugular, taquicardia, atrito pericárdico, edema periférico e estertores pulmonares. Contudo, nenhum desses sinais é específico. Além disso, pacientes podem se apresentar sem nenhuma alteração ao exame físico.

Nos casos oncológicos, o diagnóstico é ainda mais difícil. Esses pacientes costumam apresentar outros problemas relacionados à neoplasia em estágio avançado, dificultando a avaliação da real importância clínica do derrame pericárdico. Mais especificamente, o derrame pleural pode produzir os mesmos sintomas. Pacientes com derrame pericárdico maligno apresentam derrame pleural em 88% das vezes, e em 76% dos casos já há outros sítios de metástases.[3]

Exames laboratoriais e demais exames de propedêutica armada

Uma vez que o quadro clínico é muito variável e bastante inespecífico, exames diagnósticos são fundamentais para o estabelecimento da doença pericárdica. A radiografia de tórax, normalmente, demonstra alargamento da área cardíaca de morfologia globosa, e derrames pleurais também são comumente observados. Eletrocardiograma pode evidenciar diminuição da amplitude dos complexos QRS em derrames volumosos. Contudo, nenhum desses dois métodos é definitivo.

Ecocardiograma é o exame de escolha para o diagnóstico definitivo de derrame pericárdico. É rápido, encontra-se bem disponível e por um relativo baixo custo. Pode determinar o volume e algumas características do líquido (homogêneo, heterogêneo, loculado), se há massas tumorais intrapericárdicas e também analisar a função cardíaca (Figura 25.1).

Figura 25.1. Derrame pericárdico ao ecocardiograma

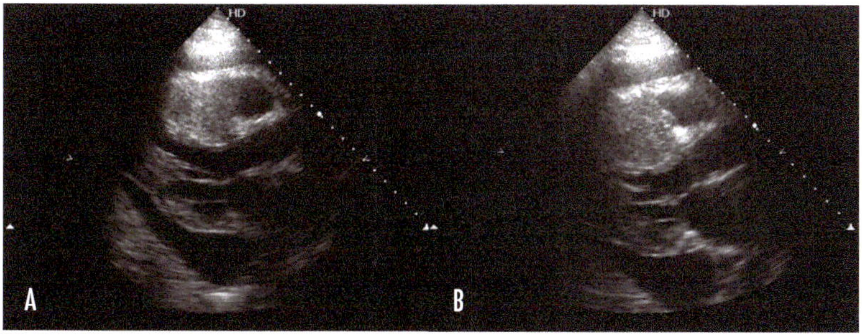

Figura 25.2. Derrame pericárdico à tomografia de tórax

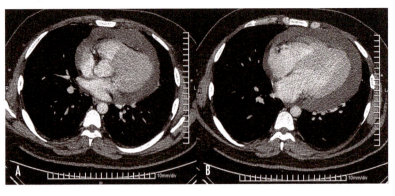

Sinais de restrição visíveis ao ecocardiograma incluem compressão do átrio direito e colapso do ventrículo direito durante a diástole.

A tomografia de tórax pode demonstrar o acúmulo de fluido no saco pericárdico, mas não avalia a função cardíaca (Figura 25.2). Porém, é útil em avaliar a extensão da neoplasia no tórax, visualizando se há invasão direta do pericárdio e acometimento pulmonar, mediastinal ou pleural, fornecendo dados que ajudam no melhor planejamento diagnóstico e terapêutico.

Protocolo para diagnóstico

Ecocardiograma é o exame mandatório para definição da conduta. Contudo, sempre que possível (paciente estável), uma TC de tórax deve ser realizada, ajudando a avaliar o melhor método de abordagem terapêutica/cirúrgica.

Protocolo para conduta

Os objetivos de qualquer tratamento para o derrame pericárdico são aliviar rapidamente os sintomas relacionados à restrição cardíaca, especialmente no tamponamento, coletar líquido e amostras teciduais suficientes para estabelecer a etiologia e promover uma resolução duradoura do quadro, prevenindo recidivas futuras. Várias técnicas são aceitas para tal tratamento.

Observação clínica

Pacientes que estejam assintomáticos e que apresentem ao ecocardiograma um derrame inferior a 10 mm podem abrir mão de qualquer intervenção. Mas devem ser acompanhados de perto com retornos em consulta e ecocardiogramas seriados.

Principais abordagens cirúrgicas

Pericardiocentese

Pericardiocentese é a inserção percutânea de uma agulha ou cateter dentro do saco pericárdico para aspiração de fluido. A punção é realizada na região subxifóidea. Pode ser realizada às cegas, guiada por reparos anatômicos. Sempre que possível, essa técnica deve ser reservada para pacientes com colapso hemodinâmico súbito por tamponamento. Em situações menos emergenciais, é recomendável guiar a punção por um método de imagem, especialmente a ultrassonografia, para torná-la mais efetiva e segura (Figuras 25.3 a 25.5).

Figura 25.3. Algoritmo sobre o momento de abordar o derrame pericárdico

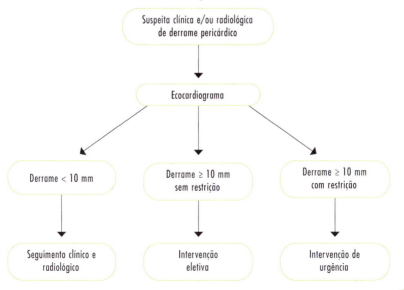

Figura 25.4. Algoritmo sobre a técnica utilizada na abordagem eletiva

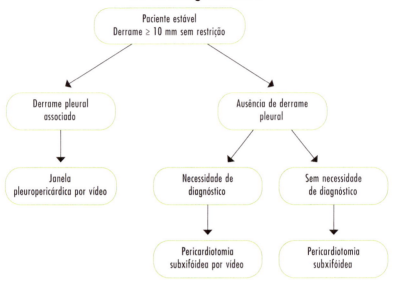

Figura 25.5. Algoritmo sobre a técnica utilizada na abordagem de urgência

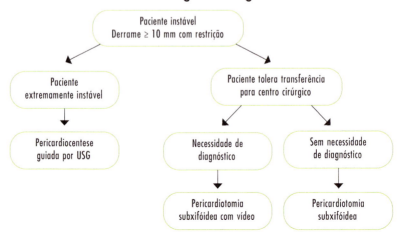

Tabela 25.1. Principais características da pericardiocentese

Pericardiocentese
Anestesia local e à beira-leito
Índice alto de complicações (5% a 50%)
Controle em 3 meses: 10%
Baixa rentabilidade diagnóstica
Somente em situações de exceção (quando não houver possibilidade de levar o paciente ao centro cirúrgico), guiar sempre por USG

Uma grande vantagem desse método é requerer somente anestesia local e poder ser realizado à beira-leito. Contudo, uma taxa significativa de morbidade, que varia entre 5% e 50%, está associada ao método, sendo a mais preocupante a laceração cardíaca. Outra desvantagem da pericardiocentese é o elevado índice de recidiva, que pode chegar a 90% em três meses; esses índices parecem ser maiores em pacientes com neoplasia pulmonar e naqueles em que houve progressão da doença durante tratamento sistêmico com quimioterapia (Tabela 25.1).[4]

Pericardiotomia subxifóidea

A pericardiotomia subxifóidea, ou janela pericárdica subxifóidea, consiste numa pericardiectomia parcial realizada por uma laparotomia longitudinal mediana superior (Figura 25.6) com divisão ou ressecção do apêndice xifoide. O líquido é esvaziado e um fragmento de pericárdio anterior é ressecado, permitindo uma comunicação entre os espaços pericárdico e pré-peritoneal (Figura 25.7). Um dreno torácico é deixado anteriormente ao coração, o que favoreceria uma resposta inflamatória e a fusão entre o epicárdio e o pericárdio.

Pode ser realizado sob anestesia geral ou local. Drena efetivamente o líquido, promove alívio rápido dos sintomas e fornece amostras de líquido e tecido para pesquisa diagnóstica. O índice de complicação é 1,1% e o de recidiva, em três meses, varia entre 1,1% e 12%.[5,6]

Figura 25.6. Incisão subxifóidea

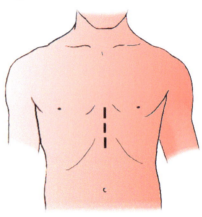

Figura 25.7. Incisão sobre o pericárdio

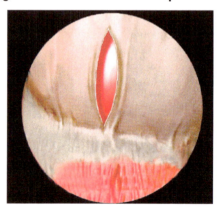

Com intuito de aumentar a acurácia diagnóstica da pericardiotomia, foi associado o vídeo ao procedimento descrito anteriormente. Com a videopericardioscopia subxifóidea, maiores áreas do saco pericárdico podem ser avaliadas e locais suspeitos são biopsiados. Não acrescenta nenhuma morbidade àquelas da pericardiotomia convencional (Tabela 25.2).[7]

Tabela 25.2. Principais características da pericardiotomia subxifóidea

Pericardiotomia subxifóidea

Procedimento mais usado

Comunica pericárdio com espaço pré-peritoneal

Anestesia geral (risco de bradicardia e PCR na indução anestésica)

Incisão 5 cm, podendo associar o videotoracoscópio (para visualizar e biopsiar áreas mais internas do saco pericárdico)

Permite biopsiar o pericárdio, aumentando a rentabilidade diagnóstica

Baixo índice de complicações

Controle em 3 meses: 88 a 98%

Janela pleuropericárdica

A técnica consiste na abertura de uma comunicação entre os espaços pleural e o pericárdico com intuito de aumentar a superfície absortiva, diminuindo assim a recidiva (Figura 25.8). Pode ser realizado por ambos os lados, por videotoracoscopia ou por toracotomia, embora, visto o prognóstico ruim dos pacientes e as diversas opções apresentadas, a abordagem por via aberta parece-nos pouco favorável. A melhor indicação parece ser naqueles pacientes com derrame pleural associado, já que permite a análise dos líquidos pleural e pericárdico, e a realização de biópsias de ambas as serosas. Além disso, possibilita a realização da pleurodese no mesmo ato cirúrgico. Em derrames pericárdicos loculados lateral ou posteriormente, esse método também se faz muito útil. Mostrou-se um técnica segura e com baixas taxas de recidiva, cerca de 5% em três meses.[8,9]

As grandes desvantagens dessa técnica são a necessidade de ventilação monopulmonar, quando por videotoracoscopia, e o maior intervalo entre a indução anestésica e o esvaziamento do líquido pericárdico. Posto isso, esse método é inviável para pacientes com instabilidade hemodinâmica (Tabela 25.3).

Figura 25.8. Aspecto final da janela pleuropericárdica

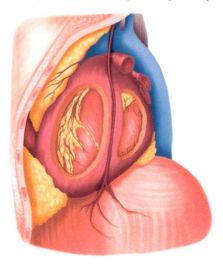

Tabela 25.3. Principais características da janela pleuropericárdica

Janela pleuropericárdica
Comunica pericárdio e pleura
Videotoracoscopia ou toracotomia
Anestesia geral (risco de bradicardia e PCR na indução anestésica)
Permite biopsiar o pericárdio e a pleura, e realizar pleurodese, quando indicada
Paciente deve encontrar-se em estabilidade hemodinâmica e em condição clínica para ventilação monopulmonar (somente pacientes eletivos, não servindo para casos de tamponamento), além de ausência de massa mediastinal sobre o diafragma
Baixo índice de complicações
Controle em 3 meses: 90% a 95%

Pericardiectomia

A pericardiectomia é a ressecção total ou parcial do saco pericárdico por esternotomia ou toracotomia anterior. O intuito é esvaziar o derrame e prevenir recorrência por eliminar a origem do fluido e possibilitar uma drenagem extremamente ampla. Contudo, a agressividade do procedimento em pacientes com prognóstico reservado torna essa técnica muito pouco apreciada em neoplasias. Foram vistos morbidade de 67%, mortalidade de 13% e índices de sucesso de 83% em três meses.[10]

Referências bibliográficas

1. Press OW, Livingston R. Management of malignant pericardial effusion and tamponade. JAMA. 1987; 257(8):1088-92.
2. Wilkes JD, Fidias P, Vaickus L, Perez RP. Malignancy-related pericardial effusion. 127 cases from the Roswell Park Cancer Institute. Cancer. 1995; 76(8):1377-87.
3. Maisch B, Ristic A, Pankuweit S. Evaluation and management of pericardial effusion in patients with neoplastic disease. Prog Cardiovasc Dis. 2010; 53(2):157-63.
4. Celermajer DS, Boyer MJ, Bailey BP, Tattersall MH. Pericardiocentesis for symptomatic malignant pericardial effusion: a study of 36 patients. Med J Aust. 1991; 154(1):19-22.
5. Moores DW, Allen KB, Faber LP, Dziuban SW, Gillman DJ, Warren WH, et al. Subxiphoid pericardial drainage for pericardial tamponade. J Thorac Cardiovasc Surg. 1995; 109(3):546-51; discussion 51-2.
6. Allen KB, Faber LP, Warren WH, Shaar CJ. Pericardial effusion: subxiphoid pericardiostomy versus percutaneous catheter drainage. Ann Thorac Surg. 1999; 67(2):437-40.
7. Pêgo-Fernandes PMFF, Ianni B, et al. Videopericardioscopia: como melhorar a eficácia em derrames pericárdicos. Arq Bras Cardiol. 2001; 773:399-402.
8. Uramoto H, Hanagiri T. Video-assisted thoracoscopic pericardiectomy for malignant pericardial effusion. Anticancer Res. 2010; 30(11):4691-4.
9. Cullinane CA, Paz IB, Smith D, Carter N, Grannis FW, Jr. Prognostic factors in the surgical management of pericardial effusion in the patient with concurrent malignancy. Chest. 2004; 125(4):1328-34.
10. Vaitkus PT, Herrmann HC, LeWinter MM. Treatment of malignant pericardial effusion. JAMA. 1994; 272(1):59-64.

Capítulo 26

Hiperidrose e simpatectomia para o tratamento da hiperidrose primária

José Ribas Milanez de Campos
Miguel Lia Tedde

Introdução

Desde a década de 1980, a técnica endoscópica foi utilizada para realizar denervação simpática nos membros superiores com indicações vasculares, mas só na década de 1990, com os avanços nos sistemas ópticos e nos instrumentos para cirurgia endoscópica torácica, foi possível usar essa técnica para realizar a simpatectomia torácica como ela é conhecida atualmente.[1,2]

A baixa morbidade, resultados cosméticos, diminuição da incidência da síndrome de Horner e curto tempo de internação hospitalar determinaram uma melhor aceitação, pelos pacientes, da simpatectomia torácica videoassistida no tratamento da hiperidrose. Ao longo dos últimos 25 anos, o procedimento cirúrgico tornou-se rotineiro, resultando em melhor tratamento para essa população de pacientes.

Considerações anatômicas

A cadeia simpática torácica é composta de 10 a 12 gânglios devido a fusões que ocorrem frequentemente entre o primeiro gânglio (G1) e o cervical inferior, constituindo o gânglio cervicotorácico, entre o gânglio final e o primeiro gânglio lombar. O gânglio estrelado é a principal fonte de fibras responsáveis pela inervação dos membros superiores, enquanto o segundo (G2) e o terceiro (G3) gânglios também podem fornecer algumas dessas fibras.[3]

Na maioria dos casos, os gânglios do tronco simpático torácico estão localizados no meio do espaço intercostal, na borda inferior da costela superior ou na borda superior da costela inferior.[4,5] Portanto, quando os autores seguem a cadeia simpática em duas costelas consecutivas, há uma alta probabilidade de que, quando operados e/ou ressecados, eles estejam fazendo no gânglio simpático localizado entre esses arcos. Desse modo, facilita sobremaneira a localização dos gânglios para a cirurgia, o relato e comparação das técnicas utilizadas com a descrição cirúrgica baseada nos números dos arcos costais.

Fisiologia

Como glândulas sudoríparas écrinas são inervadas por fibras dos nervos simpáticos, sendo, a acetilcolina, o mediador químico responsável por sua atividade, a administração local ou sistêmica de agentes colinérgicos induz a produção de estímulos, que é bloqueada com uma utilização de atropina, ou agentes denominados anticolinérgicos. Uma interrupção das fibras pré-ganglionares não impede que ocorra secreção do suor. No entanto, se interrompermos, com a cirurgia, as fibras pós-ganglionares e também ajudarmos com a degeneração tardia dos nervos, não há mais condições para a secreção com estimulação local ou de qualquer agente farmacológico para a indução do suor. Diferentes centros neurais controlam os vários tipos de sudorese écrina, todos sendo reflexos em sua natureza. Assim, sudorese emocional é controlada por centro cortical; sudorese térmica, por centro hipotalâmico; sudorese gustatória, por núcleos medulares; e sudorese espinal, por células da região intermédio-lateral do cordão espinal, que se comunicam com os gânglios da cadeia simpática, que é a nossa principal base de tratamento da hiperidrose primária.

A sudorese é essencial para a termorregulação. Em humanos, a temperatura corporal é mantida em torno de 36 °C, com auxílio do centro termorregulador do hipotálamo. O centro termorregulador envia impulsos a diversos órgãos efetores para ajustar a temperatura, e promover, por exemplo, a vasodilatação e a sudorese. O suor não é uma resposta exclusiva a um estímulo térmico; também pode ocorrer como resposta à ansiedade e ao estresse. Comidas condimentadas também provocam sudorese, estimulando os mesmos receptores de temperatura.

O suor surge na pele de forma pulsátil, aparecendo sincronicamente em diferentes partes da superfície corpórea. A taxa de sudação aumenta de acordo com o aumento da temperatura corporal. As glândulas sudoríparas são estruturas tubulares e espiraladas, localizadas na derme, sendo que ao redor delas existem células mioepiteliais, cuja contração auxilia na expulsão do suor. Cerca de 2,5 milhões de glândulas sudoríparas se abrem na superfície da pele. Elas são mais comumente encontradas nas regiões palmares, plantares, na face e nas axilas, do que em qualquer outra parte do corpo (Figura 26.1).

Nessas regiões, as glândulas estão sob influência não apenas do calor, mas também de fatores psicológicos. Nas demais partes do corpo, como nas costas e abdome, elas são influenciadas quase exclusivamente pela temperatura. Há dois tipos diferentes de glândulas sudoríparas: as écrinas e as apócrinas. As glândulas écrinas se caracterizam por eliminar apenas o produto da secreção de suas células. Elas recebem um rico suprimento sanguíneo e são inervadas por fibras colinérgicas oriundas do sistema nervoso autônomo. Assim, a acetilcolina e outras substâncias colinérgicas acentuam a sudorese, enquanto a atropina e demais anticolinérgicos a inibem.

Figura 26.1. Anatomia das glândulas sudoríparas

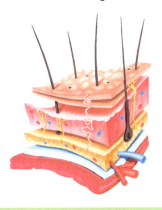

A inervação das glândulas écrinas constitui uma exceção, pois o neurotransmissor habitual das fibras pós-ganglionares simpáticas é uma noradrenalina. O suor é uma mistura isotônica de água, sódio, potássio, ureia, aminoácidos, enzimas, compostos orgânicos e metais pesados. Seu pH varia de 4 a 6,8. Ao passarem pelos ductos de excreção, porém, alguns componentes como o sódio e o potássio são em parte reabsorvidos, transformando a solução final em um composto hipotônico com concentração de sódio de 0,3 a 0,5%. Esse mecanismo permite a conservação destes solutos, no caso de haver uma sudorese intensa, que em condições extremas pode atribuir até 8 litros em 24 horas.

As glândulas apócrinas caracterizam-se pela eliminação de parte de suas células junto com sua secreção. Elas estão concentradas nas axilas, aréolas mamárias, na região anogenital e no conduto auditivo externo. Localizam-se mais profundamente na derme e nos extratos superiores do subcutâneo, e são cerca de dez vezes maiores que as glândulas écrinas. Sua secreção é leitosa e contém grande quantidade de gordura e colesterina. Elas não possuem inervação que estimule uma secreção diretamente e se exteriorizam sempre em folículos pilosos. As glândulas apócrinas não estão relacionadas com a hiperidrose primária, mas, sim, na bromidrose, ou seja, com o odor desagradável do suor. Este resulta da decomposição das porções celulares excretadas em conjunto com uma infecção sobrejacente. Ao contrário da produção das glândulas écrinas, presente desde uma infância, as apócrinas só iniciam sua atividade na puberdade.

Hiperidrose primária ou idiopática

A hiperidrose primária é definida como uma produção excessiva de suor, desproporcional às necessidades termorreguladoras do organismo (Figura 26.2). O mecanismo causal não é conhecido com exatidão, mas admite-se que é o resultado de um estímulo adicional do sistema nervoso simpático em nível central. O que desencadeia ou agrava a hiperidrose primária são doenças ou fatores que estão associados com um componente psicossomático. Essas condições podem persistir na vida adulta, mas também podem diminuir a intensidade em alguns pacientes.

A hiperidrose primária afeta aproximadamente 2,8% da população, e cerca de 56,5% dos pacientes se associa com um histórico familiar.[6]

Figura 26.2. Hiperidrose primária

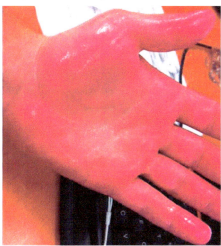

Clima não é um fator etiológico, mas o tempo quente e úmido acentua a transpiração. A hiperidrose primária é tipicamente limitada à palma das mãos e/ou planta dos pés e axilas, e tem natureza simétrica. Pode, também, afetar o segmento craniofacial e, às vezes, há acometimento associado de duas ou mais regiões do corpo.

Hiperidrose palmar

A hiperidrose palmar associa-se frequentemente à plantar e surge habitualmente na infância, tendendo a se agravar na adolescência. Geralmente, tem maior significado clínico, criando problemas nas esferas educacionais, sociais, profissionais e afetivas, que agravam transtornos de personalidade. Do ponto de vista social e afetivo, esses pacientes tendem a se isolar, evitando apertos de mão, festas, danças e quaisquer tipos de relacionamentos. Profissionalmente, a hiperidrose palmar pode incapacitar várias atividades, sendo que algumas delas podem ser tornar inclusive perigosas nessas circunstâncias, por exemplo, em situações em que os pacientes lidam com equipamentos elétricos ou eletrônicos (Figura 26.3).

Figura 26.3. Hiperidrose palmar

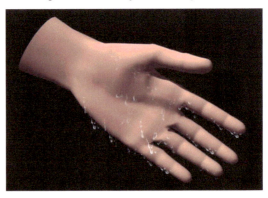

Hiperidrose plantar

Em maior frequência associada com hiperidrose palmar; mas pode, também, com menor frequência, estar associada à hiperidrose axilar. Mesmo nos calçados abertos, o suor constante torna difícil seu uso, pois os portadores de hiperidrose plantar escorregam com facilidade. Essas situações favorecem a ocorrência de acidentes no lar, no trabalho e até mesmo no trânsito (Figura 26.4).

Figura 26.4. Hiperidrose plantar

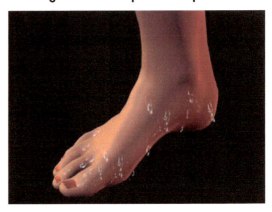

Hiperidrose axilar

A hiperidrose axilar pura ou associada às mãos e/ou aos pés costuma se manifestar na adolescência, um período de transição da vida em que há instabilidade psicológica associada ao estresse, mudanças na concentração hormonal e maturação sexual. Esses pacientes evitam o uso de roupas coloridas e, às vezes, usam rolos de papel ou almofadas absorventes nas axilas durante suas atividades diárias. Característica marcante desses pacientes: sempre estão com roupas convencionais pretas e/ou brancas e, de preferência, com duas peças, uma sobre uma outra, para disfarçar o suor, e mostram-se frequentemente embaraçados socialmente (Figura 26.5).

Hiperidrose craniofacial

A hiperidrose craniofacial ocorre, geralmente, na idade adulta. Constitui também manifestação constrangedora tanto social como profissional, pois transmite impressão de insegurança ao interlocutor. Pode se manifestar associada ao rubor facial, condição essa relacionada à fobia social. Em ambas as circunstâncias, o paciente pode se beneficiar com uma denervação simpática (Figura 26.6).

Figura 26.5. Hiperidrose axilar

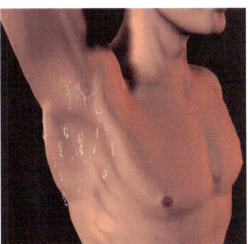

Figura 26.6. Hiperidrose craniofacial

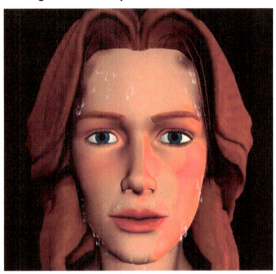

Simpatectomia torácica bilateral

Até a década de 1990, e antes da introdução da videocirurgia na prática médica, a cirurgia aberta era o padrão-ouro com a realização da simpatectomia cervicotorácica (Figura 26.7). Atualmente, a técnica aberta está indicada apenas quando a videocirurgia não pode ser realizada devido a complicações técnicas. Diferentes técnicas videotoracoscópicas estão descritas (com um portal, dois portais, posição semissentada na mesa cirúrgica etc...), cada uma com vantagens e desvantagens.[7] Adotamos uma técnica prática com um portal.

Níveis de ressecção da cadeia simpática

» **Hiperidrose palmar:** no início da nossa experiência, e de acordo com alguns autores, ressecávamos extensões maiores da cadeia simpática, incluindo os gânglios G2 e G3, chegando até o 5º gânglio, mesmo com bons resultados essa conduta ocasionava alta incidência de hiperidrose compensatória grave e síndrome de Horner em número significativo de pacientes. Após a realização de

Figura 26.7. Esquema da cadeia simpática intratorácica

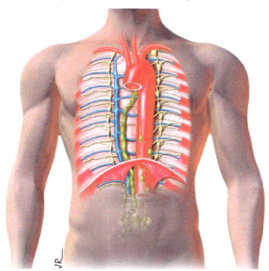

estudos, prospectivo e aleatorizado, comparando uma intervenção em T2 e T3, constatamos que a simpaticotomia T3 limitada pode prevenir o desenvolvimento da hiperidrose compensatória. Com relação ao "melhor nível" de simpatectomia para hiperidrose palmar, T3 *versus* T4 em estudo de coorte retrospectivo, houve maior vantagem do T4, notou-se uma redução ainda maior da intensidade da hiperidrose compensatória quando comparada a um grupo de pacientes tratados no nível de T3 (Figura 26.8).

» **Hiperidrose axilar:** desde o princípio verificamos que os resultados de T4 isolado, além do sucesso terapêutico, obteve uma vantagem da redução da hiperidrose compensatória, menos taxa de recorrência e maior índice de satisfação na qualidade de vida dos pacientes (Figura 26.9).

» **Hiperidrose craniofacial e/ou rubor facial:** classicamente, desde os primeiros trabalhos foi relatado que a denervação simpática da face e da cabeça pode ser obtida com a ablação de T2, associada ou não a outros gânglios. Alguns trabalhos relatam ressecar e/ou bloquear, com uso do clipe, o gânglio T2 (Figura 26.10).

Figura 26.8. Exemplo de simpatectomia G2

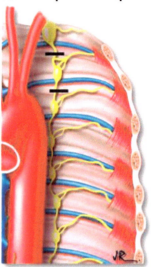

Figura 26.9. Exemplo de simpatectomia G3

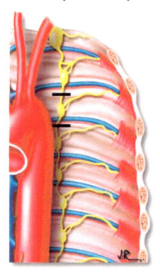

Figura 26.10. Exemplo de simpatectomia G4

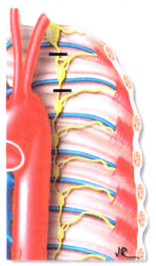

Contraindicações cirúrgicas

As contraindicações para a videocirurgia são: infecções pulmonares que cursam com derrame pleural e que requerem punção ou drenagem; doenças pulmonares, como a tuberculose, porque causam aderências pleurais densas; e também, cirurgia torácica anterior, radioterapia torácica, bradicardia sinusal e condições clínicas em que anestesia endotraqueal é contraindicada. Alterações da coagulação sanguínea ou obesidade, são também contraindicações importantes.

Alternativas à simpatectomia

O tratamento ideal para a hiperidrose deve ser bem sucedido, seguro e barato. O crescente conhecimento da condição associada à maior demanda de pacientes para o tratamento permitiu o desenvolvimento de modalidades de tratamento menos invasivas, com eficácia variável.

A simpatectomia torácica continua sendo o tratamento de escolha para pacientes com hiperidrose que afeta a região palmar, as axilas e a região craniofacial, apresentando resultados positivos perto de 95% dos casos.[8] No entanto, medidas conservadoras podem ser tentadas antes de avançar para os efeitos irreversíveis da cirurgia.

Alternativas não cirúrgicas para o tratamento da hiperidrose incluem: tratamentos dermatológicos tópicos, iontoforese, aplicação de botox e terapias médicas. A principal medicação dermatológica tópica utilizada é o cloreto de alumínio, um antitranspirante tópico útil no controle da hiperidrose local (mãos, axilas e planta dos pés).[9] Os inconvenientes para este tratamento incluem efeito de curta duração, irritação da pele e não adesão, especialmente em casos de hiperidrose palmar, onde as aplicações podem ser dolorosas. As injeções subcutâneas da toxina da bactéria *Clostridium botulinum* (mais conhecida como Botox® ou Dysport®) foram aprovadas pela US FDA para hipertensão axilar, mas não para hiperidrose plantar. A eficácia é alta com esta medicação, embora o tratamento tenha que ser repetido a cada 3-6 meses, e está associado à dor (são necessárias 50 injeções em cada mão).[10]

Oxibutinina é uma terapia medicamentosa que vem apresentando resultados variáveis para o controle da hiperidrose. Sedativos ou drogas beta-adrenérgicas, bloqueadores de cálcio e inibidores da captação de serotonina são medicamentos que podem ajudar a reduzir a fobia social, mas não eliminam a hiperidrose. Essas desvantagens são agravadas pelos efeitos colaterais que podem causar. Outra possibilidade cirúrgica para o tratamento da hiperidrose axilar inclui a excisão direta das glândulas de suor axilar por curetagem, que pode ser uma alternativa devido a menos efeitos sistêmicos e/ou condições clínicas de cada paciente.[11]

Tratamento clínico com oxibutinina

A oxibutinina é uma droga antimuscarínica que foi associada, pela primeira vez, ao tratamento da hiperidrose em 1988. Recentemente, foi relatada como uma terapia inicial efetiva para adultos com transpiração excessiva e mostrou-se eficaz em indivíduos randomizados, placebo--teste controlado. Mais recentemente, foram publicados resultados em curto e longo prazos de oxibutinina para hiperidrose em crianças e adolescentes, com sucesso em mais de 70% a 80% dos pacientes. O uso de oxibutinina é uma boa alternativa terapêutica para o tratamento inicial da hiperidrose palmar ou axilar.

Qualidade de vida e hiperidrose primária

Atualmente, a qualidade de vida é uma medida importante de resultados na medicina, e este aspecto psicossocial tem implicações fundamentais para melhor gestão dos pacientes. No caso de doenças crônicas e/ou recorrentes, de etiologias complexas e também com repercussões funcionais, emocionais, sociais, psicológicas e profissionais, essa avaliação é mais bem realizada por questionários com o uso de critérios semiobjetivos, como o grau de incômodo, influência nas atividades sociais e profissionais, necessidade de troca de roupa, e também uma verificação objetiva do observador.[12,13] A simpatectomia torácica é um método terapêutico capaz de mudar a qualidade de vida dos pacientes com hiperidrose, o que pôde ser comprovado por tais questões de qualidade de vida.[14] Além da eficácia do método, o fator que mais influencia o resultado da qualidade de vida dos pacientes é a presença ou não da hiperidrose compensatória, que possivelmente pode afetar negativamente os resultados. Todos os pacientes devem ser informados da eventualidade.

Hiperidrose compensatória

A simpatectomia torácica videotoracoscópica bilateral tem sido realizada por décadas para o tratamento da hiperidrose primária. Os desenvolvimentos técnicos aumentaram a segurança e os resultados positivos; contudo, o fenômeno pós-operatório de compensação permanece uma preocupação. Sua incidência apresenta grande variedade na literatura (de 5% até 98%). Relembramos que as áreas da cabeça, do pescoço, das axilas e das mãos são responsáveis por considerável grau de dissipação do calor do corpo pela sudorese; sua denervação pela simpatectomia torácica, portanto, implica que em outras regiões do corpo o suor aumente durante a exposição a temperaturas mais elevadas. Esse efeito então é conhecido como "sudorese ou hiperidrose compensatória".

A grande variabilidade na incidência pode ser atribuível a populações de pacientes heterogêneos uma variedade de técnicas cirúrgicas de simpatectomia ou os tipos de denervação ou, mais importante, a falta de metodologia para definir os locais anatômicos onde a cadeia simpática foi manipulada. A hiperidrose compensatória ocorre principalmente no abdome, nas costas, no peito e coxas, mas, também, podem ser notadas na região poplítea e nos pés, embora os últimos sejam muito pouco frequentes.

A maioria dos pacientes apresentam uma combinação de dois ou mais locais afetados, geralmente simétricos, e ocorrem dentro dos primeiros dias e até mesmo meses após a cirurgia. Torna-se mais desconfortável nos dias quentes, em ambientes abafados, durante os exercícios físicos e ao experimentar estresse emocional ou ansiedade. Podem diminuir ao longo do tempo ou, mais frequentemente, os pacientes podem aprender a viver com esta sintomatologia, mas pode interferir e muito na qualidade de vida no período pós-operatório.

A hiperidrose compensatória não só é o mais comum, mas também o efeito colateral mais temido. Na maioria dos casos é tolerável e não alcançam o ponto de atingir níveis considerados como "vergonha social" ou "incapacidade ocupacional". No entanto, pode realmente se tornar debilitante para alguns pacientes, levando-os a lamentar o procedimento, nos casos mais graves. Quando considerada severa, têm a qualidade de vida muito prejudicada, necessitando inclusive de várias mudanças de roupas durante o dia e nos dias muito quentes. Alguns pacientes evitam inclusive sair de casa, se relacionar com amigos e familiares ou, até mesmo, ir trabalhar. Na nossa experiencia da FMUSP, cerca de 11,2% dos pacientes expressou insatisfação ou arrependimento como resultado da ocorrência dessa sintomatologia no período pós-operatório (Figura 26.11).

Figura 26.11. Hiperidrose compensatória

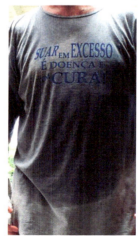

Os recentes desenvolvimentos técnicos, bem como a seleção adequada de pacientes para a cirurgia, têm sido cruciais na redução dessa ocorrência, ou pelo menos das formas graves da hiperidrose compensatória. Mais recentemente, consideramos como medidas profiláticas importantes as seguintes orientações: realização da cirurgia em níveis mais baixos da cadeia simpática e não indicando a cirurgia para pacientes que estejam com sobrepeso e/ou obesidade.

O uso de agentes anticolinérgicos ainda é o tratamento farmacológico mais efetivo e a aplicação de toxina botulínica nos locais afetados pode ser uma opção terapêutica em casos selecionados. A remoção do grampo ou clipe, quando este foi utilizado, técnicas de reconstrução da cadeia simpática, e aumento ou complementação da ressecção ainda são alternativas relatadas na literatura, embora com a eficácia ainda não muito bem estabelecida.

Referências bibliográficas

1. Strutton DR, Kowalski JW, Glaser DA, et al. US prevalence of hyperhidrosis and impact on individuals with axillary hyperhidrosis: results from a national survey. J Am Acad Dermatol. 2004; 51:241.
2. Krasna MJ. Thoracoscopic sympathectomy: a standardized approach to therapy for hyperhidrosis. Ann Thorac Surg. 2008; 85:S764.
3. Yoon DH, Ha Y, Park YG, et al. Thoracoscopic limited T-3 sympathicotomy for primary hyperhidrosis: prevention for compensatory hyperhidrosis. J Neurosurg. 2003; 99(Suppl):39.
4. Lin TS, Wang NP, Huang LC. Pitfalls and complication avoidance associated with transthoracic endoscopic sympathectomy for primary hyperhidrosis (analysis of 2200 cases). Int J Surg Investig. 2001; 2:377.
5. Kauffman P, Milanez JRC, Jatene F, Puech-Leão P. Simpatectomia cervicotorácica por videotoracoscopia: Experiência inicial. Rev CBC. 1998; 25:235-9.
6. Kauffman P, de Campos JRM, Wolosker N, Kuzniec S, Jatene FB, Puech-Leão P. Thoracoscopic cervicothoracic sympathectomy: an eight-year experience. Braz Vasc Surg. 2003; 2:22-8.
7. Kauffman P, Wolosker N, de Campos JR, Yazbek G, Jatene FB. Azygos lobe: a difficulty in vídeo-assisted thoracic sympathectomy. Ann Thorac Surg. 2010; 89:e57-9.
8. José Ribas Milanez de Campos, Paulo Kauffman, Eduardo de Campos Werebe, Laert Oliveira Andrade Filho, Sergio Kuzniec, Nelson Wolosker, Fábio Biscegli Jatene, Mariane Amir. Ques-

tionário de qualidade de vida em pacientes com hiperidrose primária. J Pneumol. 2003; 29(4):178-81.

9. José Ribas Milanez de Campos, Nelson Wolosker, Flavio Roberto Takeda, Paulo Kauffman, Sergio Kuzniec, Fabio Biscegli Jatene, Sergio Almeida de Oliveira. The body mass index and level of resection. Predictive factors for compensatory sweting after sympathectomy. Clin Auton Res. 2005; 15:116-20.

10. Yazbek G, Wolosker N, de Campos JR, Kauffman P, Ishy A, Puech-Leao P. Palmar hyperhidrosis – which is the best level of denervation using video-assisted thoracoscopic sympathectomy: T2 Or T3 ganglion. J Vasc Surg. 2005; 42(2):281-5.

11. Ribas Milanez de Campos J, Kauffman P, Wolosker N, Munia MA, de Campos Werebe E, Andrade Filho LO, Kuzniec S, Biscegli Jatene F, Krasna M. Axillary hyperhidrosis: T3/T4 versus T4 thoracic sympathectomy in a series of 276 cases. J Laparoendosc Adv Surg Tech. 2006; 16:598-603.

12. Wolosker N, Yazbek G, Milanez de Campos JR, Kauffman P, Ishy A, Puech-Leão P. Evaluation of plantar hyperhidrosis in patients undergoing video-assisted thoracoscopic sympathectomy. Clin Auton Res. 2007; 17(3):172-6.

13. Loureiro MP, de Campos JR, Kauffman P, Jatene FB, Weigmann S, Fontana A. Endoscopic lumbar sympathectomy for women: effect on compensatory sweat. Clinics (São Paulo). 2008; 63(2):189-96.

14. José Ribas Milanez de Campos, Paulo Kauffman. Simpatectomia torácica por videotoracoscopia para tratamento da hiperidrose primária. J Bras Pneumol. 2007; 33(3):xv-xviii.

Parte 6

Parede torácica

Capítulo 27

Deformidades congênitas da parede torácica

José Ribas Milanez de Campos
Miguel Lia Tedde

Introdução

As deformidades congênitas da parede torácica envolvem vários defeitos musculoesqueléticos que alteram o contorno simétrico do tórax. Didaticamente, podem ser classificadas em:
- » Deformidades provocadas pelo crescimento anormal de estruturas esqueléticas:
    - *Deformidades de retração*, quando o crescimento irregular das cartilagens condrais aproximam o esterno da coluna vertebral (*pectus excavatum*).
    - *Deformidades de protusão*, quando o crescimento irregular das cartilagens condrais afastam o esterno do eixo do corpo (*pectus carinatum*).
    - *Deformidades mistas*, que apresentam componentes de ambas.

- » Deformidades secundárias à fusão incompleta das lâminas do esterno:
    - *Fendas esternais*: podem ser completas ou incompletas, superiores ou inferiores, de gravidade variável como a *ectopia cordis* e a pentalogia de Cantrell.
- » Síndrome de Poland:
    - Conjunto de alterações unilaterais de gravidade variável, que envolvem agenesia ou hipogenesia de arcos costais superiores, da glândula mamária, de grupos musculares (peitoral maior e menor) e defeitos nos membros superiores, às vezes, incluindo as mãos.
- » Miscelânea e lesões mistas e complexas:
    - Podem ser encontradas características de todas as situações descritas, podendo haver anormalidades da coluna vertebral associadas.

Pectus excavatum

Pectus excavatum é um defeito conhecido como tórax "em funil" ou "de sapateiro". É a deformidade mais frequente da parede torácica anterior, e caracteriza-se pela depressão do esterno e das cartilagens condrais. O manúbrio, primeiro e segundo arcos condrais geralmente são normais, enquanto as cartilagens inferiores apresentam crescimento anormal, curvando-se em sentido posterior, levando o esterno em direção à coluna vertebral, o que provoca uma depressão acentuada na parede anterior do tórax. Nos casos mais graves, a deformidade reduz o volume do tórax, deslocando o coração para a esquerda, embora nem sempre se consiga demonstrar consequências fisiológicas pelas provas de função pulmonar e cardíaca (Figura 27.1).

A deformidade costuma ser detectada na primeira infância, e torna-se cada vez mais evidente com o crescimento. Não existe índice ou indicativo de prognóstico que sirva de base para avaliar o grau de desenvolvimento ou a evolução da deformidade.

A incidência dessa deformidade e de 1/400 nascidos vivos, com predominância de 7:1 para o sexo masculino. Curiosamente, é muito rara na raça negra. A maioria dos casos é isolada, embora alguns autores busquem uma tendência familiar.

A etiologia desses processos já foi muito discutida, mas a única evidência comprovada foi a de que existe crescimento anormal das car-

Figure 27.1. (A-B) *Pectus excavatum*

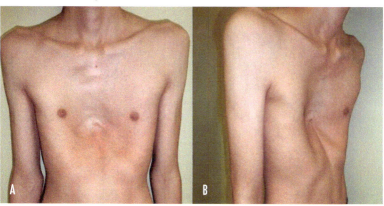

tilagens condrais. Embora seu aspecto histológico seja normal, exames demonstram alterações dos núcleos de crescimento e da matriz da cartilagem hialina.

Tradicionalmente, considera-se o *pectus excavatum* como uma deformidade cuja importância cosmética é maior do que a funcional. Dor torácica, palpitações, arritmias transitórias e dificuldade para realizar exercícios intensos são relatadas. Muitos pacientes apresentam alterações psicológicas e da qualidade de vida devido ao contorno irregular do tórax; tendem a se retrair, não se expõem em público, evitam atividades esportivas, relacionamentos e quaisquer situações que exijam exposição da sua deformidade. Alterações psicológicas podem ser identificadas, inclusive nos pais, que passam a considerar os filhos incapacitados para uma atividade física normal. Essas alterações associadas acabam provocando progressivas deformidades posturais difíceis de serem corrigidas.[1]

Técnica operatória

As primeiras técnicas de correção cirúrgica foram descritas no começo do século por Meyer, mas foi de Ravitch, quarenta anos depois, a descrição das técnicas mais difundidas até hoje. Ele propôs a ressecção extrapericondrial das cartilagens deformadas, ressecção do apêndice xifoide, osteotomias transversas e fixação do esterno com fios de aço em sua nova posição. Atualmente, existem diferentes barras metálicas e ou de titânio que podem fazer a sustentação das estruturas da parede torácica anterior.

É realizada a reconstrução dos estojos pericondriais e os retalhos formados pelos músculos peitorais maiores são fixados na linha mediana, cobrindo a área operada que deve ser drenada com drenos de sucção abaixo da camada muscular.

Complicações do procedimento cirúrgico, como pneumotórax, coleções líquidas no subcutâneo, hematomas ou infecção da ferida cirúrgica, são raras, e geralmente de fácil solução. A recorrência do defeito está associada a ressecções incompletas das cartilagens ou do reposicionamento inadequado do esterno.

É muito discutível qual seria o momento ideal para se indicar a correção cirúrgica, embora muitos autores concordem que não deva ser feita em pacientes com menos de cinco anos, pois isso poderia alterar o crescimento do arcabouço torácico. É mais prudente indicar o tratamento antes da puberdade, dos 11 ou 12 anos, quando está ocorrendo o maior desenvolvimento físico e começam a se estabelecer as principais alterações psicológicas nesses pacientes.

Mais recentemente, adotamos no nosso Serviço uma abordagem operatória chamada minimamente invasiva, que foi descrita por Nuss. Nesta técnica, sob visão direta por meio de videotoracoscopia, uma barra metálica, moldada de acordo com a deformidade de cada paciente, é inserida em posição côncava no espaço retroesternal, no ponto de maior deformidade. Após sua introdução, a barra é rodada 180º para que a curvatura convexa da mesma empurre o esterno para a frente, corrigindo a forma da parede torácica anterior. Estabilizadores metálicos, que se apoiam nos arcos costais, nas extremidades da barra, a mantêm em posição correta até sua retirada, que se dá após 36 meses (Figura 27.2). É fundamental associar analgesia por cateter de peridural a fim de se evitar dor intensa e facilitar a fisioterapia respiratória dos pacientes. As Figuras 27.3 e 27.4 demonstram que o tratamento proposto corrigiu a deformidade da parede torácica anterior.

As vantagens dessa técnica sobre a convencional são: menor tempo cirúrgico, menor trauma, perda sanguínea mínima e resultado estético imediato, como se pode verificar pelo reposicionamento ósseo do arcabouço torácico, imediatamente após o implante da barra metálica, documentado pela radiografia do tórax em PA e perfil (Figura 27.5).

As principais críticas ao método minimamente invasivo englobam a limitação temporária dos movimentos da caixa torácica durante 30 dias

Figura 27.2. Esquema da barra metálica sendo colocada (A) e depois de rodada 180° (B)

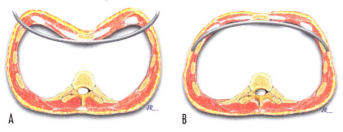

Figura 27.3. Fotos pré-operatórias, MSS (A) e JH (B), de 19 e 21 anos, respectivamente, sexo masculino

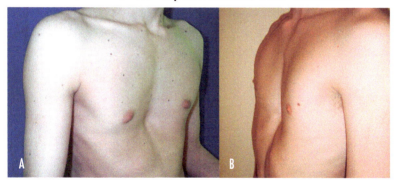

Figura 27.4. (A-B) Aspecto do pós-operatório imediato dos mesmos pacientes da Figura 27.3

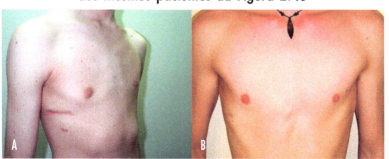

Figura 27.5. Radiografia do tórax PA (A) e perfil (B), com a barra metálica, no pós-operatório imediato, mantendo o esterno em posição adequada

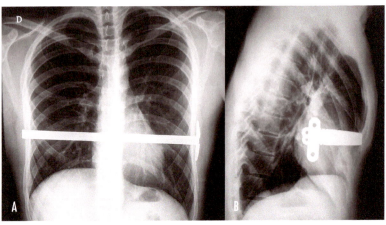

para evitar o deslocamento da barra, o controle rigoroso da analgesia nos primeiros dias de pós-operatório e o alto custo do material cirúrgico. Por outro lado, como o tempo cirúrgico e o da internação hospitalar podem ser menores, pode resultar que o custo total do tratamento possa se igualar ao das outras técnicas não minimamente invasivas.

Indicações do tratamento cirúrgico

Os fatores que costumam ser considerados na indicação do tratamento cirúrgico são variáveis e, em geral, envolvem:
- » Índice antropométrico (índice clínico) ≤ 0,12 (Rebeis et al., 2004).
- » Índice radiológico (índice vertebral inferior) ≤ 0,25 (Derveaux et al., 1989).
- » Índice tomográfico ≥ 3,2 (Haller et al., 1987).
- » Comprometimento na prova de função pulmonar ≤ 80% do valor predito.
- » Intolerância para exercer atividades/exercícios físicos.
- » Alteração eletro ou ecocardiográfica.
- » Alterações psicológicas.
- » Alteração da qualidade de vida.

Cuidados importantes no período pós-operatório

Complicações imediatas do procedimento cirúrgico, como pneumotórax, hemotórax, pneumonias, coleções líquidas no subcutâneo (seromas), hematomas ou infecção da ferida cirúrgica, são raras. Quando ocorrerem, em geral, são de fácil tratamento e solução, sem acarretar risco para a vida dos pacientes.

Uso do Vacuum Bell no tratamento do *pectus excavatum*: tratamento conservador

Até recentemente, a cirurgia era o único tratamento disponível para o *pectus excavatum* (PE). Apesar do fato que a ideia de usar o vácuo para o tratamento do PE já existia há mais de um século, apenas recentemente um dispositivo de pressão negativa se tornou disponível para uso clínico. O Vacuum Bell (Eckart Klobe, Mannheim, Germany) é um cone de sucção usado para criar vácuo na parede torácica e é ativado por uma bomba controlada pelo paciente. O dispositivo é comercializado em quatro tamanhos diferentes, além de um modelo específico para mulheres. Complicações e efeitos colaterais incluem hematoma subcutâneo, petéquias e dorsalgia (Figura 27.6).

Figura 27.6. (A) Vacuum Bell; (B-C) Efeito imediato

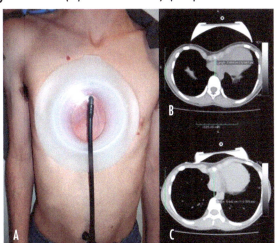

Além da indicação de tratamento exclusivo do PE ajudando os pacientes a evitarem a cirurgia, o Vacuum Bell tem indicação para três outras diferentes aplicações: primeiro, esse dispositivo pode ser útil se usado como preparo para uma cirurgia de correção do PE; uma segunda situação é como complemento de tratamento nos casos em que um paciente tenha sido operado e a barra metálica tenha que ser retirada antes do prazo previsto; e a terceira situação, é no uso intra-operatorio, de curta duração, em casos de tratamento cirúrgico de PE. O Vacuum Bell pode ajudar na elevação do esterno do paciente, aumentando o espaço retroesternal e evitando lesões cárdicas quando da criação do túnel retroesternal.[2]

Pectus carinatum

Pectus carinatum (PC) é definido como a protrusão anterior do esterno, sendo uma enfermidade menos comum do que o *pectus excavatum*. Na maioria das séries publicadas, a proporção varia de 1:6. Nota-se, também, uma incidência quatro a cinco vezes maior no sexo masculino. Em nosso meio, Westphal e colaboradores avaliaram 1.332 crianças, de 11 a 14 anos de idade, e demonstraram uma prevalência de PC de 0,675% (Figura 27.7).[3]

Figura 27.7. (A-B) *Pectus carinatum*

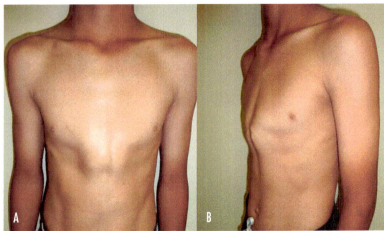

Como no *pectus excavatum*, esta deformidade se deve ao crescimento anormal das cartilagens condrais, forçando o esterno anteriormente, e distanciando-o do eixo do corpo. Pode ser classificado em três tipos:
1. *Condromanubrial*: quando envolve o manúbrio e porção superior do corpo do esterno.
2. *Condrogladiolar*: quando a protrusão é simétrica e há maior comprometimento dos arcos costais.
3. *Assimétrico ou lateral*: quando ocorre protrusão unilateral e, algumas vezes, depressão contralateral.

As alterações da matriz condral e dos núcleos de crescimento, características das deformidades torácicas, também são encontradas nestas situações. As alterações características do *pectus carinatum* podem aparecer na infância, mas com frequência se manifestam durante o crescimento na fase da puberdade, acima dos 11 anos de idade. O desenvolvimento físico desses pacientes é praticamente normal, sem redução da função pulmonar ou cardíaca. Dentre as outras deformidades associadas, a escoliose é a mais frequente. São raras as queixas de dispneia, palpitações, dores torácicas, limitações para exercícios físicos intensos ou qualquer outro tipo de sintoma. Não existem índices que possam prever a gravidade ou rapidez com que a deformidade vai se desenvolver.

Os sintomas físicos do PC incluem desconforto musculoesquelético da parede torácica e sintomas respiratórios ou palpitações, mas a principal queixa é com relação ao aspecto cosmético, que os leva a evitar atividades nas quais o tórax fica exposto. Estudos indicam que o PC pode desencadear importante pressão psicológica, e seus portadores, em geral, têm uma imagem corporal distorcida e apresentam baixa qualidade de vida. É indiscutível que o problema mereça abordagem terapêutica efetiva. Estudos têm demonstrado a eficácia tanto de reparo cirúrgico como de tratamento conservador por compressão para a correção do PC.[4]

Tratamento conservador por compressão torácica

O tratamento do *pectus carinatum* (PC), que no nosso meio era eminentemente cirúrgico, pode ser realizado de forma não invasiva, por meio do uso de compressores torácicos, evitando dessa maneira que adolescentes tenham que ser submetidos a cirurgia, que implica em riscos inerentes, além de internação hospitalar que pode variar de 5 a 7 dias.

O tratamento cirúrgico do PC compreende a ressecção dos arcos condrais bilateralmente, associado a fraturas cirúrgicas do esterno no sentido de reposicioná-lo, sendo que a recorrência cirúrgica tem sido em torno de 5,5%.[4] Considerando-se a invasividade do ato operatório, é compreensível que os portadores de PC procurem alternativas conservadoras de tratamento.

O princípio do tratamento por compressão (*bracing*) é a aplicação de pressão contínua na deformidade, por meio de dispositivo metálico que envolve a caixa torácica, durante um longo período, para permitir o remodelamento da cartilagem condral anormal (Figura 27.8).

A literatura mostra diferenças nos protocolos de tratamento por compressão do PC. O tempo recomendado varia de 14 a 23 horas por dia, e a duração do tratamento também não está estabelecida, havendo recomendações por um período de dez meses, ou até que médico e paciente estejam satisfeitos com o resultado, ou até que o crescimento linear tenha se completado. Complicações são de baixa gravidade; as mais comuns são *rash* cutâneo, descoloração ou ulceração da pele no ponto de contato do compressor, dor lombar e hematoma.

Em suma, embora seja possível tratar o PC de modo não invasivo, isso não ocorre devido à dificuldade de se encontrar uma oficina que

Figura 27.8. Compressor usado sobre a deformidade torácica, pode ser usado diretamente na pele (A) ou sobre uma camiseta de tecido macio como algodão (B)

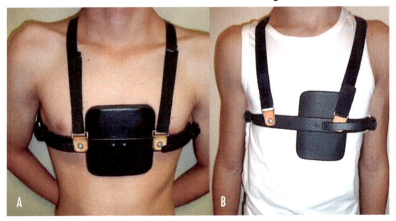

possa fabricar um compressor. Isso faz com que, na prática, a opção de tratamento do PC seja cirúrgica. Mas como a Saúde Pública tem dificuldade em disponibilizar esse tipo de cirurgia, o que acontece é que os portadores de PC acabam ficando sem tratamento, o que é altamente indesejado, tendo em vista os graves problemas psicológicos envolvidos.[5]

Técnica operatória

A incisão, dissecção dos músculos peitorais e dissecção extrapericondrial das cartilagens deformadas seguem praticamente os mesmos princípios da correção descrita, anteriormente, para o *pectus excavatum*; assim como as complicações e aspectos relacionados à recorrência. Nas deformidades assimétricas, a dissecção deve ser sempre bilateral, mesmo que um dos lados aparente normalidade. O apêndice xifoide deve ser ressecado, se estiver deformado. O esterno deve ser tratado com uma ou duas osteotomias anteriores, fraturado e corrigido com fios de aço passados na parede ventral (externa), fixando-o na posição mais próxima do normal.

Nos casos onde existe uma grande deformidade ou assimetria importante entre os dois lados, pode-se preguear os pericôndrios, de maneira a compensar os tamanhos e permitir, também, maior estabilidade da parede torácica anterior no pós-operatório imediato. Os músculos peitorais maiores são fixados anteriormente na linha mediana e o subcutâneo e pele fechados de maneira habitual.

Fenda esternal

As fendas esternais são defeitos raros, provocados por uma falha total ou parcial na fusão das placas mesenquimais que vão formar o esterno, durante o desenvolvimento embrionário. Podem ser divididas em três grupos: fenda esternal superior, fenda esternal distal e fenda esternal completa com *ectopia cordis*.

Fenda esternal superior

Fissura no terço superior do esterno, com o coração posicionado normalmente (Figura 27.9). Resulta da fusão incompleta das barras esternais durante a oitava semana de gestação. O defeito pode assumir a forma de "V" ou "U" envolvendo todo o manúbrio, parte ou todo o ester-

Figura 27.9. (A-B) Fenda esternal

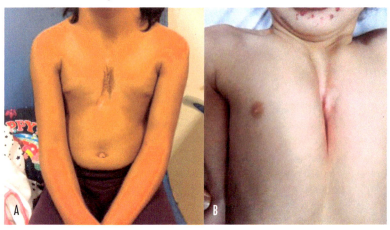

no, chegando até o apêndice xifoide. Esta condição não causa anormalidades funcionais; entretanto, a visão dos batimentos cardíacos abaixo da pele, que são exacerbados durante a tosse ou expiração forçada, se constitui em situação alarmante pela falta de proteção a estas estruturas. Raramente encontram-se defeitos cardíacos intrínsecos associados a esta alteração.

Nas quatro primeiras semanas após o nascimento, devido à flexibilidade do tórax, é possível aproximar primariamente as barras esternais com sucesso. Durante o crescimento, com o aumento da rigidez da parede torácica e acomodação fisiológica dos órgãos à circunferência do tórax, torna-se progressivamente mais difícil a aproximação direta sem determinar uma compressão cardíaca ou pulmonar. Sabiston, em 1958, inicialmente, descreveu a técnica de condrotomias oblíquas múltiplas, permitindo uma aproximação mais fácil, sem aumento significativo da pressão intratorácica. Nas crianças maiores, com o arcabouço torácico já formado e rígido, já foram descritos outros tipos de reconstrução usando enxerto de cartilagens, arcos costais ou fáscias musculares.

O reparo com próteses não deve ser indicado devido à impossibilidade destes materiais acompanharem o crescimento dos pacientes, além do risco aumentado de infecções. Nos casos de tratamento tardio, a rotação dos retalhos do periósteo anterior das barras esternais, descrita no Hospital das Clínicas desde 1998, forma um leito na linha média onde se colocam dois ou três enxertos de cartilagem livre, que permite a neoformação óssea para a base de um novo esterno (Figura 27.4).

Fenda esternal distal

Faz parte da denominada pentalogia de Cantrell (Figura 27.10). As anormalidades cardíacas presentes nesta modalidade são menos frequentes e, quando se manifestam (defeito no septo interventricular ou tetralogia de Fallot), permitem uma correção cirúrgica satisfatória.

Os cinco achados descritos originalmente por Cantrell são: fenda esternal inferior, defeito anterior do diafragma, ausência de pericárdio parietal anterior, comunicação pericárdio-peritonial e onfalocele epigástrica com diástase de retos abdominais. Todos os defeitos podem ser corrigidos simultaneamente: correção da fenda esternal inferior com a técnica de reforço da parede, utilizando-se enxerto de cartilagem sobre um leito de periósteo descolado das barras esternais; e fechamento primário do defeito anterior do diafragma e do pericárdio, correção da onfalocele abdominal e da diástase dos retos abdominais, sem o uso de próteses. Quando existem cardiopatias associadas, sempre que possível, existe a indicação da correção simultânea de todos os defeitos.

Figura 27.10. Pentalogia de Cantrel

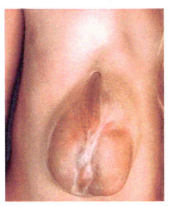

Ectopia cordis

O tratamento cirúrgico da verdadeira *ectopia cordis* tem elevada mortalidade devido aos graves defeitos cardíacos intrínsecos, praticamente incompatíveis com a vida (Figura 27.11). Welch, em 1990, revendo os primeiros 75 casos publicados de *ectopia cordis*, encontrou graves cardiopatias em 71 deles (94,6%). As lesões são secundárias à alteração no desenvolvimento do coração entre a 3ª ou a 4ª semana de gestação. Essa precocidade justifica os graves defeitos das câmaras cardíacas e da parede anterior do tórax e abdome. A grande falha no desenvolvimento dos tecidos somáticos presentes normalmente nesta área dificulta muito a reconstrução primária do defeito.

Existem apenas relatos isolados de correções cirúrgicas com sucesso, mas, nesses, o coração não apresentava graves defeitos associados. A operação consiste em tentar recobrir o coração com tecidos autólogos, em um ou dois tempos, dependendo das condições locais e particulares de cada caso. Evita-se o uso de quaisquer tipos de próteses, pois podem lesar tecidos adjacentes. O espaço intratorácico que será ocupado pelo coração é geralmente exíguo, consequentemente, compressão cardíaca, torção dos vasos da base, dificuldade de relaxamento diastólico e tamponamento cardíaco são complicações comuns nesses casos. Outros defeitos abdominais, como onfalocele, diástase dos retos abdominais e eventrações, também são achados frequentes nesses pacientes.[6]

Figura 27.11. *Ectopia cordis*

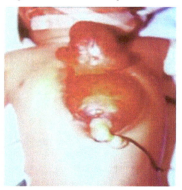

Síndrome de Poland

Em 1841, Poland descreveu a ausência congênita dos músculos peitoral maior e menor associada à sindactilia em alguns pacientes (Figura 27.12). Essa alteração compromete o desenvolvimento unilateral da parede torácica, da mama e do membro superior. Seus componentes podem se manifestar em graus variáveis, desde uma discreta hipoplasia até a completa ausência. Redução do subcutâneo e falhas na distribuição dos pelos axilares também são encontradas no lado afetado. A etiologia é desconhecida, mas fatores genéticos podem estar associados. Não foi demonstrada predileção para um dos lados ou predominância entre os sexos, e casos na mesma família são raros.

A extensão das anormalidades das costelas e cartilagens costais, nesta síndrome, pode variar em quatro tipos diferentes: 1) desenvolvimento normal com hipoplasia ou ausência das camadas musculares (mais frequente); 2) depressão do lado envolvido com rotação do esterno e consequente protusão contralateral; 3) hipoplasia das cartilagens e arcos costais no lado envolvido, mas sem significante depressão e/ou protusão contralateral; e 4) aplasia de uma ou mais cartilagens e costelas envolvidas (2, 3 e 4, são as mais frequentes) com rotação do esterno para o lado envolvido.

Figura 27.12. (A-B) Síndrome de Poland

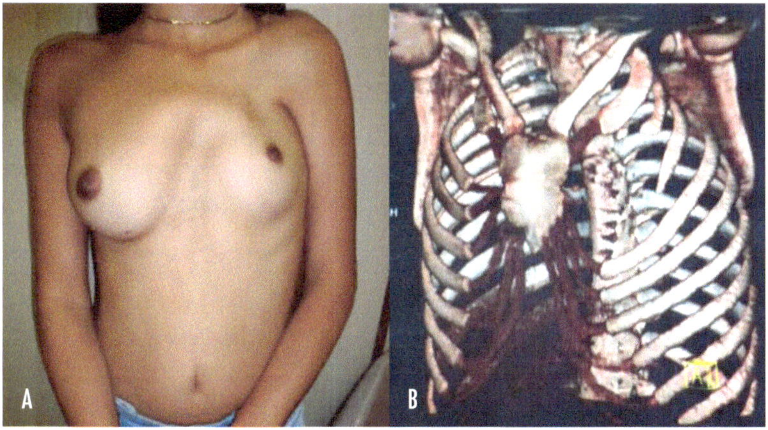

A indicação do tratamento cirúrgico é estética. Aproximadamente 25% dos pacientes necessitam de enxertos autólogos (costelas e/ou cartilagens) para reconstrução da parede torácica, previamente à correção das falhas musculares e da mama. Esse fator acaba determinando que a correção seja retardada até a adolescência, quando o uso de próteses ou enxertos esqueléticos é mais bem tolerado.[7]

Deformidades esqueléticas difusas

Nas últimas décadas, foram identificadas algumas raras deformidades complexas, que apresentam desenvolvimento inadequado da parede torácica, e formas bizarras, associadas a alterações da coluna dorsal. A função respiratória desses pacientes pode estar tão comprometida, que se torna incompatível com a vida.

Doença de Jeune

Também conhecida como distrofia torácica asfixiante, descrita em neonatos com o tórax estreito, rígido e múltiplas anormalidades das cartilagens (Figura 27.13). O achado mais característico é o tórax estreito, em forma de sino, com abdome protuberante, e diâmetros torácicos (transverso e sagital) diminuídos. As costelas são curtas, alargadas e com direção horizontal completando com as cartilagens condrocostais que são alongadas, irregulares e deformadas. Todas estas alterações acabam limitando a motilidade da caixa torácica durante os movimentos respiratórios. O paciente, geralmente, morre precocemente no período perinatal devido à insuficiência respiratória.

Figura 27.13. (A-B) Síndrome de Jeune

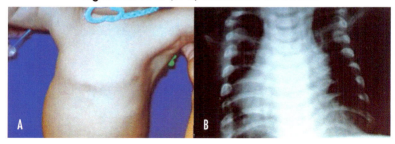

Herdada como gene autossômico ressessivo, pode vir acompanhada de outras anormalidades ortopédicas como: extremidades curtas (ossos curtos e alargados), clavículas fixas e horizontais, associadas também a ossos pélvicos pequenos e hipoplásicos. Esta síndrome tem expressão variável de comprometimento pulmonar, na maioria dos casos com desenvolvimento normal da árvore traqueobrônquica, mas com número reduzido de divisões alveolares. Além da compressão pulmonar, essas crianças apresentam crises frequentes de infecções respiratórias, complicando ainda mais o quadro clínico. Tentativas cirúrgicas foram feitas com o intuito de aumentar o diâmetro torácico, valendo-se osteotomias oblíquas e/ou esternotomia mediana com interposição de enxerto ósseo. Mais recentemente, outras técnicas de expansão da caixa torácica com o uso de próteses de titânio e união alternada dos arcos comprometidos foram tentadas mas, ainda assim, com resultados em geral precários.[8]

Síndrome de Jarco-Levin

Também conhecida como displasia espôndilo-torácica, é uma síndrome autossômica recessiva na qual existe a associação de múltiplas anormalidades vertebrais e de arcos costais. As deformidades das hemivértebras na coluna torácica e lombar, combinadas com fusões posteriores dos arcos costais, reduzem os diâmetros torácicos e assumem o aspecto radiológico característico de um caranguejo. Mais de 1/3 desses pacientes também apresentam defeitos cardíacos congênitos, anomalias renais e, a grande maioria, acaba falecendo por insuficiência respiratória ou pneumonias recorrentes nos primeiros 15 meses de vida.

Deformidades das cartilagens

» **Individuais:** proeminências ou falhas no arcabouço ósseo ou nas junções condrocostais, são deformidades localizadas em um único ponto, sendo diagnóstico diferencial com neoplasias, principalmente condromas ou, mais raramente, condrossarcomas (Figura 27.14).
» **Em grupo (unilaterais ou bilaterais):** ocorrem, principalmente, nas porções inferiores e laterais dos hemitórax provocando defeitos estéticos mais exuberantes, que podem até determinar graves alterações psicológicas em alguns pacientes. Pode-se indicar a correção cirúrgica dependendo das características individuais da deformidade (Figura 27.15).

Figuras 27.14 e 27.15. Deformidades de arcos costais

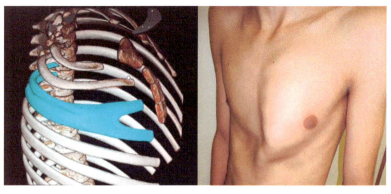

» **Ausência, separação ou malformações costais combinadas com deformidades vertebrais:** existe uma grande variedade de apresentação dessas deformidades, desde o envolvimento de apenas uma ou duas costelas até quase todo o arcabouço ósseo torácico, associado às mais diversas alterações da coluna dorsal. A correção cirúrgica deve ser considerada principalmente baseada nas alterações vertebrais, que podem levar a graus acentuados de escoliose acarretando, inclusive, insuficiência respiratória (Figuras 27.16 a 27.18).

Figuras 27.16, 27.17 e 27.18. Deformidades complexas

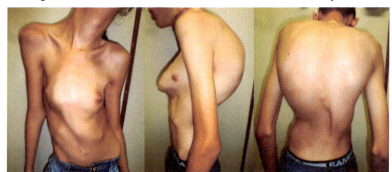

Referências bibliográficas

1. Mao YZ, Tang S, Li S. Comparison of the Nuss versus Ravitch procedure for pectus excavatum repair: an updated meta-analysis. J Pediatr Surg; 2017.
2. Togoro SY, Tedde ML, Eisinger RS, Okumura EM, de Campos JRM, Pêgo-Fernandes PM. The Vacuum Bell device as a sternal lifter: An immediate effect even with a short time use. J Pediatr Surg; 2017.
3. Westphal FL, Lima LC, Lima Neto JC, Chaves AR, Santos Júnior VL, Ferreira BL. Prevalence of pectus carinatum and pectus excavatum in students in the city of Manaus, Brazil. J Bras Pneumol. 2009; 35(3):221-6.
4. Del Frari B, Sigl S, Schwabegger AH. Complications Related to Pectus Carinatum Correction: Lessons Learned from 15 Years' Experience. Management and Literature Review. Plast Reconstr Surg. 2016; 138(2):317.
5. De Beer SA, Gritter M, de Jong JR, van Heurn ELW. The Dynamic Compression Brace for Pectus Carinatum: Intermediate Results in 286 Patients. Ann Thorac Surg. 2017; 103(6):1742-9.
6. De Campos JR, Das-Neves-Pereira JC, Velhote MC, Jatene FB. Twenty seven-year experience with sternal cleft repair. Eur J Cardiothorac Surg. 2009; 35(3):539-41.
7. Baldelli I, Santi P, Dova L, Cardoni G, Ciliberti R, Franchelli S, Merlo DF, Romanini MV. Body image disorders and surgical timing in patients affected by poland syndrome: data analysis of 58 case studies. Plast Reconstr Surg. 2016; 137(4):1273-82.
8. Mayer O, Campbell R, Cahill P, Redding G. Thoracic Insufficiency syndrome. Curr Probl Pediatr Adolesc Health Care. 2016; 46(3):72-97.

Capítulo 28
Infecções da parede torácica

João Paulo Cassiano de Macêdo
Orival de Freitas Filho

As infecções da parede torácica podem ser divididas de acordo com o tempo (agudas ou crônicas), com a sua profundidade (superficial ou profunda) e com a estrutura anatômica acometida (óssea, cartilaginosa ou muscular). Desse modo, abordaremos inicialmente as infecções agudas e, em seguida, as crônicas.

Lesões infecciosas agudas da parede torácica
Infecções do sítio cirúrgico

Abordaremos, a seguir, as definições, sinais clínicos e tratamento das infecções de sítio cirúrgico dividindo-as de acordo com a classificação feita pela Society of Thoracic Surgeons (STS) e Center for Disease Control (CDC).[1]

Superficial

Surgimento até 30 dias do pós-operatório. Acomete pele e subcutâneo.

Sinais clínicos: flogose local, drenagem de secreção purulenta (cultura positiva) e celulite.

Tratamento: antibiótico sistêmico, exploração cirúrgica da ferida operatória se houver presença de coleção.

Profunda

Surgimento até 30 dias após ato cirúrgico chegando até um ano, quando houve implante de materiais cirúrgicos no local. Acomete camadas profundas (fáscias e camadas musculares).

Sinais clínicos: evidência de abscesso/coleção em camadas profundas.

Tratamento: antibiótico sistêmico, drenagem dos planos profundos e debridamento de tecido desvitalizado.

Órgão/espaço

Intervalo de tempo semelhante às infecções profundas.

Fatores de risco: grande parte deles podem ser evitados. Os principais são:

- Extremos de idade;
- Desnutrição, condição imunológica;
- Diabetes/tabagismo;
- Colonização da pele;
- Tricotomia pré-operatória inadequada;
- Tempo de cirurgia prolongado/técnica cirúrgica inadequada;
- Profilaxia com antibiótico inadequado.

Sinais clínicos: flogose local, descarga purulenta (com cultura positiva), presença de abscesso/coleção em camadas além das musculares, seja à reoperação ou aos exames de imagem. Em cirurgia torácica significa empiema/mediastinite, sendo obrigatório excluir fístula brônquica pós-lobectomia ou pneumonectomia, ou da anastomose em cirurgias esofágicas.

Tratamento: antibiótico sistêmico e abordagem cirúrgica que pode ir de drenagem pleural até toracotomia/videotoracoscopia para limpeza e/ou tratamento da fístula que originou a infecção.

Nos últimos anos, vimos o surgimento da terapia com vácuo como um importante tratamento adjuvante. Como benefícios podemos destacar a sua portabilidade, mobilização precoce do paciente e fácil aplicação. Utilizamos a pressão de 125 mmHg. O fluxo sanguíneo é melhorado em quatro vezes, a formação de tecido de granulação é significativamente maior, há maior remoção do exsudato, redução do edema, melhora da perfusão tecidual, além de redução do volume da ferida.

Infecções necrosantes da parede torácica

São infecções incomuns. Podem ocorrer em alguma outra parte do corpo e acabar invadindo a parede torácica, ou estarem relacionadas em até 90%[1] dos casos ao tratamento de outras patologias torácicas, especialmente colocação de dreno torácico para tratamento de empiema pleural. É explicado pela supressão do sistema imune de uma aérea, isquemia tecidual e trombose de pequenos vasos, culminando em necrose tecidual. O dano tecidual pode se estender por locais abaixo da pele visivelmente sem alterações. Inicialmente, pode haver dor isquêmica evoluindo com anestesia.

Sinais clínicos: dor, edema, eritema, crepitação (anaeróbios), evoluindo com necrose local como apresentação tardia. Na suspeita de evolução da doença, podem ser feitas marcas na pele nas áreas de edema e eritema, e observadas a cada 2-4 horas; se suspeita de progressão for confirmada, uma amostra do tecido pode ser coletada e enviada para congelação. Pode ser subdividida com base nas camadas acometidas: necrose do tecido adiposo (mais comum), fasciíte necrosante e miosite necrosante.

Tratamento: antibiótico sistêmico e debridamento cirúrgico (de acordo com a viabilidade dos tecidos) pode ser necessário repetidas vezes, de acordo com a progressão da necrose. Uma estratégia que pode ser associada é o uso de câmara hiperbárica.

Afecções da articulação esternoclavicular

É a única articulação entre o membro superior e o esqueleto axial. Do tipo diartrial, com mobilidade livre e revestimento sinovial. É nutrida por vasos da artéria torácica interna e, algumas vezes, pelo tronco tireocervical. Contudo, ao contrário das outras articulações diartriais, como joelho e ombro, ela é margeada por uma estrutura fibrocartilagínea sem cartilagem hialina.

Sua função é servir de apoio à escapula, mantendo uma distância fixa do esqueleto axial, o que torna possível a inserção de músculos como peitoral e grande dorsal no úmero. Quando removida, o ligamento costoclavicular pode assumir essa função.

Mais suscetível a infecções pelo fato de possuir um disco intra-articular fibroso, somado à distensão limitada da sua cápsula articular. A infecção pode se espalhar rapidamente pelos tecidos adjacentes, podendo levar à mediastinite.[3]

É incomum, e, por isso, não há estudos randomizados que compararam tratamentos.

Sinais clínicos:
- Predileção ao lado direito;
- Dor torácica no local da afecção (78%);[1]
- Dor no ombro (25%);[1]
- Dor no pescoço (2%);[1]
- Edema sem dor em 4%;[1]
- Aumento da sensibilidade ao toque em 90%;[1]
- Se tornam evidentes por volta de 14 dias após infecção, quando pode ocorrer febre e leucocitose em 50% dos casos.[1]

Fatores de risco:
- Drogas endovenosas;[2]
- Imunosupressão;[2]
- Diabetes *mellitus*;[2]
- Uso crônico de corticoide;
- Hemodiálise[2]/cateter subclávio;[2]
- Trauma local.[2]

Exames de imagem: aumento do espaço interarticular à TC e RNM, destruição da articulação, assim como sinais de osteomielite em clavícula, manúbrio e primeira costela.

Tratamento: antibiótico sistêmico e intervenção cirúrgica. Esta pode ser realizada de várias maneiras, desde apenas incisão com debridamento e drenagem em pacientes com lesão restrita à articulação[4] até ressecções mais amplas das estruturas ósseas. Observa-se até 83%[5] de falha de tratamento quando realizada apenas a drenagem. Por outro lado, até 100%[5] de cura pode ser visto quando é feita a ressecção e fechamento primário com músculo peitoral. Após a ressecção da articulação, que é feita por meio de incisão em "L" invertido (combinação de incisão supraclavicular com incisão mediana até nível de segundo ou terceiro arco costal), o fechamento pode ser primário, no mesmo tempo cirúrgico, ou postergado. O fechamento primário apresenta maior índice de complicações locais.[6] Por sua vez, o fechamento postergado associado à terapia a vácuo eleva o tempo de internação hospitalar (Figuras 28.1 a 28.4).

Figura 28.1. Aspecto tomográfico de acometimento de articulação esternoclavicular

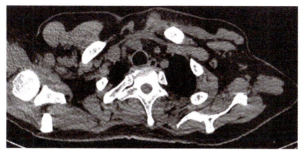

Figura 28.2. Incisão em "L" invertido

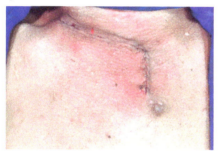

Figura 28.3. Aspecto intra-operatorio de infecção de articulação esternoclavicular

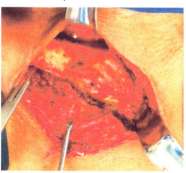

Figura 28.4. *Status* pós-ressecção de articulação esternoclavicular

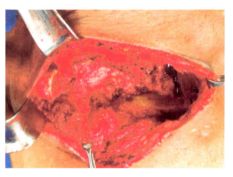

Lesões infecciosas crônicas da parede torácica
Infecções costocondrais

Situada entre as costelas e o esterno, as infecções da cartilagem costal acontecem pela inoculação de microrganismos (geralmente bactérias, com fungos sendo menos comuns). As vias são tanto hematogênica, traumática (penetrante), pós-operatória ou, até mesmo, por contiguidade, no caso de infecções que acometem o xifoide. Atribui-se à etiologia traumática um mecanismo de *nonunion*, ou seja, disjunção e instabilidade que acaba perdurando por um período maior que o esperado. Há cicatrização por segunda intenção, porém, persiste orifício de granulação sobre a cartilagem infectada que evolui com uma fístula cutânea.

Sinais clínicos:
» Desconforto progressivo;
» Dor;
» Febre baixa;
» Eritema associado ou não a orifício de drenagem;
» Leucocitose ↑VHS e ↑PCR;

O diagnóstico é feito pela suspeição clínica, exame físico e histórico.

Tratamento: antibiótico sistêmico, que deve cobrir *Staphylococcus aureus* e *Staphylococcus epidermes*. A ressecção cirúrgica pode ser necessária, se houver persistência dos sintomas. O objetivo é a ressecção da cartilagem infectada e tecidos adjacentes, também pode ser usado curativo com pressão negativa.

Abscesso tuberculoso

São infecções crônicas típicas da parede torácica. Respondem por apenas 10% das formas extrapulmonares. Têm preferência pelas margens esternais laterais, uma vez que profundamente a elas encontramos a cadeia linfonodal da artéria mamária interna. Um linfonodo com necrose caseosa pode erodir através da parede torácica nessa topografia.

Tratamento: após a confirmação do *Mycobacterium tuberculosis*, a terapia sistêmica multidroga deve ser instaurada. Contudo, o tratamento do abscesso frio (como são chamadas as coleções subpleurais com conteúdo casesoso) envolve ressecção cirúrgica com debridamento ósseo e de partes moles, podendo ser necessária a reconstrução com retalhos miocutâneos.

Osteomielite

Osteomielite da parede torácica é, frequentemente, associada ao uso de drogas endovenosas ou trauma; contudo, também pode estar associada a pós-operatório de cirurgia cardíaca.

Sinais clínicos: dor torácica, febre, aumento da sensibilidade ao toque e/ou fístula cutânea. Exames laboratoriais mostram leucocitose, aumento do VHS e PCR.

Exames de imagens: alterações dos tecidos adjacentes à infecção em radiografia, tomografia e ressonância ou cintilografia. Entretanto, tomografia e ressonância são os mais utilizados para guiar tratamento e para o planejamento cirúrgico, observando edema, presença de ar no osso infectado e sequestro ósseo.

Tratamento: uso de antibióticos guiados por culturas, debridamento ósseo e de tecidos desvascularizados seguido de fechamento com retalho miocutâneo.

Osteomielite de esterno

A osteomielite primária é associada ao uso abusivo de drogas endovenosas, e a secundária ocorre em 1-3%[2] dos pacientes após esternotomia por cirurgia cardíaca.[2] Pairolero e Arnold, descreveram uma classificação para feridas esternais baseada no tempo e apresentação clínica:[7]

» Tipo I: primeiro mês após cirurgia. Apresenta secreção serosa proveniente da ferida operatória sem osteomielite, costocondrite ou infecção severa de partes moles. Tratamento: reparo do esterno após debridamento das bordas, do mediastino e do pericárdio, o que inclui lavar a ferida com antibiótico, remoção de fios metálicos e ressecção do tecido necrótico, além de ressutura do esterno com a possibilidade de uso de retalhos para o fechamento.
» Tipo II: entre o primeiro e o segundo mês de pós-operatório, devido a instabilidade de esterno. Apresenta drenagem purulenta, exposição dos fios metálicos, osteomielite, mediastinite e raramente costocondrite. Frequentemente, o paciente está clinicamente estável. É feito uso do vácuo por até oito semanas, com debridamento e possibilidade de fechamento com retalhos cutâneos.
» Tipo III: mais de dois meses de pós-operatório. Clinicamente, observamos fístula cutânea com uma drenagem crônica, osteomielite, costocondrite e, raramente, mediastinite. Em alguns casos, pode não ser necessária a ressutura de esterno. Porém, debridamento radical do esterno e retirada dos fios metálicos são necessários. O fechamento pode ser feito por retalho miocutâneo ou optado pelo uso de curativo a vácuo num primeiro momento.

Osteomielite de costela

Tipicamente, causada por inoculação traumática de *S. aureus*.

Sinais clínicos: dor local e inflamação, podendo ou não cursar com fístula cutânea e drenagem de secreção.

Tratamento: assim como mencionando anteriormente, consiste em ressecção do osso infectado, reconstrução dos tecidos e uso de antibiótico sistêmico.

Infecções crônicas de partes moles da parede torácica

Actinomycosis

Infecção de parede torácica rara, causada por bactéria gram-positiva anaeróbia em pacientes com higiene oral precária. Evolui da forma pulmonar para a pleural e, por necessidade, atinge a parede torácica. Diagnóstico é feito pelo isolamento da bactéria em culturas da ferida.

O tratamento consiste em incisão, debridamento e longos períodos de tratamento com penicilina.

Infecções fúngicas

Podem ocorrer como resultados de infecções sistêmicas crônicas ou por infecção direta (p. ex., *Aspergillus*). Observa-se uma lesão endurecida que pode evoluir com necrose. O diagnóstico é feito com amostra histológica. O tratamento é baseado em debridamento associado à terapia antifúngica.

Lesões relacionadas à radioterapia

A radioterapia já é um tratamento bem estabelecido para algumas lesões malignas, sendo que 50% dos 1.200.000 novos casos de câncer diagnosticados nos Estados Unidos vão receber radioterapia, e 50% dos mesmos serão pacientes com longa sobrevida. Ela causa dano tecidual local, porém apenas 5-15% dos pacientes com sobrevida longa irão apresentar lesão tardia por radioterapia.[8] A neoplasia de mama é a principal responsável pelo uso da radioterapia sobre a parede torácica, sendo uns dos pilares da cirurgia conservadora.

A lesão por radioterapia possui um amplo e heterogêneo espectro que vai da hiperpigmentação, edema crônico, teleangectasia até fratura espontânea de arcos costais, úlcera e osteonecrose.

Tratamento com câmara hiperbárica, baseado na oferta de 100% de oxigênio em uma pressão superior a atmosférica, tem surtido grandes efeitos em lesões de mandíbula, cabeça e pescoço, reto e ânus.

Lesões ulceradas de parede, associadas à radioterapia, geralmente, requerem biópsia para diferenciar de lesões malignas induzidas pela radioterapia, neoplasia de células escamosas ou sarcoma.[8] Vale lembrar que, mulheres expostas à radioterapia tem quatro vezes mais chances de desenvolver sarcoma de parede torácica ou braço. Tais neoplasias podem ter um longo período de latência, por volta de 10-12 anos.[8]

O objetivo do tratamento é paliar sintomas e prevenir novas infecções, haja visto o impacto negativo dessas lesões na qualidade de vida. Contudo, as ressecções são associadas a significativa morbidade e longos períodos de recuperação. Uma vez removida toda lesão necrótica ou tumoral (importância do diagnóstico diferencial devido à ressecção com margens), o defeito deve ser recoberto com tecido vitalizado, retalho miocutâneo ou, até mesmo, o omento.[9]

Referências bibliográficas

1. Schipper P, Tieu BH. Acute chest wall infections surgical site infections, necrotizingsoft tissue infections, and sternoclavicular joint infection. Thorac Surg Clin. 2017; 27:73-86.
2. Bergeron EJ, et al. Chronic infections of the chest wall. Thorac Surg Clin. 2017; 27:87-97.
3. Burkhart HM, et al. Surgical management of sternoclavicular joint infections, The Journal of Thoracic and Cardiovascular Surgery. 2003; 125(4):945.
4. Jackson RS, Carter YM, Marshall MB. Surgical management of the infected sternoclavicular joint. j.optechstcvs. 2013; 42-52.
5. Kachala SS, et al. Surgical management of sternoclavicular joint infections. Ann Thorac Surg. 2016; 101:2155-60.
6. Puri V, et al. Sternoclavicular joint infection: a comparison of two surgical approaches. Ann Thorac Surg. 2011; 91:257-62.
7. Shi Y-D, et al. Treatment of sternal wound infections after open-heart surgery. Asian J Surg. 2014; 37:24-29.
8. Blasberg JD, Donington JS. Infections and radiation injuries involving the chest wall. Thorac Surg Clin. 2010; 20:487-94.
9. Raz DJ, et al. Surgical management of the radiated chest wall and its complications. Thorac Surg Clin. 2017; 27:171-9.

Capítulo 29

Neoplasias primárias

Alberto Jorge Monteiro Dela Vega
João Paulo Cassiano de Macêdo

Introdução

Neoplasias primárias da parede torácica são raras, correspondendo a somente 5% de todas as neoplasias torácicas. Podem ter origem em qualquer estrutura anatômica da parede torácica; dessa maneira, as características histológicas e apresentação clínica são muito variáveis.[1] Esses tumores podem acometer pacientes de todas as idades, e os mais idosos tendem a ter tumores maiores e mais agressivos.[2]

Cerca de 60% dos tumores de parede são malignos, e esse risco aumenta de acordo com os extremos de idade. Das lesões malignas, 55% têm origem óssea ou cartilaginosa e 45% de partes moles.[3]

Os antecedentes patológicos devem ser amplamente investigados, pois lesões metastáticas e lesões inflamatórias são causas frequentes de aparecimento de massas na parede torácica.

Principais sintomas

Abaulamento e dor torácica são os sintomas mais frequentes e a maioria dos pacientes apresenta as duas queixas.[1] Entretanto, 14% a 17% dos pacientes são assintomáticos.[4,5] Dispneia, tosse e sintomas neurológicos são raros em estágios iniciais, mas podem ocorrer por efeito de massa, por invasão de estruturas adjacentes e desenvolvimento de derrame pleural.

Exame físico

O principal achado de exame físico é o abaulamento da parede torácica. Em geral, são lesões palpáveis e não acompanhadas por sinais flogísticos. Massas grandes, sem limites definidos e aderidas a planos profundos aumentam a suspeita de malignidade.

Exames de imagem

Diante da suspeita de neoplasia da parede torácica, é necessária a realização de exames complementares, tanto para avaliação inicial como para planejamento terapêutico. Em alguns casos, as características da lesão podem esclarecer o diagnóstico sem a necessidade de biópsia (p. ex., lipoma).

- » Radiografia de tórax: usado para a avaliação inicial e evolutiva. Permite a monitorização dos espaços pleurais, estruturas ósseas e de partes moles, mas sem riqueza de detalhes.
- » Tomografia computadorizada: fornece detalhes da lesão, permitindo diferenciar áreas císticas de sólidas, detectar os limites e a exata localização, além da capacidade de revelar lesões metastáticas.
- » Ressonância magnética: usada, principalmente, para avaliar invasão de estruturas adjacentes como canal vertebral, plexo braquial e grandes vasos.
- » PET-CT: usado como ferramenta para estadiamento, assim como para seguimento oncológico em médio e longo prazos.[3]

Biópsia

Dificilmente, o exame de imagem e história clínica serão suficientes para definir se uma lesão é benigna ou maligna.

Tumores de tamanho pequeno, geralmente menor que 2-3 cm, que permitam ressecção completa e fechamento da ferida sem necessidade de reconstrução, devem ser submetidos a biópsia excisional.

Tumores com características que sugiram malignidade à tomografia ou ressonância, com risco de déficit funcional pós-ressecção, necessidade de reconstrução complexa (uso de prótese de estabilização, retalho ou enxerto), ou casos em que uma margem mínima não poderá ser atingida, devem ser submetidos a biópsia incisional para permitir adequado planejamento pré-operatório.

Breve descrição dos principais tipos histológicos (Tabela 29.1)

Lesões benignas

Lipoma

Tumores mesenquimais benignos compostos por tecido adiposo, podendo ser superficiais ou intramusculares. Apresentam-se como massas indolores, móveis, extra/intratorácicas. Na tomografia e na ressonância, são lesões de bordas regulares e conteúdo de gordura. Histologia compatível com adipócitos maduros.[3]

Tabela 29.1. Principais tipos histológicos dos tumores de parede torácica

Benignos	Malignos
Lipoma	Condrossarcoma
Neurifibroma/schwanoma	Lipossarcoma
Tumor desmoide/fibromatose	Osteossarcoma
Displasia fibrosa	Fibrossarcoma
Osteocondroma	Plasmocitoma
Condroma	Histiocitoma maligno
Cisto ósseo aneurismático	Rabdomiossarcoma
Hemangioma	Sarcoma sinovial
	Sarcoma de Ewin
	Neurofibrossarcoma

Schwanomas

Lesões encapsuladas que têm sua origem na bainha neural apresentando-se como massa homogênea, bem como múltiplos cistos com áreas hipodensas. Na ressonância em T1, possui realce semelhante ao tecido muscular.

Neurofibroma

Cerca de 60% é associado com neurofibromatose tipo 1.[3] Pode ou não ser encapsulado, assim como cístico, e conter calcificações. Na ressonância, possui o sinal do alvo, halo hiperintenso com queda do realce na porção central em T2. Degeneração maligna ocorre em 10-20% quando associado à neurofibromatose, e 4-13% na sua ausência.

Tumor desmoide/fibromatose

Também considerados como sarcomas de baixo grau por sua característica de invasão local muito agressiva, mas que não geram metástases. Derivados dos fibroblastos com alta taxa de recidiva local. Tratamento deve ser com ampla ressecção em bloco.[1]

Displasia fibrosa

Responde por cerca de 30-50% das lesões ósseas benignas; trata-se de uma desordem em que osso normal é substituído por estroma fibroso e imaturo. Em cerca de 80%, as lesões são únicas; porém, no caso de lesões múltiplas, podem estar associadas à síndrome de McCune-Albright, que inclui além das lesões ósseas, alteração de pigmentação e puberdade precoce. Ressecção é indicada caso haja sintomas ou se houver dúvida diagnóstica.[6]

Osteocondroma

Chegam a corresponder até por 50% dos tumores ossos benignos, acometendo principalmente junção costocondral. Observa-se, na tomografia, calcificações puntiformes ou em flocos com cartilagem mineralizada. Devem ser tratados com ressecções agressivas pela possibilidade de degeneração maligna.[7]

Condroma

Representam 2,8-12,2% de todos os tumores primários da costela, com predileção para a porção anterior da mesma. Podem ser de difícil diferenciação do condrossarcoma de baixo grau, recomendando-se ressecção ampla.[7]

Cisto ósseo aneurismático

Lesão que corresponde a 5% das lesões primárias de costelas, com prevalência de 75% antes dos 20 anos de idade. Tomografia e ressonância mostram lesões com aspecto cístico. Em alguns casos, é difícil diferenciar de sarcomas, pois há possibilidade de extensão para partes moles. Indicada ressecção se sintomático ou se houver dúvida diagnóstica.[7,8]

Lesões malignas

Condrossarcoma

Tumor ósseo maligno mais comum da parede torácica, principalmente encontrados na região anterior do tórax, assim como esterno. Cerca de 19% acometem a costela e 10% podem ter origem em tumores benignos, como condroma já existente.[9] Tomografia e ressonância mostram destruição óssea, contornos irregulares e graus variados de calcificação. Histologicamente, apresenta matriz condroide com aumento de células, mitose e atipia (que determina grau de diferenciação). Não respondem à quimioterapia e à radioterapia, sendo a ressecção ampla com margens adequadas o melhor tratamento.

Osteossarcoma

Tipicamente, tem sua origem na costela, escápula ou clavícula. Na tomografia e ressonância são lesões osteoblásticas com destruição óssea associada a massa grande e heterogênea devido a hemorragia ou necrose. Podem apresentar metástases no momento do diagnóstico. A elevação dos níveis séricos de fosfatase alcalina causada pela atividade osteoblástica pode ser vista em até 50% dos pacientes. São quimiossensíveis, o que justifica tratamento neoadjuvante ou adjuvante.

Sarcoma de Ewing

Faz parte de um grupo de tumores que incluem o tumor neuroectodérmico primitivo e tumor de Askin. Tipicamente, ocorrem em crianças ou adultos jovens sendo que 6,5% tem origem na parede torácica, com apresentação mais comum nas costelas seguido de clavícula e escápula.[7] Observam-se grandes massas não calcificadas com densidade de partes moles associadas à destruição óssea. O tratamento, de modo geral, consiste em quimioterapia neoadjuvante seguida por ressecção cirúrgica.[6]

Plasmocitoma

Plasmocitoma solitário é um tumor raro, decorrente da proliferação monoclonal de células do plasma sem as características sistêmicas do mieloma múltiplo. Dois terços dos pacientes podem apresentar mieloma múltiplo dentro de três anos após o diagnóstico. O tratamento consiste principalmente em radioterapia e, em alguns casos, ressecção.[2]

Histiocitoma maligno

Ocorre, geralmente, entre 50-70 anos de idade. Quando diagnosticado na parede torácica, tem forte relação com radioterapia prévia. Sobrevida de 60% em dois anos, recidiva de 44% e 42% de metástases.[3] À tomografia de tórax observa-se massa heterogênea inespecífica que compreende planos miofasciais. O tratamento inclui cirurgia, quimioterapia e radioterapia.

Sarcoma sinovial

São tumores mesenquimais raros da parede torácica, frequentemente observa-se massa heterogênea com calcificações de permeio. Pico de incidência entre 20 e 40 anos de idade.[3] Sobrevida em cinco anos é de aproximadamente 50%. Tratamento consiste em ressecção com margens livres, sempre que possível, seguido de radioterapia, se margens pequenas ou comprometidas.

Rabdomiossarcoma

É o sarcoma de partes moles mais comum em crianças, porém, é raro na parede torácica, e 40% se apresentam com metástases no diagnóstico. Sobrevida em cinco anos é de 61% comparado com 7% em pacientes metastáticos. O tratamento baseia-se em ressecção com margens livres. Quimio e radioterapia de indução e adjuvante podem ser consideradas.

Fibrossarcoma

Tem origem no tecido conectivo, podendo ocorrer na parede torácica e pulmões. São vistos como massas heterogêneas em atenuação e sinal de intensidade na tomografia e ressonância. Tratados com ressecção local.

Lipossarcoma

Raramente encontrados na parede torácica, mas comumente em homens com 40-60 anos. Em geral, são grandes e associados a trauma, tratados com ressecção extensa e com sobrevida de 60% em cinco anos. Alta taxa de recidiva local com pouco ou nenhum papel para quimio e radioterapia.

Reconstrução de parede torácica

A maior parte dos tumores primários de parede torácica tem como principal tratamento a resseção cirúrgica e, muitas vezes, é necessária uma grande incisão para a ressecção com margens adequadas. Em decorrência disso, muitas vezes o cirurgião se depara com grandes defeitos no intra-operatório. Assim sendo, é fundamental o planejamento pré-operatório de pelo menos uma opção para a reconstrução do defeito residual na parede.

Não há um consenso quanto às indicações de reconstrução mas, de modo geral, quando há ressecção de quatro ou mais costelas ou de uma área com mais de 5 cm de diâmetro, deve-se usar alguma técnica de reconstrução.[10] A localização da lesão também tem importância, pois lesões anterolaterais são mais propensas a causar instabilidade em comparação às lesões na região posterior do tórax. Além disso, ressecções envolvendo os três primeiros ou os últimos arcos costais nem sempre necessitam reconstrução. Outra situação em que a reconstrução do arcabouço ósseo não costuma ser necessária é quando a escápula é capaz de estabilizar a parede torácica. Muitas vezes, é necessário o uso de alguma prótese para tentar preservar a rigidez da parede torácica associado ou não a um retalho muscular ou miocutâneo para o fechamento da ferida. No nosso Serviço, usamos próteses flexíveis para reconstrução do arcabouço ósseo associado a retalhos miocutâneos. Nossa prótese de escolha é a tela de polipropileno, por ser permeável, fácil de manipular, ter alta durabilidade, resistência à rotura e à infecção. Além disso, é um material de baixo custo e encontra-se disponível rotineiramente em nosso hospital. Reservamos o pericárdio bovino para situações em que o defeito da parede expõe coração, grandes estruturas vasculares ou vísceras abdominais. Sendo que, em alguns casos de defeitos extensos e complexos, lançamos mão da combinação de tela de polipropileno e pericárdico bovino.

- » Objetivos da reconstrução:
  - Manter a estabilidade da parede torácica.
  - Ocluir o espaço pleural.
  - Manutenção da fisiologia respiratória.
  - Revascularização de áreas isquêmicas.
  - Proteção de vísceras.
  - Estética.
- » Tipos de reconstrução:
  - Próteses:
    - Tela de polipropileno.
    - Tela de politetrafluoretileno (PTFE).
    - Placas de titânio.
    - Metacrilato.
  - Retalhos:
    - M. grande dorsal.
    - M. peitoral maior.
    - M. reto abdominal.
    - M. serrátil anterior.
    - M. oblíquo externo.
    - Omento maior.
    - Retalhos microcirúrgicos.

Conclusão

A dificuldade de se estabelecer linhas gerais de conduta para o tratamento dos tumores de parede é grande, principalmente pelo comportamento variado dos muitos tipos histológicos e pela irregular resposta à químio- e radioterapia.

Após o diagnóstico de malignidade (pré-operatório), deve-se planejar a ressecção considerando as margens adequadas. Em caso de ter sido realizada biópsia excisional, a depender do tipo histológico, deverá haver nova abordagem para ampliação de margens. Estas devem ser negativas, e convencionou-se uma margem de 4 cm para tumores de alto grau e 2 cm para tumores de baixo grau.

Embora nem todas as ressecções de parede torácica necessitem de medidas auxiliares para o fechamento, defeitos maiores que 5 cm ou com ressecção de mais de três arcos costais, devem ser avaliadas quanto à necessidade de reconstrução. Alguns tumores podem se beneficiar de terapia neoadjuvante.

Ressecções incompletas ou sem intenção curativa podem ser oferecidas como tratamento de lesões ulceradas com ou sem infecção, com objetivo de melhorar a dor e a qualidade de vida do paciente.[11]

Referências bibliográficas

1. Ito T, Suzuki H, Yoshino I. Mini review: surgical management of primary chest wall tumors. Gen Thorac Cardiovasc Surg [Internet]. Springer Japan. 2016; 64(12):707-14. Disponível em: http://link.springer.com/10.1007/s11748-016-0719-z.

2. David E, Marshall MB. Review of chest wall tumors: a diagnostic, therapeutic, and reconstructive challenge. Semin Plast Surg. 2011; 25(212):16-24.

3. Cipriano A, Burfeind W. Management of primary soft tissue tumors of the chest wall. Thorac Surg Clin [Internet]. Elsevier. 2017; 27(2):139-47. Disponível em: http://dx.doi.org/10.1016/j.thorsurg.2017.01.007.

4. Sabanathan S, Shah R, Mearns AJ. Surgical treatment of primary malignant chest wall tumours. Eur J Cardiothorac Surg. 1997; 11(6):1011-6.

5. Athanassiadi K, Kalavrouziotis G, Rondogianni D, Loutsidis A, Hatzimichalis A, Bellenis I. Primary chest wall tumors: early and long-term results of surgical treatment. Eur J Cardiothorac Surg. 2001; 19(5):589-93.

6. Thomas M, Shen KR. Primary tumors of the osseous chest wall and their management. Thorac Surg Clin [Internet]. Elsevier. 2017; 27(2):181-93. Disponível em: http://dx.doi.org/10.1016/j.thorsurg.2017.01.012.

7. Smith SE, Keshavjee S. Primary chest wall tumors. Thorac Surg Clin [Internet]. Elsevier. 2010; 20(4):495-507. Disponível em: http://dx.doi.org/10.1016/j.thorsurg.2010.07.003

8. Tateishi U, Gladish GW, Kusumoto M, Hasegawa T, Yokoyama R, Tsuchiya R, et al. Chest wall tumors: radiologic findings and pathologic correlation: part 1. Benign tumors. Radiographics. 2003; 23:1477-90.

9. Tateishi U, Gladish GW, Kusumoto M, Hasegawa T, Yokoyama R, Tsuchiya R, et al. Chest wall tumors: radiologic findings and pathologic correlation: part 2. Malignant tumors. Radiographics. 2003; 23:1491-508.

10. Seder CW, Rocco G. Chest wall reconstruction after extended resection. J Thorac Dis. 2016; 8(Suppl 11):S863-71.

11. Dela Vega AJM. Tumores de parede torácica. In: Terra RM, Araújo PHXN, Pêgo-Fernandes P, Jatene FB, editors. Manual de Cirurgia Torácica Oncológica. 2 ed. 2012; 102-4.

Capítulo 30
Diafragma – hérnias e eventração

Angelo Fernandez
João Paulo Cassiano de Macêdo

Considerações iniciais

O diafragma é a estrutura musculoaponeurótica que forma o assoalho do tórax, separando a cavidade pleural da cavidade peritoneal. Vários óstios na sua estrutura permitem a passagem dos órgãos de transição toracoabdominal (os maiores são hiato aórtico, esofágico e forame da veia cava;[1] e os menores são os forames anteriores, que permitem a transição dos vasos torácicos internos para os epigástricos). Seu corpo muscular é irrigado por um tronco principal (frênica), a artéria pericardiofrênica, e várias colaterais provenientes da parede torácica (intercostais, torácica interna e epigástrica superior).

A inervação provém do nervo frênico, que se origina na altura de C3/C4/C5, penetra no tórax no estreito superior e corre por todo o mediastino, logo à frente dos hilos pulmonares e sobre o pericárdio até se espraiar pelo centro tendíneo e lançar suas fibras para atingir as placas motoras dos miócitos diafragmáticos. Esse longo trajeto e as características especiais da transmissão do impulso nervoso para esse músculo devem ser bem conhecidas por quem pretende atuar na cirurgia torácica. Devemos lembrar que, uma parte significativa das afecções que acometem o diafragma não são lesões da sua estrutura, mas, sim, secundárias a processos de denervação da estrutura muscular. Dessa maneira, a integridade do nervo frênico é fundamental para o bom funcionamento do diafragma, pois daí vem o tônus que equilibra as pressões das cavidades acima e abaixo dele, e os impulsos sequenciais que mantêm as incursões respiratórias.

A forma de ogiva com convexidade voltada para o tórax explica o papel do diafragma no mecanismo da ventilação. As contrações rítmicas do músculo na inspiração deslocam o centro tendíneo e as cúpulas diafragmáticas para baixo, expandindo a caixa torácica e reduzindo pressão intratorácica. No relaxamento, a elasticidade pulmonar traz as cúpulas para a posição de repouso. Conhecer detalhes da anatomia facilita bastante a compreensão da fisiologia e da fisiopatologia dos processos das afecções do diafragma (Figuras 30.1 e 30.2).

Figura 30.1. Vista da superfície torácica do diafragma

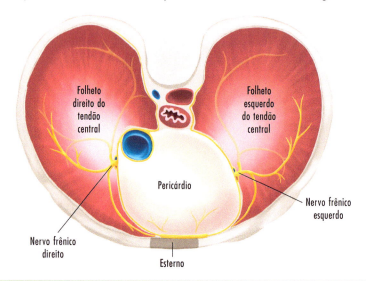

Figura 30.2. Vista da superfície abdominal do diafragma

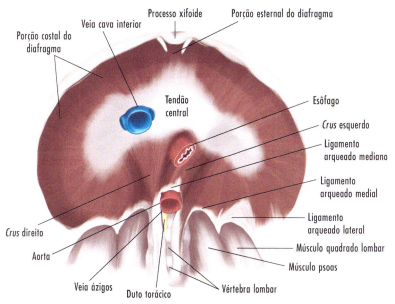

Doenças que acometem o diafragma

Antes de discutir aspectos objetivos das afecções do diafragma, temos que pensar que não estamos tratando de um órgão ou sistema. O diafragma é uma estrutura que funciona basicamente como divisor entre cavidades. Uma particularidade importante é que separa cavidades com regimes de pressão diferentes, e isto tem importância quando pensamos no diagnóstico e nas implicações terapêuticas dos potenciais tratamentos. A cavidade pleural trabalha num regime variável de pressões negativas (fundamental para a ventilação e troca do ar intrapulmonar) e a cavidade peritoneal está submetida a pressões positivas. Grosseira e metaforicamente falando, o diafragma impede que o conteúdo abdominal seja aspirado para dentro do tórax.

Temos duas situações básicas nas doenças que acometem o diafragma, e que estão diretamente relacionadas ao que foi dito antes:

1. Solução de continuidade (conceito básico das hérnias): abertura de qualquer origem que permite que as vísceras abdominais

penetrem no tórax. A pressão positiva abdominal tende a empurrar o conteúdo peritoneal para dentro da cavidade pleural. Dependendo do tamanho do anel herniário e do volume das vísceras, vamos ter correlações com os sintomas e risco de encarceramento.

2. Atonia ou hipotonia das fibras musculares (conceito das eventrações): o conteúdo abdominal empurra todo o diafragma para dentro da cavidade pleural reduzindo o volume que poderia ser ocupado pelo pulmão. Isto é secundário à redução do tônus neuromuscular com consequente flacidez do diafragma. A pressão abdominal positiva vai forçando a subida do conteúdo peritoneal e retroperitoneal para dentro do tórax, reduzindo o espaço ocupado pelo pulmão. Como acontece na maioria das vezes, a lesão é unilateral, por isso, se um hemidiafragma mantiver tônus e movimentos normais, o outro pode, devido a sua impotência funcional, trabalhar em dissonância e fazer o que chamamos movimento paradoxal (assincronia nos movimentos de subida e descida),[2,3] com evidente reflexo na ventilação.

Propedêutica armada
Radiografia simples

Por mais simples que pareça, a radiografia convencional ainda é o passo inicial da investigação das lesões do diafragma. A sombra da cúpula é bem visível ao exame, e sua elevação acima dos parâmetros normais associada a sinais clínicos de redução da capacidade respiratória pede um avanço na investigação.

Ao contrário do que diz o senso comum, nem sempre exames mais complexos, como a tomografia e a ressonância, têm vantagens significativas. A pesquisa de soluções de continuidade no diagnóstico diferencial entre eventração e hérnia não é tão simples quanto parece, e deve sempre ser precedida de uma avaliação clínica e anamnese detalhada. História de trauma aberto ou fechado, contusões cervicotorácicas ou no trajeto do nervo frênico, devem ser buscadas insistentemente pois, muitas vezes, se tratam de acidentes antigos e sem causa correlacionada com o evento atual. É fundamental pensar que os dados obtidos na história e exame físico direcionam os exames, e não o contrário. A investigação das lesões do diafragma envolve sempre um fator funcional (respiratório, di-

Figura 30.3. Radiografia de tórax mostrando hérnia diafragmática à esquerda (A) e à direita (B)

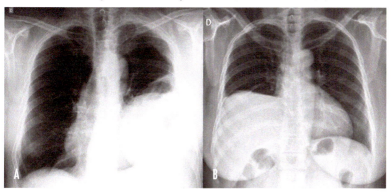

gestivo ou álgico) que pode apontar fator causal mais facilmente que os exames indiretos (Figura 30.3).

Tomografia computadorizada

Na investigação de paralisia e eventração observa-se a integridade da cúpula diafragmática, além de excluir a presença de tumores cervicais ou torácicos, como causa de paralisia frênica, ou etiologias subdiafragmáticas como causa de elevação da cúpula (Figuras 30.4 a 30.6).

Em afecções congênitas, a tomografia é a modalidade diagnóstica preferida, sendo que à esquerda mostra sensibilidade 78% e especificidade 100%[4] e, à direita, sensibilidade de 50% e especificidade de 100%.[4]

Nas apresentações contusas agudas oferece alta acurácia com 61-87% de sensibilidade e 72-100% de especificidade. Dentre os sinais radiológicos:
- » Defeito em um segmento do diafragma (mais encontrado): com sensibilidade de 95,7%.[6]
- » Espessamento diafragmático: se apresenta em conjunto com outros sinais, assim como ruptura.
- » *Dangling diaphragm* (diafragma pendurado): observado em 50% dos traumas abdominais contusos com especificidade de 98%.[6]

Figura 30.4. Tomografia com reconstrução coronal com paralisia diafragmática à esquerda

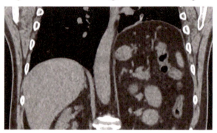

Figura 30.5. Tomografia com reconstrução coronal com evidência da hérnia diafragmática congênita à esquerda

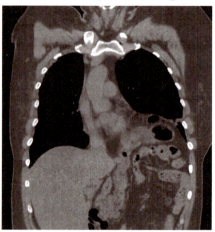

» *Dependent viscera sign* (sinal da víscera dependente):[6] mostra um contato anômalo entre as vísceras abdominais e a parede posterior do tórax, sem a interposição do parênquima pulmonar, ou seja, uma posição dependente contra a parede torácica posterior obliterando o seio costofrênico.
» Sinal do colar: mostra a constrição da víscera herniada no ponto de descontinuidade do diafragma (tipicamente observado com a hérnia e de conteúdo gástrico).[6]

Figura 30.6. Tomografia com reconstrução axial (A) e sagital (B) mostrando a solução de continuidade do diafragma com evidência da hérnia diafragmática

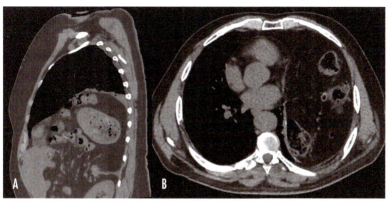

» *Hump sign* (sinal do corcunda): é semelhante ao sinal do colar, porém, refere ao formato do fígado herniado, mais bem visualizado em reconstruções coronais e sagitais.[6]

Prova de função pulmonar

É a ferramenta objetiva para quantificar a dispneia nos pacientes com elevação diafragmática. Naqueles com disfunção diafragmática, observamos um componente restritivo com redução de VEF1 e CVF. A CVF deve ser aferida na posição ortostática e supina.

Sniff test

O *sniff test* (teste do cheiro) é feito durante a fluoroscopia, quando é solicitado ao paciente para fungar/cheirar sendo avaliada a movimentação ativa do diafragma. Em pacientes com paralisia/eventração, o diafragma pode ficar imóvel ou mover-se cranialmente com um movimento paradoxal.

Ultrassom

O ultrassom (US), na paralisia ou eventração, é útil para avaliar a espessura e movimentação durante a respiração, tendo boa concordância com achados fluoroscópicos.[2] Nas lesões contusas agudas e na presença de uma boa janela acústica, pode mostrar rupturas diafragmáticas, como uma interrupção na linha hiperecoica do diafragma, assim como as bordas flutuantes do músculo e as vísceras intratorácicas.[6] Lembrar sempre que o US é operador dependente e ele deve ser orientado pelos dados clínicos.

Ressonância nuclear magnética

Tem um contraste tecidual maior que a tomografia, o que facilita a localização de lesão diafragmática, mas é pouco utilizada nas lesões agudas, pois requer estabilidade hemodinâmica e o tempo de aquisição de imagem é muito longo.

Eletromiografia

Mede a resposta elétrica e mecânica do nervo frênico. A estimulação pode ser feita de forma percutânea no pescoço e o potencial de ação pode ser medido por eletrodos esofágicos ou posicionados na parede torácica. A resposta mecânica é medida pela mudança da pressão transdiafragmática, diferença entre o valor esofágico (pleural) e o gástrico (abdominal). Nas lesões neurais, há um aumento no tempo de latência ou ausência do potencial de ação, ao contrário de afecções miopáticas sem alterações na condução do nervo, porém queda na pressão transdiafragmática.

Afecções diafragmáticas encontradas na prática clínica

Eventrações

Eventração congênita

É caracterizada por um defeito muscular que preserva as áreas de contato periféricas, junto ao esterno, costelas e região do dorso, mas que acomete funcionalmente as placas motoras da parte mais central. É mais comum em homens e acomete mais o lado esquerdo. Acredita-se que seja consequência da migração anormal dos mioblastos dos somitos cervicais superiores que vão formar uma estrutura muscular deficiente, caracterizada por alterações fibroelásticas e redução do número de fibras musculares.[2] Crianças com esta deficiência têm dificuldades ventilatórias no período neonatal, dependem de auxílio ventilatório e podem necessitar de correção cirúrgica.

Paralisia adquirida

O diafragma mantém sua continuidade, não há abertura entre as cavidades pleural e abdominal, mas há uma perda variável das fibras musculares e de seu poder de contração, que vão de hipotonia a atonia completas. São situações adquiridas, geralmente secundárias a uma lesão do nervo frênico em qualquer ponto do seu trajeto ou alterações das placas motoras dos rabdomiócitos.

A etiologia da paralisia adquirida é variável. O nervo frênico pode ser lesado em traumas penetrantes, lesões fechadas da transição cervicotorácica, processos iatrogênicos ou por invasão neoplásica em qualquer ponto do seu longo trajeto. Processos infecciosos ou inflamatórios (poliomielite, vasculites, infecções virais ou sequelas actínicas), além de neuropatias periféricas, como esclerose múltipla, esclerose lateral amiotrófica ou neuropatias diabéticas, podem ser causas de paralisia frênica de difícil detecção.

Infelizmente, causas iatrogênicas são frequentes, por exemplo, complicação de cirurgias cardíacas (por lesão direta ou térmica, pelo uso do cautério, ou hipotermia usada na cardioplegia) ou manipulações mediastinais (ressecções de massas mediastinais anteriores), e até em acidentes na passagem de cateteres centrais e após uso de radiofrequência para tratamento de cervicalgias. Essas situações são percebidas tardiamente e a relação causa-efeito nem sempre é devidamente documentada.

Quadro clínico

A apresentação clínica dos pacientes com uma elevação diafragmática (eventração ou paralisia) ao exame radiológico é variável e, frequentemente, não tem grande relação com os sintomas. Tempo de evolução, grau de paralisia, uni ou bilateralidade, ganho de peso, pneumopatias associadas, complacência da caixa torácica, podem repercutir com dispneia, cansaço e sintomas gastrointestinais.

Pacientes com eventração/paralisia diafragmática não contam com o movimento axial-caudal do diafragma durante a inspiração, responsável por reduzir a pressão intratorácica. O movimento paradoxal (elevação diafragmática na inspiração e depressão na expiração) em disparidade com o hemidiafragma sadio reduz o volume corrente e leva a um prejuízo na ventilação/perfusão nos segmentos basais do lobo inferior ipsilateal (*shunt*), que pode levar à hipoxemia. Como um mecanismo compensatório, há o uso forçado dos músculos acessórios levando, às vezes, à alcalose respiratória e redução da eficiência energética da ventilação. Quando à esquerda, a presença do estômago e do ângulo esplênico do cólon ocupando a loja subfrênica, pode causar sintomas abdominais como dor epigástrica, regurgitação, náuseas, cólicas e alteração do hábito intestinal.[2]

O exame clínico pode mostrar movimento paradoxal da parede abdominal na inspiração profunda e uma piora da dispneia em posição supina (o conteúdo abdominal cai sobre o diafragma). Ausculta de borborigmos e ruídos hidroaéreos na projeção do terço inferior do tórax corroboram a subida do conteúdo abdominal.

Hérnias diafragmáticas

São várias apresentações, que vão desde as congênitas, Morgani e Bochdalek, passando pelas adquiridas com apresentação aguda e crônica.

As hérnias congênitas são afecções pouco comuns (1:3.000 nascimentos).[4] Em neonatos, a maioria dos defeitos é à esquerda, ao passo que, em adultos com diagnóstico tardio, à direita é mais frequente, fato atribuído ao fígado, que, por sua localização, tampona o colo e previne a herniação precoce do conteúdo abdominal. Dependendo do volume do saco herniário, as situações podem ser muito graves e exigir intervenções de emergência por falência respiratória. Algumas vezes, quando o diagnóstico é feito na fase intrauterina, a operação pode ser indicada na fase fetal, antes do nascimento.

A hérnia de Morgagni (anterior) é mais frequentemente diagnosticada na idade adulta, e consiste na falha da fusão entre os componentes anterocostais e esternais do diafragma. São usualmente encontradas à direita, pois o pericárdio, à esquerda, tende a tamponar o defeito. Anomalias cardíacas e neurológicas podem coexistir em cerca de metade dos pacientes,[4] assim como alterações cromossômicas (síndrome de Turner e trissomia do 13, do 18 e do 21).[4]

As hérnias congênitas posteriores, aparentemente, são menos comuns. Talvez isto se deva às estruturas musculares mais desenvolvidas ou à estabilização promovida pelas fáscias retroperitoneais, que sustentam melhor a falha do diafragma impedindo a herniação das vísceras.

Hérnia traumática

A incidência de lesão difragmática em trauma penetrante toracoabdominal é muito variável e não existem estatísticas confiáveis. Nos traumatismos fechados, torácico ou abdominal, as lesões diafragmáticas podem passar despercebidas, mesmo em casos que foram operados para corrigir outras lesões e é até possível que lesões crônicas se tornem mais comuns, pois notamos um aumento significativo de tratamentos não operatórios de lesões que antes era sinônimo de intervenção (principalmente nas contusões e rupturas de órgãos sólidos). Na apresentação crônica, a história de trauma pregresso deve ser insistentemente investigada. Atentar sempre para acontecimentos remotos.

Hérnias diafragmáticas traumáticas agudas são tratadas cirurgicamente com redução do conteúdo herniado e fechamento do defeito.[7] Devido à alta taxa de lesões associadas, é recomendada abordagem inicial pela via abdominal por laparotomia ou videolaparoscopia. O critério de escolha depende das condições locais, experiência do cirurgião, gravidade das lesões associadas e escore de risco do paciente. Especificamente falando do diafragma, a sutura de lesões pequenas ou médias, sem perda de substância, é perfeitamente factível por operações minimamente invasivas. Especial atenção deve ser dada ao tratamento da cavidade pleural. Não se pode pensar em resolver uma lesão do diafragma sem resolver o quadro pleural associado. Pleuroscopia e drenagem pleural adequada devem ser indicadas sempre que houver dúvida da expansão pulmonar completa.

Nas lesões traumáticas crônicas, quando o diagnóstico foi feito tardiamente, a abordagem pode ser tanto via torácica quanto abdominal.[5] Avaliação criteriosa do caso aliada à expertise do cirurgião definirão a melhor alternativa. Argumento a favor da abordagem via torácica seria a facilidade da lise de aderências junto ao pulmão e tecidos adjacentes, resolvendo, por antecipação, os problemas pleurais secundários. Abordagem abdominal soa menos atrativa por dificuldades táticas, como lise de bridas e exploração da cavidade pleural, embora hajam relatos de sucesso com abordagem laparoscópica. O reparo é feito com sutura primária, mas, em lesões muito extensas ou com perda de substância, pode ser necessário o uso de materiais protéticos. Tela de Mersilene, politetrafluoroetileno (PTFE), Duo-mesh ou polipropileno são usados com frequência. A evolução dos pacientes está diretamente atrelada ao momento da abordagem, sendo que a mortalidade é menor quando a abordagem é feita em momento latente (paciente oligo/assintomático). Nas fases sintomáticas, com sinais e sintomas obstrutivos, a morbimortalidade é expressivamente maior, o que reforça a indicação de abordagem precoce, mesmo nos indivíduos oligossintomáticos.

Hérnias podem ter diferentes repercussões clínicas de acordo com o tempo do diagnóstico, topografia da lesão e conteúdo herniário. Condições que aumentam a pressão abdominal, como gravidez ou obesidade, podem aumentar o defeito diafragmático e o conteúdo herniado. Os sintomas mais evidentes são: respiração curta, intolerância alimentar, refluxo gastroesofágico, náuseas, vômitos, distensão, dor abdominal atípica. Complicações como volvo, encarceramento, estrangulamento ou perfuração de alças são frequentemente descritas.

Tratamento

O tratamento de hérnias diafragmáticas é cirúrgico na sua essência. Redução das vísceras para o compartimento de origem, liberação da cavidade pleural e expansão do pulmão são os objetivos a serem atingidos. A correção do defeito diafragmático pode ser feita por sutura primária se, em pacientes com elevação diafragmática (eventração/paralisia), o objetivo da cirurgia é melhorar a dispneia, logo a cirurgia é indicada em pacientes com sintomas ventilatórios de origem restritiva. A avaliação pré-operatória deve ser sistemática e cuidadosa. Em casos pós-cirurgia cardíaca com lesão do nervo frênico é aconselhado aguardar um a dois anos antes do procedimento,[2] assim como em pacientes com sintomas observa-se por seis meses.[2] Contraindicações relativas à cirurgia seria obesidade mórbida e distúrbios neuromusculares.

O procedimento cirúrgico indicado é a plicatura diafragmática, sendo passível de ser realizada tanto por via abdominal quanto torácica de forma aberta ou minimamente invasiva. Assim como a via de acesso, o modo como é realizada a plicatura pode ser variado: sutura manual em "U",[2] sutura contínua com/sem *pledgets*,[2] uso de tela,[2] ressecção da porção redundante do músculo,[2] abertura radial do diafragma e sutura com imbricamento dos planos.[8]

Freeman e colaboradores, em sua publicação com uma série de casos com 41 pacientes submetidos à plicatura seja por toracotomia ou toracoscopia e um seguimento de quatro anos, obtiveram melhora espirométrica (20%) em todos e 90% de melhora no quesito dispneia, sendo que 91% dos mesmos retornaram às atividades laborais mantendo a melhora durante o *follow up*.

Referências bibliográficas

1. Anraku M, Shargall Y. Surgical conditions of the diaphragm: anatomy and physiology. Thorac Surg Clin. 2009; 19:419-29.
2. Groth SS, Andrade RS. Diaphragmatic eventration. Thorac Surg Clin. 2009; 19:511-9.
3. Ko MA, Darling GE. Acquired paralysis of the diaphragm. Thorac Surg Clin. 2009; 19:501-10.
4. Schumacher L, Gilbert S. Congenital diaphragmatic hernia in the adult. Thorac Surg Clin. 2009; 19:469-72.
5. Blitz M, Brian E, Louie BE. Chronic traumatic diaphragmatic hernia. Thorac Surg Clin. 2009; 19:491-500.
6. Bonatti M, et al. Blunt diaphragmatic lesions: Imaging findings and pitfalls. Published online. 2016; 8:10.
7. Hanna WC, Ferri LE. Acute traumatic diaphragmatic injury. Thorac Surg Clin. 2009; 19:485-9.
8. Evman S, Tezel C, Vayvada M, et al. Comparison of mid-term clinical outcomes of different surgical approaches in symptomatic diaphragmatic eventration. Ann Thor Card Surg. 2016; 22(4):224-9.
9. Freeman RK, et al. Long-term follow-up of the functional and physiologic results of diaphragm plication in adults with unilateral diaphragm paralysis. Ann Thorac Surg. 2009; 88:1112-7.
10. Groth SS, Andrade RS. Diaphragm plication for eventration or paralysis: a review of the literature. Ann Thorac Surg. 2010; 89:S2146-50.

Parte 7

Pneumopatias avançadas e transplante pulmonar

Capítulo 31

Pneumopatias avançadas e indicações para transplante pulmonar

Mariana Schettini Soares
Marcos Naoyuki Samano

O transplante pulmonar, técnica cirúrgica de substituição de um ou ambos os pulmões doentes e implantação de pulmões saudáveis, foi primeiramente realizado em humanos em 1963, por James Hardy; entretanto, sua realização com bons resultados só é descrita a partir da década de 1980, por Joel D. Cooper do grupo de Toronto. Desde então, houve um aumento significativo do número de transplantes realizados mundialmente, sendo relatados mais de 4.000 procedimentos em 2014, segundo a International Society of Heart and Lung Transplantation (ISHLT).

Indicação

Esse procedimento é indicado como última opção terapêutica em pacientes com pneumopatias avançadas, após esgotamento das opções de tratamento clínico. Independentemente da pneumopatia, todos os pacientes considerados para o transplante pulmonar devem preencher os seguintes critérios: alto (> 50%) risco de morte devido à doença pulmonar em dois anos, caso o transplante não seja realizado; alta (> 80%)

chance de sobrevida em noventa dias após o transplante; e alta (> 80%) chance de sobrevida após cinco anos de transplante, considerando-se que tenha uma boa função do enxerto.

Segundo dados da ISHLT, as principais indicações de transplante primário em adultos nos últimos 10 anos, até junho de 2015, foram: doença pulmonar obstrutiva crônica (31,3%), pneumonia intersticial idiopática (24,5%) e fibrose cística (15,8%). A sobrevida pós-transplante pulmonar corresponde a 80,3%, 65,5% e 54,2% no primeiro, terceiro e quinto anos.

As indicações mais frequentes de transplante pulmonar no Instituto do Coração do Hospital das Clínicas da Faculdade de Medicina da Universidade de São Paulo são semelhantes; entretanto, com frequências diferentes, sendo elas: fibrose cística (22,9%), doença pulmonar obstrutiva crônica (19,9%), bronquiectasias (18,3%) e pneumonia intersticial idiopática (10,8%). Em nossa casuística, a sobrevida dos transplantados de pulmão em um, três e cinco anos de seguimento corresponde a 66,9%, 60,3% e 55,5%, respectivamente.

Dividimos as pneumopatias passíveis de tratamento com transplante pulmonar em quatro grupos: doença pulmonar obstrutiva, doença pulmonar intersticial (restritiva), doença supurativa e doença vascular pulmonar.

Para todos os grupos, há duas fases da indicação. Primeiramente, temos os critérios de encaminhamento ao grupo especializado multidisciplinar de transplante, constituído por pneumologista, cirurgião torácico, enfermeiro, fisioterapeuta, assistente social, psicólogo e nutricionista. Esse encaminhamento deve ser feito de modo precoce para permitir uma avaliação completa do paciente e familiarização do mesmo com o procedimento proposto. Por último, temos os critérios para inclusão em lista de espera, quando o paciente efetivamente é listado para realização do transplante.

Doença pulmonar obstrutiva

Constitui a indicação mais frequente de transplante pulmonar, segundo a estatística mundial. Compreende tanto as doenças obstrutivas por deficiência de alfa-1 antitripsina quanto as doenças não associadas à deficiência desta proteína. A sobrevida pós-operatória em curto e médio prazos é maior comparativamente às outras indicações de transplante.

Fatores associados a maior mortalidade são idade avançada, uso de oxigênio suplementar, menor capacidade pulmonar total e maior volume residual na prova de função pulmonar, menor carga na ergoespirometria para obtenção de teste máximo, maior proporção de enfisema nos campos inferiores em comparação aos campos superiores e menor razão de perfusão pulmonar superior-inferior.

Na Tabela 31.1, temos os critérios para encaminhamento e para inclusão em lista das doenças obstrutivas.

Para inclusão em lista, a presença de um dos critérios anteriormente mencionados é suficiente. O índice BODE (Tabela 31.2) utilizado consiste em um sistema de classificação clínica dos pacientes com doença obstrutiva, com valor prognóstico. Os dados utilizados são índice de massa corpórea (*body mass index*), grau de obstrução de via aérea (*obstruction*) de acordo com o volume expirado no primeiro segundo (VEF1), grau de dispneia avaliado pelo índice MMRC (*dyspnea*) e tolerância ao exercício (*exercise*), de acordo com o teste de caminhada de seis minutos (TC6M). Este índice constitui melhor indicador de sobrevida se comparado ao estadiamento espirométrico, com mortalidade de 80% em quatro anos se BODE entre 7 e 10, e 60% se BODE entre 5 e 6.

Tabela 31.1. Critérios de encaminhamento e inclusão em lista das doenças obstrutivas

Encaminhamento	Inclusão em lista
Doença progressiva apesar de terapia clínica otimizada	Três ou mais exacerbações no último ano
Não candidato a cirurgia redutora ou tratamento endoscópico do enfisema	Hipertensão pulmonar moderada a grave associada
Índice BODE 5-6	Índice BODE ≥ 7
$PaCO_2$ > 50 mmHg e/ou PaO_2 < 60 mmHg	Uma exacerbação grave com insuficiência respiratória aguda hipercápnica
VEF1 < 25% previsto	VEF1 entre 15% e 20% do previsto

Tabela 31.2. Índice BODE

	IMC (kg/m²)	VEF1 (%)	MMRC	TC6M (m)
0	> 21	≥ 65	0-1	≥ 350
1	≤ 21	50-64	2	250-349
2	–	36-49	3	150-249
3	–	≤ 35	4	≤ 149

Doença pulmonar intersticial (restritiva)

As doenças intersticiais apresentam o pior prognóstico dentre as indicações mais comuns de transplante pulmonar, com alta mortalidade em lista de espera. A fibrose pulmonar idiopática apresenta o pior prognóstico dentro deste grupo, com sobrevida mediana de dois a três anos após o diagnóstico.

Alguns fatores de pior prognóstico são idade avançada, função pulmonar ruim ou em declínio, dispneia, hipertensão pulmonar, enfisema pulmonar associado, acometimento extenso do parênquima e baixa tolerância ao exercício.

Essas doenças podem estar associadas a doenças do colágeno e, não havendo contraindicações extrapulmonares, os critérios de encaminhamento e inclusão em lista das doenças intersticiais, referidos na Tabela 31.3, podem ser usados em caso de acometimento pulmonar sem resposta ao tratamento adequado da colagenose.

Fibrose cística e doenças supurativas

O transplante deve ser considerado para os pacientes com fibrose cística com sobrevida prevista em dois anos menor que 50% e que tenham limitações funcionais significativas, classificados como classes III ou IV pela New York Heart Association (NYHA). O índice mais utilizado para avaliar a progressão de doença tem sido o VEF1, sendo uma aferição menor que 30% relacionada a mortalidade de 40% em homens e 55% em mulheres.

A microbiologia respiratória é um fator importante na avaliação do paciente com fibrose cística em avaliação para transplante, uma vez que

Tabela 31.3. Critérios de encaminhamento e inclusão em lista das doenças intersticiais

Encaminhamento	Inclusão em lista
Evidência radiográfica ou anatomopatológica de pneumonia intersticial usual (UIP) ou pneumonia fibrosante não específica (NSIP)	Dessaturação < 88% ou < 250 metros no teste de caminhada de seis minutos ou queda maior que 50 metros no seguimento
CVF < 80% ou DLCO < 40%	Queda ≥ 10% da CVF em seis meses
Dispneia ou limitação funcional atribuída a doença pulmonar	Queda ≥ 15% em seis meses
Necessidade de oxigenoterapia	Hipertensão pulmonar
Se doença inflamatória intersticial (ILD): ausência de melhora em função pulmonar, dispneia ou necessidade de oxigênio após terapia clínica	Hospitalização devido a exacerbação, pneumotórax ou piora clínica

infecções por *Burkholderia cepacia* impactam na sobrevida, estando relacionadas à progressão mais rápida da doença, e infecções por *Burkholderia cenocepacia* têm relação com maior mortalidade pós-transplante, principalmente pela maior chance de recidiva após o procedimento, não observada em outras espécies do gênero. Outro grupo de bactérias que deve sempre ser investigado e tratado antes da inclusão em lista é constituído pelas micobactérias não tuberculosas (MNT), também relacionadas à progressão mais rápida da doença, sobretudo nas infecções por *Mycobacterium abscessus*, e maior mortalidade.

Um maior número de exacerbações e internações, sexo feminino, desenvolvimento de pneumotórax, hipertensão pulmonar e baixa tolerância ao exercício também estão relacionados a um pior prognóstico.

Na Tabela 31.4, temos os critérios para encaminhamento e inclusão em lista dos pacientes com fibrose cística.

Tabela 31.4. Critérios de encaminhamento e inclusão em lista de fibrose cística e doenças supurativas

Encaminhamento	Inclusão em lista
VEF1 ≤ 30% ou piora progressiva rápida apesar de terapia otimizada, infecção por *B. cepacia* ou MNT	Piora rapidamente progressiva de função pulmonar
TC6M < 400 m	Hospitalizações frequentes
Hipertensão pulmonar na ausência de exacerbação hipoxêmica	Hipertensão pulmonar
Piora clínica caracterizada por maior número de exacerbações associada a um dos fatores: • Pneumotórax • Hemoptise maciça mesmo após embolização • Insuficiência respiratória com necessidade de pressão positiva não invasiva • Aumento de resistência antibiótica ou pior recuperação após exacerbações • Piora do *status* nutricional mesmo em suplementação	Classe funcional OMS IV Ventilação não invasiva prolongada Insuficiência respiratória crônica: • Hipoxêmica (PaO_2 < 60 mmHg) • Hipercápnica ($PaCO_2$ > 50 mmHg)

Doença vascular pulmonar

O momento de encaminhamento e inclusão em lista dos pacientes com doença vascular é menos claro, variando significativamente entre os centros. Essa indefinição ocorre devido à boa resposta deste tipo de doença ao tratamento medicamentoso. Os critérios definidos pela ISHLT são listados na Tabela 31.5.

Tabela 31.5. Critérios de encaminhamento e inclusão em lista das doenças vasculares

Encaminhamento	Inclusão em lista
Classe funcional NYHA III ou IV com aumento de doses	Classe funcional NYHA III ou IV apesar de terapia combinada, incluindo prostanoides, por três meses
Doença rapidamente progressiva	Índice cardíaco < 2 L/min/m²
Uso de terapia intravenosa para tratamento da hipertensão arterial pulmonar, independentemente da classe funcional	Hemoptise maciça, derrame pericárdico ou sinais de insuficiência cardíaca progressiva direita
Doença veno-oclusiva suspeita ou confirmada, ou hemangiomatose pulmonar capilar	Teste de caminhada de seis minutos < 350 metros
	Pressão atrial direita média > 15 mmHg

Fatores associados a maior mortalidade são classe funcional NYHA IV, sexo masculino com mais de 60 anos, aumento da resistência vascular pulmonar, hipertensão arterial pulmonar associada à hipertensão portal e histórico familiar de hipertensão arterial pulmonar.

Contraindicação

Devido à alta complexidade do procedimento, com alta morbimortalidade perioperatória, temos contraindicações absolutas e relativas à realização do transplante pulmonar.

As contraindicações absolutas são:
» História recente de malignidade: no caso do câncer de pele não melanoma tratado adequadamente e com baixa chance de recidiva, o tempo livre de doença de dois anos é considerado adequado.

Entretanto, na maioria das malignidades recomenda-se um tempo livre de doença de cinco anos. Em determinados tipos de neoplasia, em que o risco de recorrência continua alto mesmo após este período, não é indicada a realização do transplante.
- » Disfunção grave de outro órgão apesar de tratamento clínico otimizado, exceto nos casos de transplante combinado de órgãos (p. ex., coração-pulmão).
- » Doença aterosclerótica com isquemia ou disfunção de órgão-alvo suspeita ou confirmada e/ou doença coronariana sem possibilidade de revascularização.
- » Instabilidade clínica aguda, como nos de sepse aguda, infarto do miocárdio e falência hepática.
- » Infecção crônica por patógenos de alta virulência e/ou resistentes à terapia antimicrobiana.
- » Coagulopatia refratária.
- » Infecção aguda por *Mycobacterium tuberculosis*.
- » Deformidade de parede torácica ou coluna que possam levar a distúrbio restritivo no pós-transplante.
- » Obesidade grau II ou III (índice de massa corpórea maior ou igual a 35 kg/m^2).
- » Má aderência atual ou pregressa ao tratamento que aumente a possibilidade de não adesão no pós-transplante.
- » Distúrbio psicológico ou psiquiátrico que prejudique a adesão ao tratamento.
- » Limitação funcional significativa que comprometa a reabilitação.
- » Abuso de substâncias lícitas ou ilícitas.

As contraindicações relativas são:
- » Idade maior que 65 anos associada a baixa reserva fisiológica e/ou outras contraindicações relativas. Não há um limite superior de idade estabelecido na literatura e este critério por si só não impede o transplante; entretanto, com o avançar da idade, há maior chance de comorbidades que constituam contraindicações absolutas ou relativas.
- » Obesidade grau I (índice de massa corpórea maior ou igual a 30 kg/m^2).
- » Desnutrição grave ou em progressão.
- » Osteoporose grave e sintomática.

- » Cirurgia torácica extensa prévia com ressecção pulmonar.
- » Ventilação mecânica e/ou uso de suporte de vida extracorpóreo; entretanto, em casos bem selecionados, sem outras disfunções orgânicas associadas, o uso suporte de vida extracorpóreo não constitui contraindicação ao transplante.
- » Colonização ou infecção aguda por patógenos resistentes à terapia antimicrobiana ou de alta virulência.
- » Infecção pelos vírus da hepatite B, hepatite C ou vírus da imunodeficiência humana (HIV).
- » Doença aterosclerótica avançada que aumente o risco de lesão de órgão-alvo no pós-operatório.
- » Comorbidades, como diabetes *mellitus*, hipertensão arterial sistêmica, epilepsia, refluxo gastroesofágico e úlcera péptica, devem ser tratadas e estabilizadas antes do transplante.

Situações especiais

Como citado no tópico anterior, a realização de procedimento cirúrgico torácico prévio não constitui contraindicação absoluta e, sim, relativa ao transplante. Procedimentos prévios, principalmente a realização de pleurodese, aumentam a chance de complicações pós-operatórias, como sangramento, reabordagem e disfunção renal, principalmente nos pacientes acima de 65 anos, devendo ser considerados na definição quanto a realização ou não do transplante.

Outra condição que merece atenção especial é a utilização de mecanismos artificiais, como ponte para o transplante, a ventilação mecânica ou a membrana de oxigenação extracorpórea (*extracorporeal membrane oxygenation* – ECMO). A ponte para o transplante tem como objetivo oferecer suporte de vida a pacientes graves em lista de transplante, de modo a aumentar a expectativa de vida, melhorando as chances de receber um órgão e favorecer bons resultados pós-operatórios ao melhorar a condição clínica do paciente.

A ventilação mecânica é o método mais utilizado; entretanto, restringe o paciente ao leito, prejudicando a fisioterapia, e aumenta o risco de complicações pulmonares devido a lesão pulmonar e pneumonia associados à ventilação mecânica.

Outra forma de ponte é a utilização de ECMO. Relatos no início do uso da técnica apresentaram desfechos desfavoráveis, com maior mortalidade, todavia, com a evolução da técnica, vem apresentando bons resultados em casos bem selecionados e centros especializados. Esse tipo de suporte será mais bem abordada no Capítulo 33.

Bibliografia Consultada

Hardy JD. The first lung transplant in man (1963) and the first heart transplant in man. Transplant Proc. 1964; 31(1-2):25-9.

ISHLT. Adult lung transplantation statistics [Internet]. The International Society of Heart and Lung Transplantation. 2016 [acessado em: 2017 Oct 15]. Disponível em: https://www.ishlt.org/downloadables/slides/2016/lung_adult.pptx

ISHLT. Adult lung transplantation statistics [Internet]. The International Society of Heart and Lung Transplantation. 2016 [acessado em: 2017 Oct 15]. Disponível em: https://www.ishlt.org/downloadables/slides/2017/lung_overall.pptx

Toronto Lung Transplant Group. Unilateral Lung Transplantation for Pulmonary Fibrosis. N Engl J Med. 1986; 314(18):1140-5.

Weill D, Benden C, Corris PA, et al. A consensus document for the selection of lung transplant candidates: 2014 – An update from the Pulmonary Transplantation Council of the International Society for Heart and Lung Transplantation. J Hear Lung Transplant. 2015; 34(1):1-15.

Capítulo 32

Aspectos técnicos do transplante pulmonar

Diego Corsetti Mondadori
Marcos Naoyuki Samano
Paulo Manuel Pêgo-Fernandes

Introdução

Definem-se como pneumopatias avançadas (*end-stage pulmonar diseases*) todas as doenças pulmonares progressivas em fase terminal e que cursem com dispneia e com a necessidade de suporte de oxigênio complementar. A Comissão de Doença Pulmonar Avançada (DPA), da Sociedade Brasileira de Pneumologia e Tisiologia (SBPT), a define como toda pneumopatia crônica não neoplásica na sua fase final. Estima-se que, no Brasil, existam 2 milhões de indivíduos nessa situação. Além disso, quase 70% dos indivíduos que realizam tratamento domiciliar, o fazem por doenças pulmonares avançadas. Entre as doenças pulmonares classificadas como DPA, podem ser enquadradas a doença pulmonar obstrutiva crônica (DPOC), a fibrose pulmonar, a fibrose cística, as bronquiectasias, a hipertensão pulmonar, entre outras.

Histórico

Em 1963, James Hardy realizou o primeiro transplante pulmonar em humanos, cujo paciente sobreviveu por 18 dias. Nos vinte anos subsequentes, aproximadamente 40 transplantes foram realizados em vários centros no mundo e todos tiveram resultados desanimadores, relacionados principalmente à dificuldade da cicatrização brônquica e à rejeição ao órgão recém-implantado. Somente em 1983, com o advento da ciclosporina, um inibidor da calcineurina, o Toronto Lung Transplant Group obteve sucesso no transplante de um paciente de 58 anos, portador de fibrose pulmonar idiopática, que sobreviveu por sete anos. Desde então, mais de 60 mil transplantes pulmonares foram realizados e, atualmente, cerca de 4.000 pacientes são transplantados, por ano, em todo o mundo. Registros brasileiros mostram que há um crescimento constante no número de procedimentos realizados anualmente. Contudo, apesar desse crescimento, o número absoluto ainda é pequeno, e em 2016 foram contabilizados apenas 92 procedimentos no país.

Processo de doação

Critérios para escolha do doador

O índice de aproveitamento dos pulmões, diante do número de doações, é baixo. Isso se deve ao fato de que, em contato direto com o ambiente por meio da ventilação invasiva, os pulmões sofrem constante agressão, estando vulneráveis às infecções. Também sofrem diretamente com as ressuscitações volêmicas, tornando-se congestos e edemaciados, piorando as trocas gasosas e, consequentemente, tornando-se inaptos para aceitação. Os critérios para a seleção do doador, utilizados pelo grupo de transplante pulmonar do InCor (Instituto do Coração) do Hospital das Clínicas da Faculdade de Medicina da Universidade de São Paulo, são listados na Tabela 32.1. A experiência adquirida pela comunidade médica, ao longo dos 20 anos em que esse procedimento é realizado, mostrou que há possibilidade de extrapolar esses critérios sem que haja piora nos resultados obtidos: são os denominados doadores marginais.

Captação – extração do órgão

O doador é posicionado em decúbito dorsal horizontal com os membros superiores mantidos ao longo do corpo e colocado coxim em região escapular. A monitorização hemodinâmica deve incluir cateterização arterial para monitorização contínua da PA, além de acesso venoso central e acesso periférico calibroso. Após a assepsia e colocação dos campos, é realizada a esternotomia com abertura longitudinal do peri-

Tabela 32.1. Critérios para a utilização de doadores

Doador ideal	Doador com critério estendido
• Igualdade ABO • Idade ≤ 55 anos • pO_2 ≥ 300 Torr (FiO_2 = 100% e PEEP de 5 cmH_2O por 10 min) • Radiografia de tórax normal • Broncoscopia sem sinais de supuração de broncoaspiração • Tabagismo < 20 anos-maço • Tempo de intubação < 7 dias • Sorologia negativa para hepatite B, hepatite C e HIV • Sem antecedentes de neoplasia (exceto neoplasias primárias de SNC) • Proporcionalidade dos órgãos	• Compatibilidade ABO • Idade > 55 anos • Tempo de intubação ≥ 7 dias • Tabagismo ≥ 20 anos-maço • Trauma torácico com contusão pulmonar leve • pO_2 < 300 Torr por prováveis causas não pulmonares

cárdio, dissecção dos grandes vasos e abertura das pleuras mediastinais. Nesse momento, realiza-se a inspeção e palpação dos pulmões com a intenção de avaliação de nódulos, bolhas ou outras alterações anatômicas que possam contraindicar a doação. Em seguida, realiza-se uma sutura em bolsa com fio de polipropileno 4-0 no tronco da artéria pulmonar para canulação e infusão da solução de preservação pulmonar. Após a heparinização do doador com 250 a 300 U/kg, aplica-se 500 mcg de prostaglandina E1 no tronco da artéria pulmonar. A aorta é clampeada e a VCI é seccionada acima do diafragma, permitindo um bom coto para o fígado. Inicia-se a perfusão pulmonar com 50 a 75 mL/kg da solução tamponada de Perfadex® a 4 °C. A solução de Perfadex® é armazenada em pH 5,5 e, para ser utilizada, deve ser ativada com 1 mmol (0,3 mL) de trometamol (THAM®) (na sua ausência, o tamponamento pode ser realizado com 0,6 mL de $CaCl_2$ e 2,5 mL de $NaHCO_3$ a 8,4%). A drenagem da solução de preservação deve ser realizada por abertura da aurícula ou do átrio esquerdo, junto às veias pulmonares, quando há extração cardíaca simultânea. Nesse momento, procede-se à cardiectomia, tomando cuidado para a garantia de bons cotos. As veias pulmonares de cada lado devem estar unidas por meio de um *cuff* atrial, com a presença de tênue camada de musculatura do átrio esquerdo. A VCS é seccionada, liberando-a da artéria pulmonar direita. A aorta é seccionada próximo ao local de pinçamento, o tronco pulmonar seccionado antes de sua bifurcação e o coração é retirado definitivamente. Prossegue-se com a perfusão retrógrada com 1 L da solução de Perfadex® através das veias pulmonares. Com essa medida, pequenos coágulos e sangue são eliminados através das artérias pulmonares. A seguir, libera-se todo o tecido mediastinal anterior ao esôfago, até dois ou três anéis acima da carina. Procede-se a retirada em bloco de todas as estruturas torácicas, incluindo todo o pericárdio e estruturas adjacentes, a fim de evitar lesões à traqueia, artéria e veias pulmonares. Liberados os pulmões e dissecada a traqueia distal, esta é grampeada com os pulmões sob moderada insuflação e fração inspirada de O_2 50%, utilizando-se um grampeador linear, e seccionada neste nível, sendo o bloco, então, retirado do campo operatório.

Implante do órgão

Preparo anestésico

O preparo anestésico de pacientes candidatos ao transplante pulmonar deve ser o mais completo possível. O paciente permanece em espera até que o pulmão doador seja avaliado e aceito. Nesse momento, o paciente é encaminhado à sala cirúrgica para início da anestesia, a fim de otimizar ao máximo o tempo de isquemia fria. Realiza-se sedação leve e, com o paciente sentado e com leve flexão da região cervical, introduz-se um cateter peridural que será mantido após o procedimento cirúrgico, para melhor analgesia com menos efeitos adversos com relação à analgesia endovenosa. Em seguida, procede-se à sedação profunda e intubação orotraqueal com tubo seletivo. Preconiza-se a confirmação do correto posicionamento do tubo seletivo por meio de fibrobroncoscopia a fim de evitar deslocamento. Em pacientes com doenças supurativas, como fibrose cística ou bronquiectasias, sugere-se a intubação inicial com tubo orotraqueal simples para realizar higienização brônquica adequada com um fibrobroncoscópio mais calibroso para, somente após, proceder à intubação seletiva. Esse passo garante uma melhor ventilação durante o procedimento cirúrgico. Com o paciente anestesiado e intubado, procede-se a monitorização de pressão arterial invasiva (PAI).

Nos casos de transplante bilateral, é conveniente a monitorização dupla da PAI por meio de punção das artérias radial e femoral. Para garantir a segurança e o aporte da infusão de soluções, um acesso venoso central com cateter duplo lúmen é obtido na veia jugular interna ou na veia subclávia, de preferência, à direita para evitar danos ao ducto torácico. Realiza-se nova punção central, que pode ser realizada ou não, na mesma veia, para introdução de cateter de Swan-Ganz. As medidas de pressão da artéria pulmonar obtidas pelo cateter são de grande importância no manejo intraoperatório e nas decisões cirúrgicas. Por fim, a sondagem vesical de demora nos permite a avaliação da diurese e quantificação do balanço hídrico. Após esse passo, o paciente é posicionado em decúbito dorsal com braços ao longo do corpo e colocação de coxim em região escapular. Se o transplante for unilateral, posiciona-se o paciente em decúbito lateral, sem necessidade da punção da artéria femoral.

Circulação extracorpórea (CEC)

A existência de suporte de circulação extracorpórea é imprescindível para a realização de transplante pulmonar, pois, muitas vezes, sua utilização é imprevisível. As indicações gerais no transplante pulmonar são: crianças, transplantes lobares, pacientes sem condições de intubação seletiva, procedimentos intracardíacos concomitantes e hipertensão pulmonar grave.

Técnica cirúrgica

O preparo para implantação do órgão é denominado *backtable*. Ele é realizado já na sala cirúrgica do transplante (Figura 32.1). As artérias pulmonares são divididas e regularizadas, assim como o *cuff* atrial. Secreções brônquicas (do receptor e do doador) são colhidas de cada lado para realização de cultura do material e posterior direcionamento de antibioticoterapia durante o período pós-operatório.

Se a opção de transplante for unilateral, o paciente é submetido à toracotomia posterolateral clássica sem preservação muscular. Já no transplante bilateral, realiza-se toracotomia bilateral transesternal tipo *clamshell*, por proporcionar melhor exposição das cavidades e fácil acesso ao coração. O pulmão menos funcionante é retirado primeiro. Tal decisão baseia-se na cintilografia pulmonar de perfusão. Dessa maneira, a instabilidade causada pela oclusão da artéria pulmonar durante a

Figura 32.1. Preparo dos pulmões em *backtable*

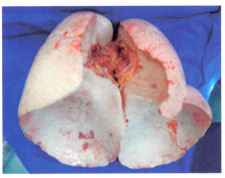

pneumonectomia será menor, podendo evitar a necessidade de suporte cardiopulmonar. Os ramos vasculares devem ser dissecados e ligados distalmente, a fim de preservar um coto longo para as anastomoses. O brônquio principal é grosseiramente dissecado, evitando a ressecção de todos os linfonodos, o que, em geral, lesiona a irrigação sanguínea, prejudicando a vascularização do enxerto. Inicialmente, realiza-se a anastomose brônquica, por meio de sutura contínua com polipropileno 3-0 (Figura 32.2). A seguir, realiza-se a proteção da anastomose brônquica com retalho do pericárdio do próprio doador.

Figura 32.2. Anastomose brônquica

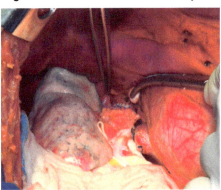

Completada a anastomose brônquica, o pulmão permanece bloqueado até o fim do transplante. Para a anastomose arterial, utiliza-se fio inabsorvível monofilamentado (polipropileno 5-0) (Figura 32.3). O pericárdio ao redor das veias pulmonares ligadas é aberto e o átrio esquerdo é totalmente exposto nessa porção.

Em seguida, com uma pinça hemostática tipo Satinsky controlando o sangramento, as veias pulmonares são abertas e unidas, permitindo o início da anastomose venosa. Utiliza-se fio monofilamentado inabsorvível 4-0 (polipropileno), e a sutura também é contínua. Esta sutura não é completada antes da abertura da pinça da artéria pulmonar, para evitar embolia aérea (Figura 32.4). Nesse momento, inicia-se a ventilação

Figura 32.3. Confecção da anastomose da artéria pulmonar

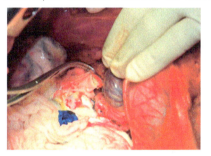

Figura 32.4. Anastomose venosa em *cuff* atrial. Sutura incompleta para permitir eliminação de ar, sangue e solução de preservação

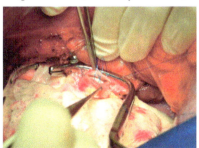

lenta do pulmão e a pinça da artéria pulmonar é liberada aos poucos. Enquanto isso, ar e sangue são eliminados através da sutura incompleta do átrio. A sutura venosa então é completada e a pinça hemostática do átrio esquerdo é retirada com a pinça arterial.

O processo contralateral é idêntico. Realiza-se a drenagem torácica com dois drenos tubulares (um anterior e outro posterior) de cada lado. Ao término da cirurgia, realizamos uma fibrobroncoscopia para aspiração e visualização da anastomose brônquica.

Cuidados pós-operatórios

Todos os pacientes são encaminhados à UTI ainda intubados. Radiografia de tórax imediata pode evidenciar sinais de lesão de isquemia-reperfusão. O momento ideal para extubação depende do nível de consciência do paciente e da troca gasosa; sendo preconizada a extubação precoce, se possível. Bom controle analgésico é fundamental para permitir adequado *clearance* traqueobrônquico. A denervação brônquica acarreta dessensibilização de todo o trato respiratório inferior, abolindo o reflexo de tosse, motivo pelo qual a fisioterapia respiratória se torna fundamental na drenagem de secreções. Há tendência ao edema pulmonar, uma vez que toda a drenagem linfática pulmonar é comprometida pelo transplante. Assim, o balanço hídrico do paciente deve ser rigorosamente controlado, evitando-se o acúmulo no terceiro espaço. Antibioticoterapia profilática é instalada durante a operação, e é baseada na cultura de secreção traqueal prévia ao transplante e nas culturas de secreção brônquica, tanto do doador como do receptor, além dos lavados broncoalveolares. A rejeição aguda não é comum na primeira semana, mas faz parte do diagnóstico diferencial de infiltrado pulmonar. A retirada dos drenos pleurais ocorre mediante baixo volume de drenagem, expansão pulmonar completa e ausência de fuga aérea. O aumento repentino do volume de drenagem pode ser indicativo de rejeição.

Bibliografia Consultada

Chambers DC, Yusen RD, Cherikh WS, et al. The Registry of the International Society for Heart and Lung Transplantation: Thirty-fourth Adult Lung And Heart-Lung Transplantation Report-2017; Focus Theme: Allograft ischemic time. J Heart Lung Transplant. 2017; 36:1047-59.

De Perrot M, Dark J, Kelly RF, Mc Giffin D, Menza R, et al. Report of the ISHLT Working Group on Primary Lung Graft Dysfunction Part III: Donor related Risk factors and markers. J Heart Lung Transplant. 2005; 24:1460-67.

Lau CL, Patterson GA. Technical considerations in lung transplantation. Chest Surg Clin N Am. 2003; 13(3):463-83.

Patterson GA. Lung transplantation. In: Pearson FG, Deslauriers J, McKneally MF, Ginsberg RJ, Hurschel HC Jr, editors. Thoracic surgery. New York: Churchill Livingstone. 1995; 931-59.

Pego-Fernandes PM, Samano MN, Fiorelli AI, Fernandes LM, Camargo SM, Xavier AM, et al. Recommendations for the use of extended criteria donors in lung transplantation. Transplant Proc. 2011; 43(1):216-9.

Singer HK, Ruchinskas RA, Riley KC, Broshek DK, Barth JT. The psychological impact of end-stage lung disease. Chest. 2001; 120(4):1246-52.

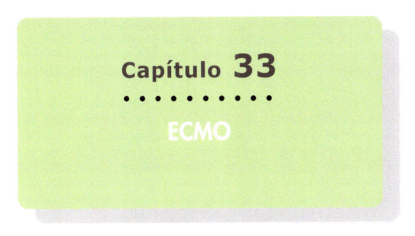

Capítulo 33

ECMO

Fernando Henrique Pereira da Silva
Marcos Naoyuki Samano

Introdução

A ECMO (*extracorporeal membrane oxygenation*) é também uma modalidade de ECLS (*extracorporeal life support* – suporte de vida extracorpóreo), sendo um dispositivo cardiopulmonar que cumpre temporariamente a função desses órgãos, até sua plena recuperação, sendo, portanto, uma terapia substitutiva temporária.

A oxigenação artificial fascina a ciência desde seus primórdios até os dias atuais. Em 1929, houve a primeira perfusão realizada em um cão, na Rússia, por Brukhonenko e Tchetchuline. Em 1953, o Dr. Gibbon utilizou, pela primeira vez, o dispositivo coração-pulmão artificial em humanos, sendo o período máximo de circulação extracorpórea de seis horas. O sistema para oxigenação do sangue daquela época se baseava no contato direto do sangue com uma atmosfera rica em oxigênio, denominados oxigenadores de películas, destacando-se os oxigenadores de cilindro, de tela e de discos. Já os oxigenadores de bolhas, representavam um segundo conceito de oxigenação e baseavam-se na introdução do oxigênio no sangue por meio de bolhas com gás. Apesar deste modelo ter sido responsável pela difusão da cirurgia cardíaca no mundo, a formação de espuma e a dificuldade na remoção de bolhas do sistema tornavam imperativo o desenvolvimento de um sistema mais fisiológico.

O contato direto do sangue com o oxigênio leva à hemólise e à falência de múltiplos órgãos, e isso impedia o uso do sistema por períodos mais prolongados. Nesse contexto, surgiram os oxigenadores de membranas, que promoviam uma interface entre o oxigênio e o gás. Diversos materiais foram utilizados para esta finalidade, como o celofane, o polietileno, a celulose, o silicone e o teflon. O uso de membranas para a oxigenação possibilitou a utilização desses sistemas por dias ou semanas, iniciando a era do ECLS.

O primeiro caso relatado com sucesso foi realizado em 1971, pelo Dr. Donald Hill, em um paciente com síndrome do desconforto respiratório agudo após choque (Figura 33.1). Nos anos subsequentes, vários outros casos vieram a ser relatados, até que no final da década de 1970, o National Institute of Health (NIH), dos Estados Unidos, promoveu um estudo multicêntrico randomizado para avaliar a eficácia da ECMO em pacientes graves e em insuficiência respiratória aguda. Dos 90 pacien-

Figura 33.1. Primeiro caso de sucesso do uso da ECMO

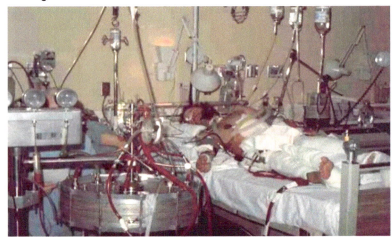

tes alocados nos grupos com ventilação mecânica prolongada e ECMO, apenas quatro sobreviveram em cada um deles, ou seja, uma taxa de mortalidade de 90% nos dois grupos. Àquela época, esse estudo concluiu que a ECMO era capaz de fornecer suporte respiratório e trocas gasosas adequadas, porém não aumentava a sobrevida dos pacientes graves. No entanto, isso foi suficiente para encerrar o uso desse tipo de dispositivo em adultos. Nesse mesmo período (1974), o Dr. Robert Bartlett relatou o uso bem sucedido da ECMO na população pediátrica em uma recém-nascida que desenvolveu insuficiência respiratória aguda por aspiração maciça de mecônio. Apesar do uso da ECMO ter sido abandonado em adultos, sua utilização em crianças prosseguiu, atingindo resultados cada vez mais consistentes, com sobrevida de 75%. Porém, seu uso ainda foi visto com ceticismo pelos pediatras durante um longo período.

Devido à dificuldade em randomizar crianças em estado grave, os primeiros dois estudos, do Dr. Bartlett e do Boston Children's Hospital, foram igualmente criticados pela forma de randomização, o que levou em consideração os resultados obtidos ao longo do estudo. Em ambos, os resultados com o uso da ECMO superaram o tratamento *standard* com a melhor terapia ventilatória.

Em 1996, foi realizado, no Reino Unido, um terceiro estudo, seguindo uma randomização clássica, que mostrou o real benefício momentâneo e em longo prazo (sete anos de seguimento) da ECMO com relação ao tratamento padrão. Esses resultados promoveram o desenvolvimento da ECMO na população pediátrica. Dados da ELSO (Extracorporeal Life Support Organization), um consórcio de especialistas de todo o mundo, indicavam a realização de 17.333 recém-nascidos tratados com ECMO até o ano de 2002.

Os bons resultados observados em recém-nascidos fizeram com que a ECMO voltasse a ser considerada para o uso em crianças maiores e em adultos. Em 2006, um novo estudo randomizado denominado CESAR (*conventional ventilatory support vs. extracorporeal membrane oxygenation for severe adult respiratory failure*) foi desenhado, no Reino Unido, para avaliar o uso da ECMO em adultos com insuficiência respiratória aguda, mas reversível. Os resultados mostraram a superioridade da ECMO na sobrevida em seis meses sobre o tratamento convencional no mesmo período.

Equipamento

Os circuitos de ECMO se assemelham aos circuitos convencionais de circulação extracorpórea, mas há algumas diferenças fundamentais: não há reservatório nem filtro arterial. Sendo assim, não pode haver ar no sistema, pelo risco de embolia aérea. Basicamente, são compostos de bomba centrífuga, oxigenador de membranas e tubos (arterial e venoso). Estes tubos são biocompatíveis e podem ser revestidos por heparina, diminuindo assim os riscos de hemólise e formação de trombos no sistema. Ainda há, nestes tubos, conexões que permitam a retirada de sangue para análise, medidas pressóricas e, eventualmente, a conexão de sistema para hemodiálise, além da passagem por um aquecedor. O diagrama da Figura 33.2 demonstra os componentes do circuito.

O ponto central dos sistemas ECMO/ECLS são os oxigenadores. Os primeiros circuitos de ECMO utilizavam os oxigenadores de membranas de silicone ou de fibras ocas microporosas de polipropileno como interface entre o sangue e o gás. Há alguns anos, foi desenvolvida uma fibra oca de polimetilpenteno (PMP) que apresenta vantagens com relação ao material até então utilizado. Esta membrana é recoberta por heparina, o que reduz a necessidade de heparinização do paciente, possui poros assimétricos e camada externa densa que permite a troca gasosa sem contato direto entre o sangue e o gás, podendo ser utilizado por várias semanas.

Indicações

Insuficiência respiratória hipercápnica

A insuficiência respiratória hipercápnica e acidose é um cenário comum observado em pacientes portadores de fibrose cística e em lista de espera para transplante pulmonar. Quando há progressão da doença e necessidade de ventilação mecânica, esta é particularmente difícil devido à necessidade de altas pressões e persistência de hipercapnia e acidose respiratória.

Com o advento dos dispositivos de assistência (Interventional Lung Assist – iLA) Nova Lung®, é possível a realização de assistência sem o uso de bomba centrífuga (ECMO A-V sem bomba). Por ser um oxigenador de membrana de PMP de baixa resistência (11 mmHg), é possível acoplar a circulação sistêmica (normalmente, a artéria femoral), recebendo apenas parte do débito cardíaco (15% a 20%), que possibilita a

Figura 33.2. (A-B) Sistema ECMO/ECLS composto de bomba centrífuga, oxigenador de membranas, aquecedor e tubos

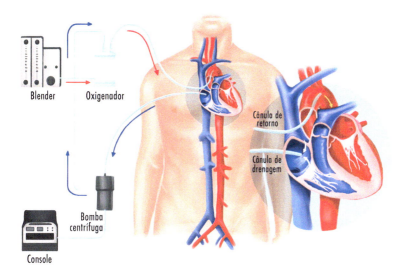

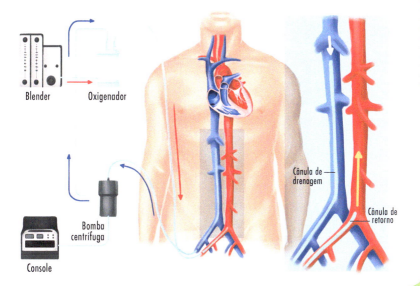

Figura 33.3. Dispositivo de ECMO A-V sem o uso de bomba centrífuga

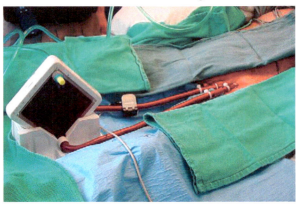

remoção do gás carbônico e a correção da acidose respiratória (Figura 33.3). A taxa recomendada de remoção de CO_2 é de 20 mmHg. Para este tipo de sistema sem bomba, os pacientes necessariamente devem manter níveis pressóricos adequados para perfusão do sistema, uma vez que somente 20% do débito cardíaco é oxigenado nesse sistema, o aumento da pO_2 é mínimo, e esta modalidade de assistência não é recomendada para pacientes com hipoxemia grave ($pO_2/FiO_2 < 80$ mmHg). A canulação, geralmente, é realizada pela técnica de Seldinger na artéria femoral (13-15 Fr) e na veia femoral (17 Fr). Não há necessidade de heparinização plena e o tempo de coagulação ativado (TCA) aceitável é entre 150 e 180 segundos.

Insuficiência respiratória hipóxica sem comprometimento hemodinâmico

Para que ocorra oxigenação adequada, o fluxo através da membrana deve ser próximo ao fluxo sanguíneo normal (3-5 L/min). Assim, nestas condições, é preferível o sistema venovenoso (ECMO V-V). O sistema V-V é a melhor escolha em pacientes hipoxêmicos, mas que se encontram estáveis hemodinamicamente. As vantagens desse sistema são a menor taxa de complicações, como sangramento, trombose arterial e complicações neurológicas. Geralmente, uma cânula 22 Fr é introduzida na veia femoral para drenagem e uma cânula 17 Fr na veia jugular interna para o retorno sanguíneo. Recentemente, uma cânula de duplo lúmen vem sendo utilizada com bons resultados. Essa cânula possui duas fenestras proximais, além da ponta da cânula. Ela é introduzida por punção da veia jugular interna e o sangue é drenado da veia cava superior pela fenestra proximal, e da veia cava inferior pela ponta da cânula. O retorno do sangue oxigenado é realizado pela segunda fenestra, localizada em um ponto médio, diretamente ao átrio direito (Figura 33.4). É recomendado que o posicionamento seja avaliado por meio de fluoroscopia ou ecocardiograma transesofágico para o melhor funcionamento da cânula. Como ocorre mistura entre o sangue arterializado do ECMO e o sangue venoso do átrio direito na proporção de 3:1, isto resulta numa saturação da hemoglobina em 80% na artéria pulmonar. Se a função pulmonar estiver completamente deteriorada, esta será a saturação no sangue arterial. Contudo, geralmente, ainda há algum grau de oxigenação pulmonar, o que contribui para aumentar o valor da saturação arterial de oxigênio. Para aumentar essa saturação, é possível aumentar o fluxo sanguíneo da bomba centrífuga. O hematócrito, nessas circunstâncias, deve ser mantido acima de 40% e a função cardíaca otimizada. O TCA recomendado é de 160 a 200 segundos.

Figura 33.4. Cânula de duplo lúmen e tripla fenestra

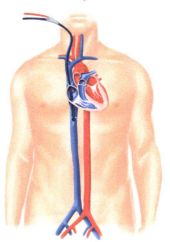

Insuficiência respiratória hipóxica com comprometimento hemodinâmico

O sistema venoarterial é o tipo de ECLS (ECMO V-A) recomendado nessas situações, pois proporciona suporte respiratório e cardíaco. Nas fases iniciais de assistência em transplante pulmonar, este era o tipo de assistência empregado. Nessas situações, uma veia femoral é utilizada para drenagem e a artéria femoral é utilizada para retorno sanguíneo.

Alguns autores ainda propõem o uso da artéria axilar por possibilitar melhor mobilização do paciente, além da menor incidência de aterosclerose. Além disso, melhora a perfusão proximal. Quando esse sistema infunde o sangue oxigenado pela artéria femoral, o circuito perfunde melhor as vísceras abdominais e extremidades inferiores, enquanto o sangue proveniente do coração perfunde as artérias coronárias, o SNC e os membros superiores, o que caracteriza a síndrome de Arlequim (hipoxemia restrita à parte superior do corpo). Se a monitorização da saturação estiver sendo nas extremidades inferiores, é possível que haja hipóxia cerebral e cardíaca. Assim, é importante que a saturação também seja medida nas extremidades superiores. Se ainda assim a saturação for baixa, deve-se optimizar a ventilação mecânica ou aumentar o fluxo sanguíneo por meio do dispositivo de ECLS.

Outra opção para melhorar a oxigenação central é por meio da inserção de outra cânula na veia jugular interna e transformar o sistema V-A em sistema híbrido V-VA (veia femoral-veia jugular e artéria femoral). A ECMO V-VA também pode fornecer suporte hemodinâmico parcial quando há depressão cardíaca e a oxigenação não melhora com o sistema V-V.

Hipertensão pulmonar e falência ventricular direita

Uma nova modalidade de ECLS foi recentemente descrita para pacientes com hipertensão pulmonar grave e falência ventricular direita: a ECMO entre a artéria pulmonar e o átrio esquerdo sem bomba (ECMO AP-AE sem bomba). Embora algum progresso tenha ocorrido para a falência pulmonar isolada, não há uma solução realmente efetiva para pacientes portadores de hipertensão pulmonar severa. Em estágios avançados, esses pacientes desenvolvem falência ventricular direita grave, e ECMO V-A ou V-V não são efetivas para diminuir a sobrecarga do ventrículo direito. A septostomia atrial consegue diminuir a pressão do ventrí-

Figura 33.5. Dispositivo de ECMO AP-AE sem bomba centrífuga com NovaLung®, utilizado para hipertensão pulmonar grave

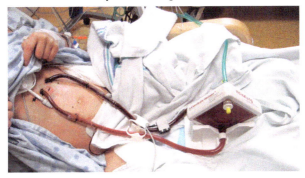

culo direito, mas causa um *shunt* iatrogênico direito-esquerdo ejetando sistemicamente um sangue dessaturado.

Por meio da canulação da artéria pulmonar e do átrio esquerdo, e com a interposição de um dispositivo de assistência (iLA) NovaLung® sem bomba centrífuga, cria-se um desvio que alivia a pressão no ventrículo direito, oxigena o sangue pela membrana e o devolve ao átrio esquerdo sem a necessidade da realização de septostomia atrial (Figura 33.5). A alta pressão do ventrículo direito dispensa a necessidade de bomba centrífuga, e a melhora observada nos pacientes é imediata. Como esses pacientes encontram-se muito instáveis, muitas vezes, é necessária à realização de ECMO V-A sob anestesia local antes da indução anestésica. Por meio de esternotomia mediana, a artéria pulmonar é canulada utilizando-se uma cânula 21-24 Fr e o átrio esquerdo canulado por meio de cânula 17-23 Fr, em direção à veia pulmonar superior direita. Uma vez na UTI, esses pacientes podem ser extubados e receberem fisioterapia adequada enquanto aguardam pelo doador compatível. Vários autores relataram com sucesso a ECMO AP-AE como ponte para transplante.

ECMO e disfunção pulmonar primária após transplante pulmonar

A disfunção pulmonar primária (*primary graft dysfunction* – PGD), que ocorre após o transplante pulmonar, é uma das principais causas de morbidade e mortalidade. Seu efeito em longo prazo também parece estar associado à disfunção crônica do enxerto, ou síndrome da bronquiolite obliterante (*bronchiolite obliterans syndrome* – BOS). A despeito das melhores técnicas de preservação e da melhora nos cuidados intensivos, a incidência de PGD varia de 15% a 35% e alguns fatores parecem estar relacionados, como o tempo de isquemia prolongado, o uso de circulação extracorpórea e a necessidade de politransfusão sanguínea.

A PGD é caracterizada pelo infiltrado pulmonar e hipoxemia progressiva, podendo ocorrer imediatamente ou poucos dias após o transplante. De acordo com a International Society for Heart and Lung Transplantation (ISHLT), ela pode ser classificada em três graus (PGD 1, 2 e 3) com base em critérios radiológicos e gasométricos. Na maioria dos casos, suporte intensivo e ventilação mecânica são suficientes para promover a recuperação dos pulmões. No entanto, em uma pequena parcela dessa população, a progressão da disfunção ocorre levando à hipoxemia persistente, instabilidade hemodinâmica e falência de múltiplos órgãos. Nessas condições, a ECMO pode fornecer o suporte cardiorrespiratório até que haja recuperação dos pulmões. De fato, entre 2% e 9% dos pacientes necessitam da ECMO para o tratamento da PGD grave, e a mortalidade pode variar entre 30% e 60%. A indicação para instalação da ECMO nesses pacientes é a hipoxemia progressiva, a despeito da máxima terapia ventilatória.

Esses dados se assemelham aos apresentados pelos registros da ELSO, os quais pacientes receberam ECMO por PGD grave, em uma coorte formada por pacientes adultos e pediátricos. A taxa de pacientes que puderam ser retirados de ECMO foi de 62%, com 42% de sobrevida e alta hospitalar. Nesse registro, a maioria dos sistemas instalados em adultos correspondeu a ECMO V-V (44%), enquanto na população pediátrica foi a ECMO V-A (60%).

A escolha pela modalidade de ECMO a ser empregada em pacientes que sofrem PGD grave segue o mesmo padrão utilizado pelos pacientes em ponte para transplante. De modo geral, se houver estabilidade hemodinâmica, a preferência é pela ECMO V-V, pelas vantagens oferecidas, como menor complicação tromboembólica, maior facilidade de implantação, menor anticoagulação e menor risco de sangramento. Além disso, a ECMO V-V permite maior período em assistência do que a ECMO V-A.

Basicamente, as indicações para o uso dos sistemas de ECLS estão resumidos na Figura 33.6.

Figura 33.6. Indicações para o uso dos sistemas de ECLS

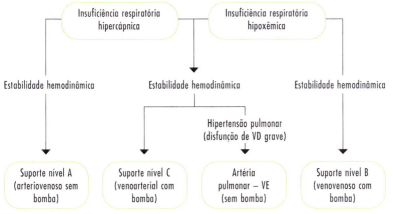

*VD: ventrículo direito; VE: ventrículo esquerdo.

Manejo da ECMO

Uma vez que a assistência é iniciada, os parâmetros ventilatórios devem ser ajustados para possibilitar um repouso dos pulmões com FiO_2 menor que 0,6, pico de pressão menor que 35, PEEP entre 10 e 15 e frequência respiratória de 16 irpm. O fluxo do dispositivo deve ser suficiente para manter a saturação venosa em torno de 80% e 85%, e a saturação arterial entre 80% e 95%. Diuréticos devem ser dados conforme a necessidade, a fim de manter adequado fluxo urinário e remover o excesso de líquido, mantendo um balanço hídrico próximo a zero. Se não houver possibilidade de remoção de líquidos com diuréticos, deve-se iniciar hemofiltração assim que possível, e pode ser acoplado ao sistema da ECMO. O nível de consciência deve ser avaliado com frequência, e qualquer alteração deve ser investigada com tomografia computadorizada de crânio. Os pontos de inserção das cânulas devem ser avaliados em busca de sangramento e a perfusão periférica distal checada. Antibióticos e antifúngicos seguem a conduta padronizada.

Vale ressaltar que as modalidades de ECMO (V-V, V-A, VV-A e V-AV – Figura 33.7) podem e devem ser reavaliadas, sendo intercambiáveis, objetivando sempre adequar o suporte às necessidades do paciente naquele momento.

Figura 33.7. Modalidades de ECMO

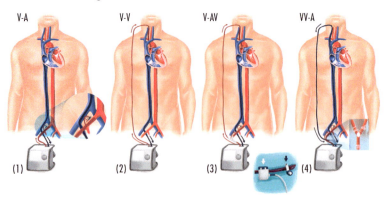

Complicações

As principais complicações relacionadas aos dispositivos de ECLS incluem hemorragia, complicações com o sítio de inserção das cânulas, insuficiência renal, complicações neurológicas e sepse. Pacientes em ECMO V-A têm maior índice de complicações que pacientes com EMCO V-V, especialmente relacionadas a complicações neurológicas e sepse.

Conclusões

O uso da ECMO para insuficiência respiratória aguda com ou sem comprometimento hemodimânico tem sua indicação precisa.

Considerando a gravidade dos pacientes em lista de espera para o transplante pulmonar e que apresentam deterioração, os resultados obtidos com o uso da ECMO como ponte para o transplante vêm se mostrando satisfatórios. Revisões mais recentes têm mostrado que 80% dos pacientes podem ser submetidos ao transplante se colocados em ECMO como ponte até a realização do procedimento. Os resultados após a realização do transplante se aproximam dos transplantes convencionais. Esses resultados mostram-se melhores até mesmo que os resultados do uso de ECMO por disfunção grave do enxerto (PGD 3) após o transplante pulmonar.

Quanto à disfunção primária do enxerto, é necessário estabelecer o melhor momento para indicação da instalação da ECMO, pois os resultados apresentados na literatura podem variar em decorrência de critérios de indicação diferentes. De modo geral, a indicação está associada à hipoxemia progressiva a despeito da máxima terapia.

Apesar da experiência ainda inicial, a ECMO é um importante dispositivo para pacientes pneumopatas graves, tanto como ponte para o transplante como para a recuperação após o transplante em casos de disfunção grave do enxerto. A melhora tecnológica desses dispositivos tem melhorado a segurança, permitindo a aplicação por períodos de tempo mais prolongados e com índices de complicações cada vez menores. A correta indicação do tipo de assistência permite adequar à necessidade do paciente, diminuindo a morbidade associada ao método. No entanto, o refinamento do sistema deve continuar, com o objetivo que dispositivos cada vez mais simples sejam desenvolvidos para que seja possível a manutenção desses pacientes em programas de fisioterapia e reabilitação ambulatoriais adequados. Dessa maneira, eles poderão chegar em melhores condições para a realização do transplante.

Bibliografia Consultada

Christie JD, Carby M, Bag R, Corris P, Hertz M, Weill D, et al. Report of the ISHLT Working Group on Primary Lung Graft Dysfunction part II: definition. A consensus statement of the International Society for Heart and Lung Transplantation. J Heart Lung Transplant. 2005; 24(10):1454-9.

Fischer S, Bohn D, Rycus P, Pierre AF, de Perrot M, Waddell TK, et al. Extracorporeal membrane oxygenation for primary graft dysfunction after lung transplantation: analysis of the Extracorporeal Life Support Organization (ELSO) registry. J Heart Lung Transplant. 2007; 26(5):472-7.

Fischer S, Simon AR, Welte T, Hoeper MM, Meyer A, Tessmann R, et al. Bridge to lung transplantation with the novel pumpless interventional lung assist device NovaLung. J Thorac Cardiovasc Surg. 2006; 131(3):719-23.

Iglesias M, Jungebluth P, Sibila O, Aldabo I, Matute MP, Petit C, et al. Experimental safety and efficacy evaluation of an extracorporeal pumpless artificial lung in providing respiratory support through the axillary vessels. J Thorac Cardiovasc Surg. 2007; 133(2):339-45.

Mason DP, Thuita L, Nowicki ER, Murthy SC, Pettersson GB, Blackstone EH. Should lung transplantation be performed for patients on mechanical respiratory support? The US experience. J Thorac Cardiovasc Surg. 2010; 139(3):765-73.e1.

Napp CL, Kuhn C, Hoeper MM, Vogel-Claussen J, Haverich A, Schafer A, Bauersachs J. Cannulation strategies for percutaneous extracorporeal membrane oxygenation in adults. Clin Res Cardiol. 2016; 105:283-96.

Olsson KM, Simon A, Strueber M, Hadem J, Wiesner O, Gottlieb J, et al. Extracorporeal membrane oxygenation in nonintubated patients as bridge to lung transplantation. Am J Transplant. 2010; 10(9):2173-8.

Peek GJ, Clemens F, Elbourne D, Firmin R, Hardy P, Hibbert C, et al. CESAR: conventional ventilatory support vs extracorporeal membrane oxygenation for severe adult respiratory failure. BMC Health Serv Res. 2006; 6:163.

Peek GJ, Elbourne D, Mugford M, Tiruvoipati R, Wilson A, Allen E, et al. Randomised controlled trial and parallel economic evaluation of conventional ventilatory support versus extracorporeal membrane oxygenation for severe adult respiratory failure (CESAR). Health Technol Assess. 2010; 14(35):1-46.

Strueber M, Hoeper MM, Fischer S, Cypel M, Warnecke G, Gottlieb J, et al. Bridge to thoracic organ transplantation in patients with pulmonary arterial hypertension using a pumpless lung assist device. Am J Transplant. 2009; 9(4):853-7.

Zapol WM, Snider MT, Hill JD, Fallat RJ, Bartlett RH, Edmunds LH, et al. Extracorporeal membrane oxygenation in severe acute respiratory failure. A randomized prospective study. JAMA. 1979; 242(20):2193-6.

Capítulo 34

Tratamento cirúrgico do tromboembolismo pulmonar crônico

Orival de Freitas Filho
Paulo Manuel Pêgo-Fernandes
Fábio Biscegli Jatene

Introdução

Considera-se hipertensão pulmonar quando a pressão média da artéria (PAPm) pulmonar é superior à 25 mmHg. A hipertensão pulmonar tromboembólica crônica (HPTEC) é a única potencialmente curável por meio de tratamento cirúrgico. Trata-se de uma condição clínica causada por único ou múltiplos eventos de embolia pulmonar, tendo como consequência a obstrução ou obliteração de partes do leito vascular dos pulmões. Durante sua evolução, o trombo se transforma em um tecido organizado aderente à parede da artéria e que reduz seu leito, aumentando a resistência vascular pulmonar e a pressão da artéria pulmonar. Por fim, pode levar a falência da função ventricular direita. Existem vários tipos de hipertensão pulmonar, e foram classificados em termos etiológicos, clínicos e de recursos diagnósticos. Esse sistema de classificação sofreu inúmeras revisões sendo a mais recente em 2013.[1] A HPTC se encontra no grupo 4.

Para termos o diagnóstico de HPTEC, faz-se necessário:
» Pelo menos três meses de tratamento com anticoagulação efetiva.

- » PAPm ≥ 25 mmHg.
- » Pressão capilar pulmonar "em cunha" < 15 mmHg.
- » Pelo menos um defeito de perfusão não concordante com a ventilação na cintilografia pulmonar V/Q, angioTC dos vasos pulmonares ou arteriografia pulmonar.[2]

Epidemiologia

A incidência de HPTEC, depois da embolia pulmonar aguda, varia na literatura entre 0,4% e 9,1%.[3] Essa ampla variação se deve a diferenças nos desenhos dos estudos, heterogeneidade das populações de pacientes, métodos e critérios de diagnósticos distintos e seguimento com tempos e métodos de avaliação diferentes. Estudo publicado em 2015, mostrou incidência acumulativa da HPTEC após o primeiro evento de embolia pulmonar aguda de 0,8% no primeiro, 1,3% no segundo e 1,7% no terceiro ano. Não foram observados casos de HPTEC após o terceiro ano.[4] Estudo de metanálise mostrou incidência global acumulada de HPTEC de 2,3%.[5]

Fatores de risco

Alguns fatores de risco para o desenvolvimento da HPTEC estão relacionados à embolia pulmonar aguda, e incluem: gravidade do quadro clínico inicial, etiologia idiopática e presença de embolias recorrentes. Um registro internacional prospectivo e com grande volume de dados demonstrou que 75% dos pacientes apresentavam história prévia de embolia pulmonar aguda.[5] Embora um subconjunto de pacientes, eventualmente, diagnosticados com HPTEC não tenham história de doença tromboembólica, dados mais antigos sugerem que esses pacientes constituem a minoria dos casos. Determinados estados de hipercoagulabilidade conferem um risco maior para o desenvolvimento de HPTEC, entre eles estão níveis elevados de fator VIII, de anticoagulante lúpico, de anticorpos antifosfolipídicos e de fator V Leiden. Por outro lado, não há evidências que mostrem relação da HPTEC com deficiências de antitrombina, de proteína C e de proteína S.[5,6]

Fisiopatogenia

Apesar de vários mecanismos fisiopatológicos terem sido propostos para explicar o desenvolvimento da HPTEC, ainda há dúvidas porque essa condição só ocorre em uma minoria de pacientes após embolia pulmonar aguda (Figura 34.1).[9]

Figura 34.1. Proposta da fisiopatogenia do desenvolvimento da HPTEC[7]

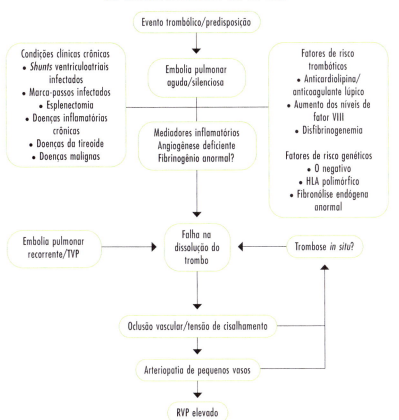

Apresentação clínica

Os sintomas e sinais mais comuns de HPTEC são dispneia aos esforços, tolerância diminuída aos exercícios e fadiga. Tal sintomatologia é comum a várias outras doenças cardiopulmonares, dificultando e tornando um desafio seu diagnóstico precoce. Em alguns pacientes, os sintomas começam no momento de uma embolia pulmonar aguda e não desaparecem, a despeito da anticoagulação terapêutica. Mas, para a maioria, o início dos sintomas é insidioso, com um intervalo assintomático que pode variar de alguns meses a vários anos. Durante a fase assintomática, a doença está progredindo com aumento da resistência vascular pulmonar mas com função ventricular direita preservada. A doença segue em progressão levando à insuficiência ventricular direita. Pode ocorrer então edema periférico, ascite, derrame pleural, derrame pericárdico e circulação colateral.

Diagnóstico

Na suspeita diagnóstica de HPTEC, é necessário avaliação com cintilografia pulmonar de ventilação e perfusão (cintilografia V/Q), que mostrará falhas segmentares de perfusão, e com ecocardiografia transtorácica, que mostrará dilatação das câmeras cardíacas direitas, insuficiência da valva tricúspide e elevação da pressão sistólica de artéria pulmonar (PSAP) estimada. Após esta triagem inicial, é necessário realizar exames confirmatórios, como cateterismo cardíaco direito com medidas hemodinâmicas, além de métodos de imagem, como arteriografia pulmonar, angiotomografia computadorizada dos vasos pulmonares (angioTC) e ressonância magnética.

Cintilografia pulmonar

A cintilografia V/Q é a metodologia de imagem de escolha para exclusão de HPTEC. Uma varredura cintilográfica normal exclui efetivamente a HPTEC com uma sensibilidade de 90-100% e uma especificidade de 94-100%. O achado cardinal em embolia pulmonar é o de ventilação preservada e ausência de perfusão dentro de um segmento pulmonar (Figura 34.2).

Figura 34.2. (A-B) Cintilografia V/Q, mostrando falhas segmentares da perfusão

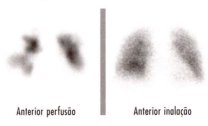

Ecocardiografia

Para os pacientes com história clínica sugestiva de hipertensão pulmonar ou HPTEC, ou em investigação de dispneia de origem incerta, as diretrizes atuais recomendam a ecocardiografia como o primeiro passo diagnóstico. A ecocardiografia pode avaliar indiretamente a pressão arterial pulmonar e avaliar a função ventricular direita. É capaz de estimar a velocidade máxima da regurgitação valvar tricúspide, fazer o cálculo de gradientes de pressão atrioventricular e detectar sinais indiretos de hipertensão pulmonar, como dilatação do ventrículo e átrio direito, contratilidade ventricular direita reduzida e anormalidades do fluxo de saída do ventrículo direito. A ecocardiografia tem baixa especificidade para HPTEC, mas é uma modalidade comumente utilizada em pacientes com doenças cardiopulmonares, sendo, muitas vezes, o primeiro exame a indicar a presença de elevadas pressões arteriais pulmonares.

Cateterização direita para avaliação hemodinâmica

Para confirmar o diagnóstico de hipertensão pulmonar e HPTEC em particular, o cateterismo cardíaco direito é obrigatório. A medida da pressão pulmonar de oclusão arterial (PAOP) é necessária para excluir a hipertensão pulmonar pós-capilar resultante de outras comorbidades. Em alguns pacientes, as obstruções intravasculares podem confundir a correta estimativa da PAOP; nesses casos, a pressão diastólica final do ventrículo esquerdo deve ser obtida por cateterismo ventricular esquerdo. As diretrizes recomendam uma avaliação hemodinâmica completa pelo cateterismo cardíaco direito, ressaltando a importância da resistência vascular pulmonar para avaliar o prognóstico e os riscos associados à tromboendarterectomia pulmonar.

AngioTC e angiografia pulmonar por subtração digital

A angiografia pulmonar por subtração digital (ASD) ainda é considerada o padrão-ouro para a avaliação dos vasos pulmonares, mas seu uso rotineiro para o diagnóstico de HPTEC está sendo desafiado por avanços da tecnologia não invasiva. Em um estudo de 24 pacientes, a angioTC superou a ASD na detecção de HPTEC. A sensibilidade da ASD variou de 66% para os ramos pulmonares principal e lobares e 76% no nível segmentar, em comparação com 100% para a angioTC em níveis comparáveis. A ASD apresentou uma ligeira vantagem sobre a angioTC

Figura 34.3. AngioTC de vasos pulmonares mostrando trombos nos ramos direito e esquerdo da artéria pulmonar

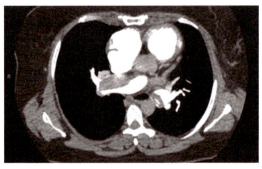

Figura 34.4. Imagem da angiografia pulmonar mostrando o lado direito sem sinais de perfusão e com redução da luz do ramo direito da artéria pulmonar

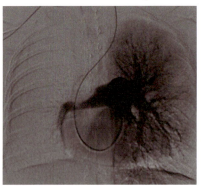

ao descrever artérias subsegmentares (97% vs. 80%), mas a especificidade de ambas as técnicas foi excelente (100%). No entanto, deve ser enfatizado que uma vantagem suprema da ASD é a capacidade de medir a hemodinâmica da artéria pulmonar durante o cateterismo cardíaco direito. Além disso, houve um ressurgimento do interesse na angiografia tradicional devido ao advento da angioplastia pulmonar por balão como uma opção de tratamento viável para pacientes selecionados com HP-TEC que são inelegíveis para a cirurgia (Figuras 34.3 e 34.4).

Diagnóstico diferencial da HPTEC

A avaliação cuidadosa da imagem é importante porque a obstrução da artéria pulmonar não é sempre devido à HPTEC. Existem outros diagnósticos diferenciais como sarcoma da artéria pulmonar, mediastinite fibrosante, doença pulmonar veno-oclusiva, estenose da veia pulmonar, compressão vascular extrínseca, vasculite pulmonar de grandes vasos e estenose congênita de vasos pulmonares.[6]

Avaliação pré-operatória dos pacientes da HPTEC
Avaliação da operabilidade

Uma vez que o diagnóstico de HPTEC é confirmado, uma avaliação de operabilidade deve ser feita. Apesar da significativa morbidade e mortalidade associadas, HPTEC é potencialmente curável com a tromboendarterectomia pulmonar; portanto, todos os esforços devem ser feitos para garantir que os pacientes que se beneficiam com o procedimento possam ser identificados.

O padrão de doença tromboembólica deve ser avaliado quanto à sua acessibilidade. A localização e extensão da doença é avaliada em estudos de imagem. A doença oclusiva pulmonar foi classificada pelo grupo de San Diego em quatro tipos de acordo com os achados intraoperatórios:

» Tipo 1: trombo no ramo principal e artérias lombares pulmonares, em aproximadamente 20% casos.
» Tipo 2: espessamento intimal e fibrose, com ou sem trombo organizado, proximal para artérias segmentares, em aproximadamente 70% casos.
» Tipo 3: fibrose e espessamento, com ou sem trombo organizado, nos vasos arteriais segmentares distais e subsegmentares, em aproximadamente 10% casos.
» Tipo 4: vasculopatia arteriolar distal microscópica intrínseca, sem trombo visível, ou doença periférica.

A doença tromboembólica de localização proximal dentro dos ramos arteriais, lobares ou segmentares pulmonares pode, geralmente, ser removida cirurgicamente, enquanto a doença distal, confinada aos vasos pulmonares subsegmentares é mais difícil de dissecar, e sua presença pode tornar um paciente inoperável. Geralmente, a tromboendarterectomia pulmonar é mais eficaz para pacientes com doença tipo 1 ou 2; no entanto, centros de referência experientes realizam tromboendarterectomia pulmonar na doença tipo 3, embora possa haver algum grau de hipertensão pulmonar residual. Vale ressaltar que, a avaliação da operabilidade com base na distribuição da doença depende da habilidade e experiência do cirurgião.[6]

Depois de avaliar a acessibilidade ao trombo, é importante avaliar a gravidade do comprometimento hemodinâmico correlacionando com a carga da doença tromboembólica. O comprometimento hemodinâmico é avaliado por cateterismo cardíaco direito, analisando os dados hemodinâmicos. A maioria dos pacientes candidatos à tromboendarterectomia pulmonar apresenta anormalidades hemodinâmicas significativas, como hipertensão pulmonar e resistência vascular pulmonar elevadas.

Técnica operatória da tromboendarterectomia pulmonar

A técnica padrão utilizada na maioria dos centros foi desenvolvida na Universidade da Califórnia em San Diego, Estados Unidos, a instituição com a maior experiência mundial. O objetivo é retirar todo o material tromboembólico organizado e tecido fibroso dos vasos arteriais pulmonares, com redução concomitante da resistência vascular pulmonar e queda da pressão arterial pulmonar, melhorando a hemodinâmica do ventrículo direito, como consequência o alívio dos sintomas.

A esternotomia mediana é realizada para fornecer acesso a ambas as artérias pulmonares. É instituída a circulação extracorpórea (CEC) com canulação da aorta ascendente e das veias cavas superior e inferior. Para garantir um campo totalmente sem sangue dentro da circulação pulmonar há necessidade de hipotermia profunda e parada circulatória total. O esfriamento do doente é realizado após a instituição de CEC, para proteger os órgãos vitais dos períodos de isquemia. O paciente é gradualmente esfriado até 16 °C a 15 °C durante um período de 60-90 minutos, para garantir um esfriamento uniforme. Uma vez que o paciente é esfriado, é feita arteriotomia pulmonar direita. O plano da endarterectomia deve ser cuidadosamente identificado, de modo a não ser demasiado profundo, com o risco de perfuração, ou demasiado raso, o que pode resultar em dissecção incompleta. A parada circulatória total deve durar no máximo 20 minutos por vez (limitado pelo risco de isquemia cerebral).

Figura 34.5. Imagem mostrando os trombos ressecados do lado direito e esquerdo

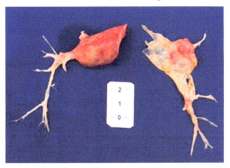

Os períodos de parada circulatória total são alternados com períodos de reperfusão de 10 minutos. Após a conclusão do lado direito, o paciente é reperfundido enquanto a arteriotomia é fechada, e então o procedimento é repetido do lado esquerdo. Após o término da dissecção do trombo do lado esquerdo, faz-se o fechamento da arteriotomia esquerda, iniciando o aquecimento do paciente, de maneira controlada, progressiva e homogênea, por um período de 90 minutos, para evitar complicações neurológicas (Figuras 34.5 e 34.6).[7,9]

Resultados e prognóstico da tromboendarterctomia pulmonar

Quando realizada em centros dedicados ao tratamento da HPTEC, a tromboendarterectomia pulmonar promove melhora hemodinâmica imediata, com queda da PAP e RVP, levando a um aumento do índice cardíaco.

Uma grande série com 1.000 pacientes do grupo de San Diego relatou uma redução na PAPm de 46,1 ± 11,4 para 28,1 ± 10,1 mmHg, e uma redução da resistência vascular pulmonar de 861,2 ± 446,2 para 294,8 ± 204,2 dynas/s/cm^{-5}. A melhoria das medidas hemodinâmicas se traduzem em benefícios funcionais para os pacientes. Os dados publicados demonstram melhora significativa das distâncias percorridas no teste de caminhada de seis minutos e na classe funcional dos pacientes submetidos à tromboendarterectomia pulmonar.

Figura 34.6. Sequência de tratamento da HPTEC[8]

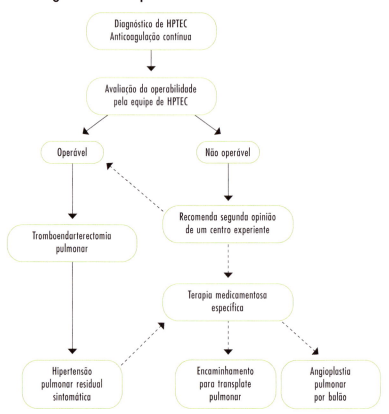

A mortalidade operatória da tromboendarterectomia pulmonar é muito baixa considerando a magnitude da intervenção. O mesmo grupo de San Diego relatou, recentemente, uma mortalidade intra-hospitalar de 2,2% nos seus últimos 500 casos consecutivos, destacando a importância da experiência para garantir bons resultados aos pacientes. O grupo britânico do Hospital Papworth tem um programa de acompanhamento dos pacientes operados por HPTEC e relataram uma sobrevida em cinco anos de 92,5%, mostrando um resultado em médio prazo excelente.[9]

Referências bibliográficas

1. Galié N, et al. 2015 ESC/ERS Guidelines for the diagnosis and treatment of pulmonary hypertension. Eur Heart J. 2016; 37:67-119.
2. Lang IM, Pesavento R, Bonderman D, et al. Risk factors and basic mechanisms of chronic thromboembolic pulmonary hypertension: a current understanding. Eur Respir J. 2013; 41:462-8.
3. Lang I. Chronic thromboembolic pulmonary hypertension: a distinct disease entity. Eur Respir Rev. 2015; 24:246-52.
4. Guérin L, Couturaud F, Parent F, et al. Prevalence of chronic thromboembolic pulmonary hypertension after acute pulmonary embolism. Prevalence of CTEPH after pulmonary embolism. Thromb Haemost. 2014; 112:598-605.
5. Simonneau G, Torbicki A, Dorfmüller P, et al. The pathophysiology of chronic thromboembolic pulmonary hypertension. Eur Respir Rev. 2017; 26:16011.
6. Jenkins D, Madani M, Fadel E, et al. Pulmonary endarterectomy in the management of chronic thromboembolic pulmonary hypertension. Eur Respir Rev. 2017; 26:160111.
7. Marshall PS, et al. Chronic thromboembolic pulmonary hypertension. Clin Chest Med. 2013; 34:779-97.
8. Kim NH, et al. Chronic thromboembolic pulmonary hypertension. JACC. 2013; 62(25 Suppl D):D92-9.
9. Ali JM, Ng CY, Jenkins DP. Surgical treatment of chronic thromboembolic pulmonary hypertension. Minerva Pneumol. 2017; 56:122-33.

Índice Remissivo

Obs.: números em *itálico* indicam figuras; números em **negrito** indicam quadros e tabelas.

A

Abaulamento, 358
Abscesso
 primário do pulmão, 104
 pulmonar
  definição, 103
  em lobo inferior direito
   radiografia simples de tórax PA, *106*
   tomografia computadorizada de tórax com, *107*
  exames complementares, 105
  fisiopatologia, 104
  quadro clínico, 105
  tratamento, 107
 tuberculoso, 353
Acelerador linear utilizado em teleterapia, *48*
Acidose do líquido pleural, 159
Acometimento linfonodal clínico, 87
Actinomycosis, 354
Afatinibe, 38
Afecção(ões)
 congênita de traqueia e brônquios, 235
 da articulação esternoclavicular, 349
 diafragmáticas encontradas na prática clínica, 374
Agenesia
 pulmonar, 126, *127*
 traqueal, classificação Floyd, *242*
Agentes esclerosantes, 168
ALK, gene da quinase do linfoma
 anaplásico, 40
 rearranjo do, 40

Analgesia
 epidural, 26
 pós-operatória, 25
Anastomose
 brônquica, *398*
 da artéria pulmonar, confecção da, *399*
 tireotraqueal, 225
 traqueotraqueal, *219*
 venosa em *cuff* atrial, *399*
Anel(is)
 cartilaginoso completo e circular em "O", *236*
 cartilaginosos completos, peça cirúrgica, *236*
 vascular, 240
  artéria pulmonar esquerda, *241*
  duplo arco aórtico, *241*
Anestesia torácica, 19
 posicionamento do, 24
Aneurisma de aorta torácica, 22
Angiografia pulmonar por subtração digital, 421
AngioTC, 421
 de vasos pulmonares mostrando trombos, *422*
Angústia respiratória, 120
Anomalia congênita traqueobrônquica baixa, 239
Anti-inflamatórios não esteroidais, 26
Argon plasma, coagulação por, 251
Articulação esternoclavicular
 acometimento de, aspecto tomográfico, *351*
 afecções da, 349
 infecção de, aspecto intraoperatório de, *351*
 status pós-ressecção de, *352*

429

Aspergillus, 355
Aspiração
    brônquica, 104
    suprabalonete, 209
Astenia, 105
Atonia das fibras musculares, 370

B

Backtable, preparo dos pulmões em, *398*
Balonete, medição da pressão do, 209
Biópsia pleural, 160
    cirúrgica, 166
    percutânea, 166
Blebs subpleurais em paciente portador de pneumotórax espontâneo de repetição, TC de tórax, *144*
Bloqueador endobrônquico, 23
Bloqueio
    atrioventricular completo, 5
    da parede torácica, 26
    do plano do músculo eretor da espinha, 26
    paravertebral, 28
Bracing, 336
Braquiterapia
    de pulmão, *49*
    endoluminal, 251, 252
Bridge bronchus, *240*
Broncofibroscopia, 126
Broncoscopia, 69
    com anéis cartilaginosos completos, *239*
    para avaliação das vias aéreas, 217
Broncoscópio
    rígido na via aérea, ilustração de um, *249*
    rígido e flexível, comparação dos, **135**
Bronquiectasia(s)
    alterações nos campos pulmonares superiores sugestivos de, radiografia simples de tórax PA, *111*
    cilíndricas, 112
    císticas, 112
    definição, 108
    exames complementares, 110
    fisiopatologia, 109
    nos lobos superiores, tomografia computadorizada de tórax com, *111*,
    quadro clínico, 110
    tratamento,112
    tratamento cirúrgico, 113
    varicosas, 112

Brônquios
    ectópicos, 239
    supranumerários, 239
Bupropiona, 14

C

Cadeia
    simpática intratorácica, esquema , *317*
    simpática torácica, 309
Câncer
    de pulmão , 4
        em estágio inicial, evolução da radioterapia no, 52
    de pulmão não pequenas células, 31
        mutações ativadoras em, 37
        estádios avançados, radioterapia radical nos, 53
        radioterapia no, 52
        tratamento adjuvante em, indicação, 32
        quimioterapia no, 35
        antiangiogênicos, 36
        não escamoso, terapia de manutenção, 37
    de pulmão pequenas células
        doença extensa, 56
        doença extensa, radioterapia do tórax no, 56
        doença limitada, associação de RT no tratamento do, 55
        radioterapia profilática do crânio, 56
        recomendações de tratamento, **57**
Cânula
    curvatura da, 207
    de duplo lúmen e tripla fenestra, *409*
    de traqueostomia
        com fenestras, 208
        componentes básicos de uma, 206
        componentes e particularidades das, 205
        comprimento da, 206
Capacidade de difusão do monóxido e carbono (DLCO), 7
Carcinoma de pulmão não pequenas células metastático, tratamento sistêmico, 33
Cartilagens, deformidade das, 343
Cateter de longa permanência e reservatório a vácuo, *174*
Cateterização direita para avaliação hemodinâmica, 421
CESAR (*conventional ventilatory support vs. extracorporeal membrane oxygenation for severe adult respiratory failure*), 405

Cigarro, 12
Cintilografia pulmonar, 420
   V/Q mostrando falhas segmentares da perfusão, *420*
Circulação extracorpórea, 397
Cirurgia
   de metastasectomia pulmonar, 93
      avaliação pré-operatória, **96**
   do timo, 273
      breve histórico, 273
      vias de acesso cirúrgico, 274, **274**
Cisto(s)
   broncogênico, 270
   de duplicação esofágica, 270
   mediastinais, 270
   ósseo aneurismático, 361
   pericárdico, 271
   tímico, 271
Citologia
   diferencial, 159
   do escarro, 69
Clostridium botulinum, 320
Coagulação por argon plasma, 251
Compartimento cervical no nível do istmo da tireoide, *291*
Complicação respiratória, avaliação de risco de, 7
Compressão
   extrínseca da traqueia distal e carina principal
      tomografia de tórax mostra massa pulmonar e mediastinal com, *247*
   torácica, tratamento conservador, 335
Compressor usado sobre a deformidade torácica, *336*
Comprometimento mediastinal
   bulky, 87
   em zona única, 87
   em zonas múltiplas, 87
   extracapsular, 87
   mediastinal em zona única, 87
Condroma, 360
Condrossarcoma, 361
Cone beam CT, 51
Crioterapia, 252
   endoluminal, 251
Critério
   de Estrera para o diagnóstico de mediastinite descendente necrosante aguda, **293**
   de Light, **158**
Curva de produção de CO_2, 11

D

Danger space, *291*
Decanulação de traqueostomia, 210
Decorticação pulmonar, 184
Decúbito lateral, 20
Defeito
   em um segmento do diafragma, 371
   no septo interventricular, 339
Deficiência de alfa-1 antitripsina, 110
Deformidade(s)
   complexas, 344
   congênitas da parede torácica, 327
      doença de Jeune, 342
      ectopia cordis, 340
      fenda esternal, 337, *338*
      pectus carinatum, 334, *334*
      pectus excavatum, 328, *329*
      síndrome de Jarco-Levin, 343
      síndrome de Poland, 341
   de arcos costais, *344*
   de protrusão, 327
   de retração, 327
   esqueléticas difusas, 342
      deformidades das cartilagens, 343
      doença de Jeune, 342
      síndrome de Jarco-Levin, 343
   mistas, 327
Dependent viscera sign, 372
Derrame
   parapneumônico, tratamento para cada fase do, *181*
   pericárdico, 297
      à tomografia de tórax, *300*
      abordagem de urgência, algoritmo sobre a técnica utilizada na, *302*
      abordagem eletiva, algoritmo sobre a técnica utilizada na, *302*
      ao ecocardiograma, *299*
      definição, 297
      epidemiologia, 297
      exame de propedêutica armada, 299
      exame físico, 298
      fisiopatologia, 298
      momento de abordar, algoritmo sobre o, *301*
      protocolos para diagnóstico e para conduta, 300
   pleural
      algoritmo para análise do líquido no, *161*
      investigação, 153

neoplásico, 163
sinais semiológicos, 154
ultrassonografia para diagnosticar, 156
volumoso
  radiografia de tórax evidenciando, *155*
  TC de tórax em janela de mediastino evidenciando, *156*
pleural maligno, 163
  diagnóstico, 164
  opções terapêuticas, 167
Diabetes, 5
Diafragma, 367
  superfície abdominal do, vista da, 369
  vista da superfície torácica do, *368*
Dilatações brônquicas transitórias, 109
Discinesia ciliar primária, 110
Disfunção
  pulmonar primária, 411
  renal, 5
Displasia fibrosa, 360
Dispositivo(s)
  de ECMO AP-AE sem bomba centrífuga com NovaLung®, *411*
  de ECMO A-V sem uso de bomba centrífuga, *408*
Distrofia torácica asfixiante, 342
Divertículo de Zenker, 104
DLCO, ver Capacidade de difusão do monóxido de carbono
Doador(es)
  critérios para escolha do, 394
  critérios para utilização de, **395**
Doença(s)
  arterial coronariana, 4
  congênitas pulmonares, 117
    agenesia pulmonar, 126
    aplasia pulmonar, 126
    enfisema lobar congênito, 124
    hipoplasia pulmonar, 128
    malformação adenomatoide cística, 118
    sequestro pulmonar, 121
  de Jeune, 342
  infecciosas pulmonares, 103
    abscesso pulmonar, 103
    bronquiectasia, 108
  intersticiais
    critérios de encaminhamento, **387**
    inclusão em lista das, 387
  obstrutiva
    critérios de encaminhamento, **385**
    inclusão em lista das, **385**
  pulmonar congênita, 117
  pulmonar obstrutiva, 384
  pulmonar obstrutiva crônica, pacientes com, 4
  supurativas, 386
  vascular(es)
    critérios de encaminhamento, **389**
    inclusão em lista das, **389**
    pulmonar, 388
Dor torácica, 358
  típica, 5
Dosagem de adenosina desaminase (ADA), 160
Drenagem
  pleural, 144
    de longa permanência, 173
  torácica fechada, 182
  torácica fechada associada ao uso de fibrinolíticos, 183
Ducto torácico, embolização do, 197
Dupla cânula, 209

E

EBUS (*endobronchial ultra-sound*), 69-70
ECMO (*extracorporeal membrane oxygenation*), 403
  AP-AE sem bomba centrífuga com NovaLung®, dispositivo, *411*
  A-V sem uso de bomba centrífuga, dispositivo, *408*
  complicações, 414
  disfunção pulmonar primária após transplante pulmonar e, 411
  equipamento, 406
  indicações, 406
  manejo, 413
  modalidade de, *414*
  primeiro caso de sucesso do uso da, *404*
Ectopia cordis, 340, *340*
Edema agudo do pulmão, 4
Efeito *shunt*, 20
EGFR
  bloqueio da vida do, 38
  mutação de, 38
Eletrocautério, 250
Eletromiografia, 374
Embolização
  de artérias brônquicas, 135
  do ducto torácico, 197
  por radiologia intervencionista, 135

Empiema
    fase I, radiografia de tórax e tomografia de tórax, *178,*
    fase II, radiografia de tórax e tomografia de tórax, *179*
    fase III, radiografia de tórax e tomografia de tórax, *179*
    pleural, 105
        tratamento, 180
Endoprótese(s)
    bifurcada em Y, *220*
    de Dumon, *220,* 254
    indicação das, 218
    metálica(s)
        autoexpansíveis, *221,* 253, 255
        tipo Ultraflex®, *255*
    tipos de, 219, 253
    traqueais na obstrução maligna de vias aéreas, indicações de, **253**
    traqueobrônquicas, 252
    Ultraflex®, 255
Enfisema lobar congênito, 124, *124*
    diagnóstico, 125
    fisiopatologia, 125
    manifestações clínicas, 125
    tratamento, 126
Epiema, 177
    classificação da fase evolutiva do, 178
    pleural, 177
Escala de avaliação de *performance status* desenvolvida pelo ECOG, **34**
Escape aéreo persistente, 145
Esofagectomia, 22
Esôfago cervical, perfuração do, 286
Espécime cirúrgico ressecado com cavidade pulmonar e conteúdo compatível com *Aspergillus, 133*
Espessamento diafragmático, 371
Estenose, 104
    anterolateral alta, *224*
    benigna, etiologias, 214
    congênita
        de traqueia, 235
        tipos de, *237*
    das vias aéreas, diagnóstico, 215
    de laringe, 222
    de traqueia, 213
    de traqueia alta
        classificação da, 222
        com lesão de laringe, classsficação, *223*
    laringotraqueal, 238
    maligna, etiologias, 214
    traqueal, tratamento, 217
EUS (*endoscopic ultra-sound*), 70
Eventração congênita, 374
Exclusão esofágica, 233

Falência ventricular direita, 410
Fáscia
    cervical profunda pré-vertebral, 292
    cervical superficial, 290
    no nível do istmo da tireoide, *291*
Fenda esternal, 328, *337, 338*
    distal, 339
    superior, 337
Fibrilação ventricular, 4-5
Fibrinolíticos intrapleurais, 183
Fibromatose, 360
Fibrose
    cística, 386
    cística e doenças supurativas
        critérios de encaminhamento, **388**
        inclusão em lista de, **388**
Fibrossarcoma, 362
Fibrotórax, 186
Fístula(s)
    broncopleural, 186
    linfática, 193
    traqueoesofágica, 104, 227
        com estenose traqueal, correção de, *232*
        diagnóstico, 228
        localização e evolução, 228
        na traqueia proximal, reconstrução sagital de tomografia computadorizada do tórax em paciente portador, *230*
        sem estenose traqueal associada, correção de, *233*
        tratamento cirúrgico, 231
        tratamento clínico, 229
        tratamento endoscópico, 230
Fracionamento
    acelerado, 52
    convencional, 51
    em radioterapia
        acelerado, 52
        concencional, 51
        hiperfracionamento, 52
        hipofracionamento, 52
        tipos, 51

433

Fumo, neoplasia pulmonar e, 74
Função pulmonar, perda da, 4

G

Gânglio estrelado, 310
Gefitinibe, 38
Glândula(s)
    apócrinas, 312
    écrina, inervação das, 312
    sudoríparas
        anatomia das, *311*
        écrinas, 310
Glicose, 159

H

Hemoptise, 105
    avaliação do paciente com, 134
        avaliação da via aérea, 134
        controle de sangramento, 135
        estabilização, 134
    maciça
        anatomia, 131
        fluxograma de diagnóstico e tratamento, 136
        ressecção pulmonar, 137
        tratamento, 131
Hepatomegalia, 79
Hérnia(s), 369
    congênitas posteriores, 376
    de Morgagni, 376
    diafragmática(s), 376
        radiografia de tórax, *371*
        congênita à esquerda, tomografia com reconstrução coronal com evidência da, *372*
    tratamento de, 378
    traumática, 377
Hiperfracionamento, 52
Hiperidrose
    axilar, 315, *315*
    compensatória, 321, *322*
    craniofacial, 315, *316*
    idiopática, 312
    palmar, 313
    plantar, 314, *314*
    primária, 312, *313*
        qualidade de vida e, 321
Hiperinsuflação pulmonar infantil, 124
Hipertensão
    pulmonar, 410

pulmonar tromboembólica crônica, 417
    avaliação pré-operatória dos pacientes da, 423
    diagnóstico diferencial, 423
    sequência de tratamento da, *426*
    fatores de risco para o desenvolvimento da, 418
    fisiopatogenia do desenvolvimento da, proposta, *417*
    incidência, 418
    sintomas e sinais, 419
    suspeita diagnóstica de, 420
Hipocapnia, 21
Hipofracionamento, 52
Hipoplasia, *127*
    pulmonar, 128
Hipótese do ciclo vicioso, 109
Hipotonia das fibras musculares, 370
Hipoxemia, 142
Histiocitoma maligno, 362
Hump sign, 373

I

IGRT, radioterapia guiada por imagem, 51
Imunoterapia, 40
Incidência de Hjelm-Laurell, 155
Incisão
    em L invertido, *351*
    sobre o pericárdio, *304*
    subxifóidea, *304*
    traqueal, *218*
Índice
    BODE, **386**
    de Karnofsky, 186
Infecção(ões)
    costocondrais, 352
    da parede torácica, 347
    dentária, 104
    do sítio cirúrgico, 347
    fúngicas, 355
    gengival, 104
    necrosantes da parede torácica, 349
    por *Burkholderia cepacia*, 387
    por *Mycobacterium abscessus*, 387
    pulmonar, lista pela etiologia primordial, **104**
    respiratória de repetição, 120
Inibidor de tirosina quinase, 38
Insuficiência

respiratória hipercápnica, 406
respiratória hipóxica
    com comprometimento hemodinâmico, 410
    sem comprometimento hemodinâmico, 408
Interação entre linfócito T citotóxico, célula apresentadora de antígeno e célula tumoral, *41*
Intubação distal através do campo operatório, *219*
Isquemia, alterações eletrocardiográficas sugestivas de, 5
ITQ, ver Inibidor de tirosina quinase

J

Janela pleuropericárdica, 305
  aspecto final da, *306*
  características, *306*

K

KRAS, 40

L

Laser, 250
Lesão(ões)
  benigna, 359
  identificação da, *218*
  infecciosas agudas da parede torácica, 347
  infecciosas crônicas da parede torácica, 352
    abscesso tuberculoso, 353
    osteomielite, 353
  malignas, 361
  relacionadas à radioterapia, 355
  ulceradas de parede, 355
Lincoln's highway, 292
Linfangiografia, 197
Linfoma do mediastino, 268
Linfonodomegalia, 79
Lipoma, 359
Lipossarcoma, 363
Líquido
  no derrame pleural, algoritmo para análise do, *161*
  pleural
    aspecto macroscópico, 157
    aspiração de, 157
Lobectomia, 4, 6

M

Malformação(ões)
  adenomatoide cística, 118
    classificação de Stocker, *118*
    diagnóstico, 120
    etiologia, 119
    manifestações clínicas, 120
    patologia, 118
    tratamento, 121
  pulmonares congênitas, 117
Massa(s)
  mediastinais, fluxo inicial de avaliação de, *264*
  pulmonar, 87
    com lesões hilares ou mediastinais, 90
    ressecável sem lesões concomitantes, *89*
Mediastinite
  aguda
    após perfuração esofágica, 286
    pós-operatória, 284
    tratamento cirúrgico, 283
  descendente necrosante aguda, 290
    critérios de Estrera para o diagnóstico de, **293**
Mediastino, 259
  cistos do, 261
  neoplasia do, 261
Mediastinoscopia, 78
Megaesôfago, 104
Mesotelioma, recomendações de tratamento, 57
MET, amplificação de, 40
Metastasectomia
  candidatos à, **97**
  contraindicações, **99**
  pulmonar, indicações da, 95
  técnica cirúrgica, **100**
Método de estadiamento extratorácico, 78
Miastenia gravis, 277
Microbiologia respiratória, 386
Morte súbita, 5

N

Navegação eletromagnética, 77
Neoplasia(s)
  esofágica, 104
  primárias, 357
    biópsia, 358
    exame de imagem, 358
    exame físico, 358
    sintomas, 358

tipos histológicos, 359
pulmonar
    anatomia patológica, 73
    aspectos gerais da, 73
    broncoscopia, 76
    estadiamento intratorácico, 75
    exames de estadiamento no estádio I, **79**
    exames de estadiamento nos estádios II, III e IV cirúrgicos, **80**
    exames pré-operatórios, **79**
    fatores de risco, 74
    incidência, 74
    mediastinoscopia, 78
    métodos de estadiamento extratorácico, 78
    métodos diagnósticos, 75
    prevenção, 80
    punção do líquido pleural, 77
    punção transtorácica, 77
    radiografia e tomografia computadorizada de tórax, 75
    rastreamento, 80
    ressonância nuclear magnética, 76
    tomografia por emissão de pósitrons, 76
    tratamento cirúrgico da, 83
    videotoracoscopia, 78
torácicas tratadas com radioterpaia
    câncer de pulmão não pequenas células, 52
    câncer de pulmão pequenas células, 55
    mesotelioma, 57
    recomendações de tratamento, **55**
    timoma, 57
tratamento cirúrgico e endobrônquico das, 245
Neurofibroma, 360
Nódulo(s)
    em vidro fosco puro, 87
    pulmonar
        aspectos tomográficos, 65
        com lesões hilares ou mediastinais, 90
        diagnósticos diferenciais de, **65**
        em vidro fosco, 64
        investigação do, 63
        não sólido, 87
        parcialmente sólido, 64, 87
        performance das diferentes modalidades diagnósticas, comparação entre, **71**
        procedimentos diagnósticos, 68
        seguimento tomográfico, 67
        sólido, 64
        diretrizes para seguimento de, **69**
        solitário, 87, **88**
        subsólidos, diretrizes para seguimento de, **70**
        tomografia com emissão de pósitrons, 66
    solitário à radiografia de tórax, **94**

O

Obstrução(ões)
    completa do pulmão esquerdo por carcinoma adenoide cístico, *255*
    das vias aéreas, 214
    maligna das vias aéreas
        com os diferentes métodos endoscópicos disponíveis, tratamento, *256*
        etiologia das, **248**
        neoplásica das vias aéreas, classificação didática, *245*
        traqueal, quadro clínico, 214
Octreotida, 195
Opioide sistêmico, 25
Órgão
    extração do, 394
    implante, 396
Osteocondroma, 360
Osteomielite, 353
    de costela, 354
    de esterno, 353
Osteossarcoma, 361
Oxibutinina, tratamento clínico com, 320

P

Palpitações, 5
Papiledema, 79
Paralisia diafragmática, tomografia com reconstrução coronal com, *372*
Parede torácica, 20, 324
    deformidades congênitas da, 327
    infecções da, 347, 349
    lesões infecciosas agudas da, 347
    lesões infecciosas crônicas da, 352
    reconstrução de, 363
Pectus carinatum, 334, *334*
Pectus excavatum, 328, *329*
    esquema de barra metálica sendo colocada e depois rodada a 180 graus, *331*
    fotos pré-operatórias, *331*
    radiografia de tórax com a barra metálica, no pós-operatório imedito, *332*
    Vacuum Bell no tratamento do, 333

Pentalogia de Cantrell, 339, *339*
Perfuração cervical, 289
Perfusão do pulmão, 20
Pericardiectomia, 307
Pericárdio, incisão sobre o, *304*
Pericardiocentese
    características, **303**
    subxifóidea, 303
pH, 159
Pig bronchus, 239
Pigtail, 182
Plasmocitoma, 362
Pleura, 139, 153
Pleurodese, 168, 196
    pelo dreno tubular e *pigtail,* opções de
        drenagem para realização de, *171*
    sucesso e falha da, avaliação, 172
Pleuroscopia ambulatorial, 166
Pleurostomia, 185
    associada ao curativo a vácuo, 185
Pneumonectomia, 6, 9
Pneumonia necrosante, 104
Pneumopatias avançadas, 383
Pneumotórax, 120, 141
    adquirido, 148
    espontâneo, 142
        evidenciado em radiografia simples de
            tórax, *143*
        oculto, 148
        primário, 142
        secundário, 147
            causas, **147**
    fisiopatologia, 142
    hipertensivo após tentativa de passagem
        de cateter central em veia jugular interna
        esquerda, *151*
    iatrogênico, 150
        causas, **150**
    traumático, 148
Policondrite crônica recidivante familiar, 221
Posição de *overholt,* 108
Pressão
    de perfusão capilar da parede traqueal, 209
    intrabalonete, 210
Probe, 28
Protocolo diagnóstico, 161
Pulmão, 61, 93
    complacência do, 20
Punção
    biópsia pleural, 160
    do líquido pleural, *77*
    pleural, 157
    transtorácica, *77*

Q

Qualidade de vida e hiperidrose primária, 321
Quilotórax, 189
    confirmação de, algoritmo para, *192*
    estratégia diagnóstica, 191
    etiologia, 190
    investigação da etiologia do, algoritmo para, *193*
Quimioterapia *versus* ITQ em primeira linha, estudos comparando, **39**

R

Rabdomiossarcoma, 362
Radiações ionizantes, 47
Radiocirurgia extracraniana
    IGRT em paciente tratado com, *51*
    tomografia de planejamento de, *50*
Radioterapia
    conceitos técnicos, 47
    convencional, 49
    de intensidade modulada, 49
    fracionamento em, 51
    lesões relacionadas à, 355
    mecanismos de ação da, 47
    torácica, 47
    tridimensional, 49
        TC de planejamento de, *50*
Rash cutâneo, 336
Reconstrução coronal de tomografia computadorizada, 253
Reexpansão do pulmão após tratamento com broncoscopia rígida, *255*
Reposição volêmica, 23
Ressecção(ões)
    cirúrgica, extensão de, 276
    da cadeia simpática, níveis de, 316
    pulmonar, 137
        maiores sem contraindicação
            cadiovascular, avaliação pré-operatória, 9
        repercussões fisiológicas das, 3
        tumores torácicos, avaliação pré-operatória do paciente candidato à, 3
    subglótica, 224
Ressonância nuclear magnética, 374
    do tórax, 76

437

Risco
  cardiovascular, avaliação de risco para candidatos a ressecções pulmonares maiores, 6
  cardiovascular e respiratório, rotina de avaliação no ICESP, 5
Robótica, 275
Rouquidão, 79

S

Sangramento
  controle de
    broncoscopia rígida e flexível, 135
    embolização por radiologia intervencionista, 135
    ressecção pulmonar, 137
  de/na via aérea, 132
    distal, causas, **134**
    proximal, causas, *133*
Sarcoma
  de Ewing, 361
  sinovial, 362
Schwanoma, 360
Seminoma mediastinal, 265
Sepse, sinais de, 285
Sequestro
  extralobar, *122*
  extrapulmonar, 123
  intralobar, *122*
  intrapulmonar, 123
  pulmonar, 110, 121, *122*
Shunt pulmonar, 142
Shuttle walk test, 10
Simpatectomia
  alternativas à, 319
  G2, exemplo de, *318*
  G3, exemplo de, *318*
  G4, exemplo de, *319*
  torácica bilateral, 316
Sinal(is)
  da víscera dependente, *372*
  de perfusão, imagem da angiografia pulmonar mostrando o lado direito sem, *422*
  do colar, 372, 373
  do corcunda, 373
  neurológicos focais, 79
Síncope, 5,
Síndrome(s)
  da bronquiolite obliterante, 412
  de Horner, 309
  de Jarco-Levin, 343
  de Jeune, 342, *342*
  de Marfan, 110
  de Mounier-Kuhn, 110
  de Poland, 328, 341, *341*
  de veia cava superior, 79
  de Williams-Campbell, 110
  paraneoplásica, 280
  VACTERL, 127
Sistema(s)
  comerciais de drenagem pleural para pneumotórax Cook® e Cremer®, *146*
  de drenagem pleural fechada, *145*
  de ECLS, indicações para o uso dos, *413*
  ECMO/ECLS, *407*
Sítio cirúrgico, infecções do, 347
Sling de artéria pulmonar, *237*
Sniff test, 373
Solução de continuidade do diafragma
  com evidência da hérnia diafragmática, tomografia com reconstrução axial e sagital, *373*
Somatostatina, 195
Sonoanatomia
  abaixo do tecido subcutâneo, *27*
  para identificação do plano eretor da espinha, *27*
Sucção supraglótica, orifício de, 209
Sudorese, 310
Suor, 311
Supuração fétida, 105

T

Tabagismo, cessação no período perioperatório, 11
Talc slurry, *170*
Talco, 169
Taxa de ventilação-perfusão, 142
Tecido fibroelástico, 19
Técnica
  anestésica, 22
  de desobstrução traqueobrônquica mecânica, 248
  de desobstrução traqueobrônquica pelo calor, 250
  de Seldinger, 182
  para seletivação pulmonar, 22

438

Terapia
  adjuvante, 31
  de alvo molecular, 37
  de reposição de nicotina, 14, 15
  neoadjuvante
    definição, 32
    indicação, 33
Teratoma maduro mediastinal, 264
Teste(s)
  cardiopulmonar de exercício, 7
  de baixa complexidade, *9*
  de escada, 10
  do cheiro, 373
Tetralogia de Fallot, 339
Timectomia, 276
Timo, cirurgia do, 273
Timoma, 278
  recomendações de tratamento, **58**
Timoma + *miastenia gravis*, 280
Tomografia
  com emissão de pósitrons, 66
  com reconstrução, *216*
  computadorizada
    de laringe, 216
    em janela de mediastino evidenciando volumoso derrame pleural livre, *156*
  de tórax com cavitação pulmonar e aspergiloma, *133*
  em corte axial, *216*
  por emissão de pósitrons na caracterização de nódulos pulmonares, 76
Toracocentese, 157, 164, 181
  de alívio, 167
Toracostomia com prótese de silicone, 185
Toracotomia, 25, 160
Tórax
  aberto, 20
  de sapateiro, 328
  em funil, 328
  fechado, 20
Tosse, 105
Translocação *ROS1*, 40
Transplante pulmonar
  critérios para escolha do doador, 394
  critérios para extração do órgão, 394
  cuidados pós-operatórios, 400
  indicações para, 383
  processo de doação, 394
Transudato e exsudato
  causas comuns de, **158**
  diferenciação entre, 157
  critérios para, **158**
Traqueia
  anatomia cirúrgica da, 213
  estenose de, 213
  no adulto, 19
  subglótica, 222
Traqueobroncomalácia, 221
Traqueobroncoscopia rígida, 248
Traqueostomia, 201
  complicações da, *208*, **210**
  decanulação de, 210
  indicações, 202, **202**
  percutânea, *204*
    contraindicações, 205
  técnica cirúrgica, 203
    aberta, *203*
Tratamento
  adjuvante em câncer de pulmão não pequenas células, 32
  cirúrgico da neoplasia pulmonar
    abordagem mediastinal, 84
    de acordo com as situações clínicas mais comuns, 86
    recomendações para estádio I, 85
    recomendações para estádio II, 85
    recomendações para estádio IIIA, 86
    via de acesso, 84
Trombos ressecados, *425*
Tromboembolismo pulmonar crônico, tratamento cirúrgico, 417
Tromboendarterectomia pulmonar,
  resultados e prognóstico da, 425
  técnica operatória da, 424
Tubo(s)
  com balonete, 209
  de duplo lúmen, 22
  de silicone em T de Montgomery, 253, *254*
  de traqueostomia, 207
    avaliação endoscópica do, *208*
    com cânula interna, 209
    diferentes angulações de, *207*
    fenestrado, 208
  T, *220*
Tumor(es)
  carcinoide em brônquio intermédio, *249*
  de Pancoast, 76
  de parede torácica, tipos histológicos dos, **359**
  desmoide, 360

439

do mediastino, diagnóstico diferencial dos, **262**
do timo, 261
germinativos, 264
não seminomatosos do mediastino, 266
neurogênicos, 269
  origem dos, **269**
primários do mediastino, 261
Tumoração com obstrução total do brônquio principal direito, endoscopia respiratória, *132*

U

Ultrassom na paralisia ou eventração, 373
Ultrassonografia endobrônquica, 77

V

Vacuum Bell, *333*
  efeito imediato, *333*
  no tratamento do *pectus excavatum*, 333
Válvula unidirecional tipo Heimlich, *145*
Vareniclina, 14
Vasculite de Wegener, 221
Vasoconstrição pulmonar hipóxica, 21
VEF1, ver Volume expiratório forçado em um segundo
Ventilação monopulmonar, 21, 22
Via aérea, 19
Videotoracoscopia, 78, 160
  no empiema pulmonar, 183
Volume expiratório forçado em um segundo (VEF1), 7

Z

Zonas mediastinais, 87